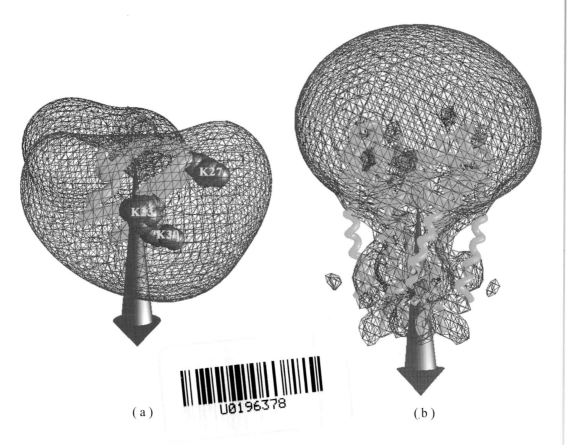

（a）   （b）

图 3-4　神经毒素 maurotoxin (a) 和钾离子通道 kv1.2 (b) 的静电势图 (P100)

图中红色代表一个电子具有静电势能为−2.5kT 的等势面，蓝色代表静电势能为+2.5kT 的等势面

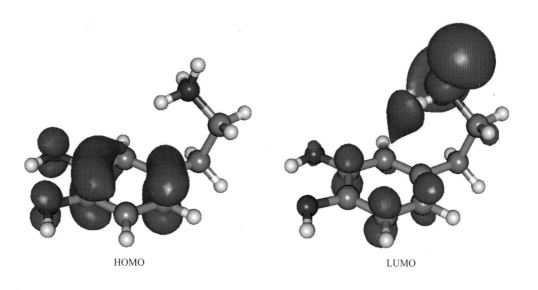

HOMO   LUMO

图 3-5　5-羟色胺分子的 HOMO 和 LUMO 电子密度图 （P101）

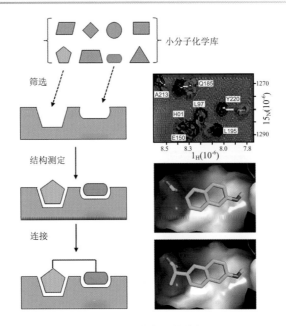

图 5-14　SAR by NMR法产生配体的例子（P158）

第1步：　作基于NMR的小分子库筛选（左上图），右上图显示出¹⁵N标记受体与一个含有双芳香基的配体作用的 2D HSQC 谱图；

第1步：　作基于NMR的小分子库筛选（左上图），右上图显示出^{15}N标记受体与一个含有双芳香基的配体作用的 2D HSQC 谱图；

第2步：　如两个配体（在左中图中分别以五边形和一椭圆表示）可与受体结合，测定出此三元复合物的结构（右中图）；

第3步：　根据结构信息的提示,合成出连接的化合物（左下图），于是得到一作用于受体的新药（与受体的作用模型见右下图）

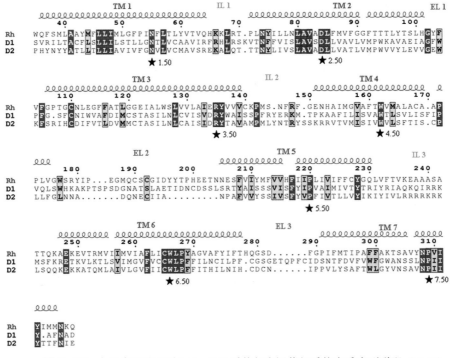

图 5-17　人源多巴胺亚型D_1R、D_2R受体与牛视紫红受体多重序列联配（P161）

图中红色高亮的氨基酸为保守结构域，黄色为序列相似的残基

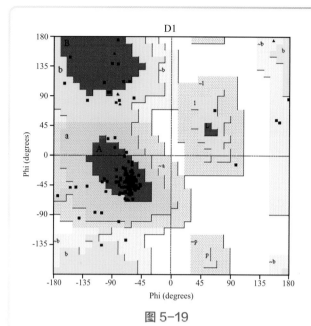

图 5-19

模建的多巴胺D_1R受体的拉氏图（P163）

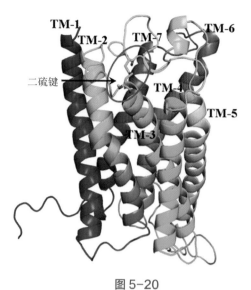

图 5-20

模建的多巴胺D_1R受体的三维结构（P163）

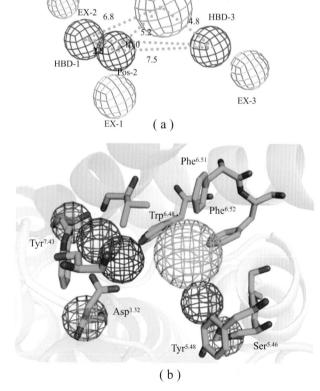

图 5-25　多巴胺D_1R受体药效团模型(a)

和多巴胺D_1受体药效团模型置于多巴胺D_1R受体三维结构口袋中(b)（P167）

受体中关键相互作用残基以棍状（stick）模型显示

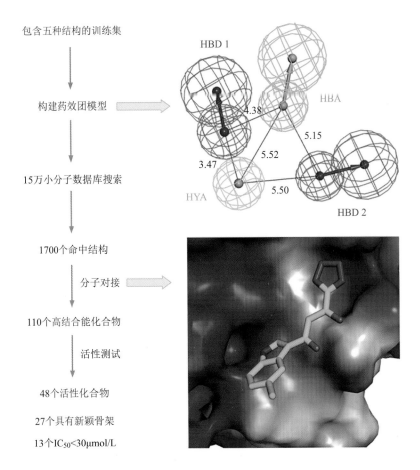

包含五种结构的训练集

构建药效团模型

15万小分子数据库搜索

1700个命中结构

分子对接

110个高结合能化合物

活性测试

48个活性化合物

27个具有新颖骨架

13个IC$_{50}$<30μmol/L

HBD 1

HBA

4.38

5.15

5.52

3.47

HYA

5.50

HBD 2

图 5-26 基于配体药效团模型发现HIV-1整合酶抑制剂新先导化合物流程（P167）

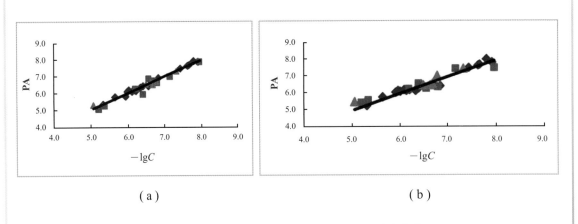

（a）

（b）

图 5-31 CoMFA 模型 (a) 和 CoMSIA 模型 (b) 对化合物的
预测活性 (PA) 与实验测定值（−lg$C$）的相关性（P176）

◆ 训练集中的化合物（相关性依次为 r^2=0.9892和0.9589）； ■ 测试集中的化合物
（相关性依次为 r^2=0.9432和0.8910）； ▲ 新合成的化合物（相关性依次为 r^2=0.9798和0.9090）

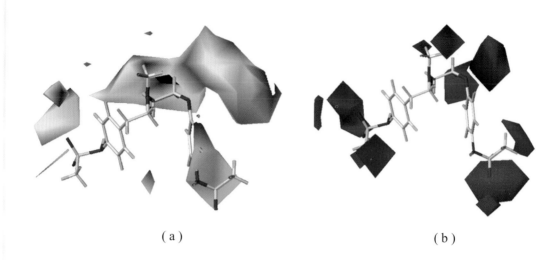

（a）   （b）

图 5-32 CoMFA模型显示的分子周围力场分布图（P176）

图中的分子为dofetilide。

(a) 立体场分布，绿色图块表示在该处增大取代基的体积对提高化合物的活性有利，而黄色则相反；

(b) 静电场分布，蓝色图块表示在该处吸电子基团的取代基对提高化合物的活性有利，而红色则说明
供电子基团的取代基对提高化合物的活性有利

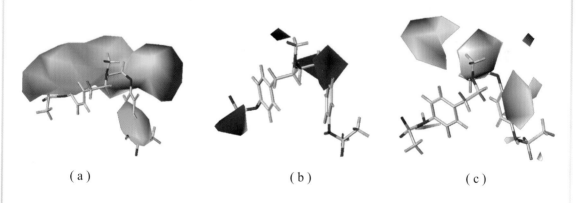

（a）   （b）   （c）

图 5-33 CoMSIA模型显示的分子周围力场分布图（P176）

图中的分子为dofetilide。

(a) 立体场分布，绿色图块表示在该处增大取代基的体积对提高化合物的活性有利，而黄色则相反；

(b) 静电场分布，蓝色图块表示在该处吸电子基团的取代基对提高化合物的活性有利，而红色则说明
供电子基团的取代基对提高化合物的活性有利；

(c) 疏水场分布，灰色图块表示在该处亲水性的取代基对提高化合物的活性有利，而黄色图块则表示
在该处疏水性的取代基对提高化合物的活性有利

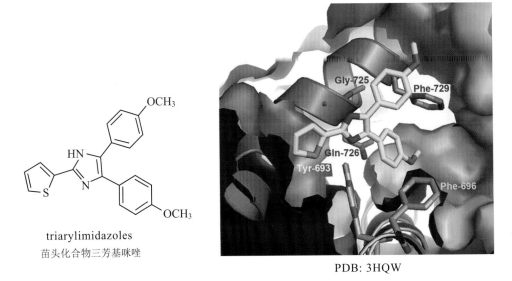

triarylimidazoles

苗头化合物三芳基咪唑

PDB: 3HQW

图6-4　三芳基咪唑/PDE-10A晶体复合物结构（P206）

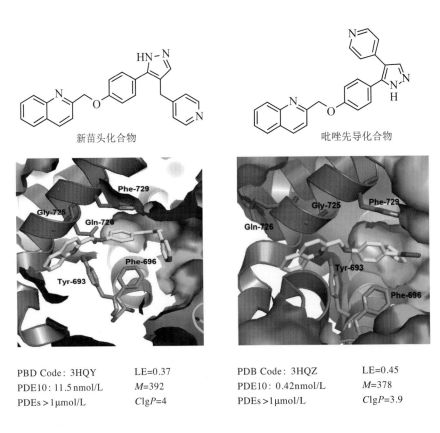

新苗头化合物

吡唑先导化合物

PBD Code：3HQY	LE=0.37
PDE10：11.5 nmol/L	M=392
PDEs >1μmol/L	ClgP=4

PDB Code：3HQZ	LE=0.45
PDE10：0.42 nmol/L	M=378
PDEs >1μmol/L	ClgP=3.9

图6-5　新苗头化合物与吡唑先导化合物的PDE-10A晶体复合物结构（P206）

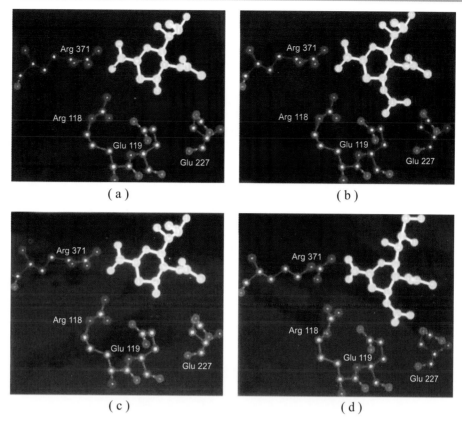

图 7-3　流感病毒唾液酸酶与2种抑制剂相互作用的预测图与实测图（P220）

(a) 唾液酸酶受点中的重要氨基酸片段与4-氨基-Neu5Ac2en的预测相互作用位点图；

(b) 受点中氨基酸片段与4-胍基-Neu5Ac2en的预测相互作用位点图；

(c) 抑制剂4-氨基-Neu5Ac2en与流感病毒A/Tokyo/3/67唾液酶的相互作用位点图；

(d) 抑制剂4-胍基-Neu5Ac2en与流感病毒A/Tokyo/3/67唾液酶的相互作用位点图

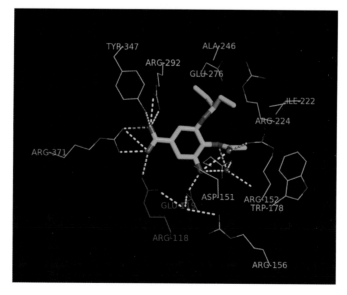

图 7-6　GS 4071 (4h) 与流感病毒唾液酸酶复合物的晶体结构（P222）

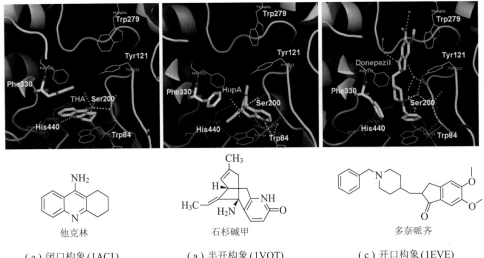

他克林

石杉碱甲

多奈哌齐

（a）闭口构象（1ACJ）　　　（a）半开构象（1VOT）　　　（c）开口构象（1EVE）

图 7-8　晶体复合物中 AChE 抑制剂药物与 TcAChE 活性位点的相互作用（P223）

酶构象：(a) 他克林(闭口)；(b) 石杉碱甲(半开)；(c) 多奈哌齐(开口)；

绿色棒状模型：AChE 抑制剂药物；黄色棒状模型：柔性残基 Phe330

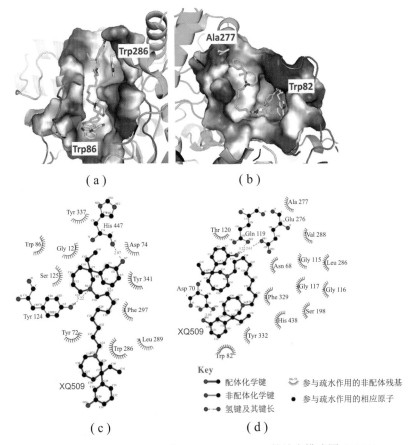

（a）　　　　　　　　（b）

Key

━●━━●━ 配体化学键　　　┅ 参与疏水作用的非配体残基

━●━━●━ 非配体化学键　　●┅ 参与疏水作用的相应原子

●┄┄● 氢键及其键长

（c）　　　　　　　　（d）

图 7-11　XQ509 与 mAChE [(a)，(c)] 和 hBChE [(b)，(d)] 的结合模式图（P229）

结合模式 [(a)，(b)] 用 PyMOL 展示：XQ509—绿色棒状模型；酶关键残基—黄色棒状模型；

活性位点其他残基用表面静电势表示；相互作用 [(c)，(d)] 用 LigPlot 展示

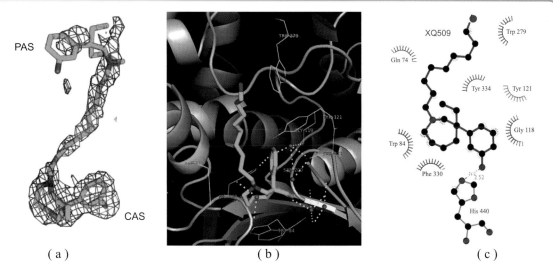

（a）　　　　　　　　　　　　　（b）　　　　　　　　　　　　　（c）

图 7-12　XQ509-*Tc*AChE复合物晶体结构 (P230)

(a) 图为XQ509电子密度重叠图，PAS电子密度低，说明结合模式多样，此处PAS的
　　（－)-norMEP片段为模拟结构；

(b) 图为复合物晶体的Pymol展示图：XQ509为绿色棒状模型；*Tc*AChE为灰色条带；
　　相互作用的重要残基为线状模型；

(c) 图为复合物结晶的Ligplot相互作用图

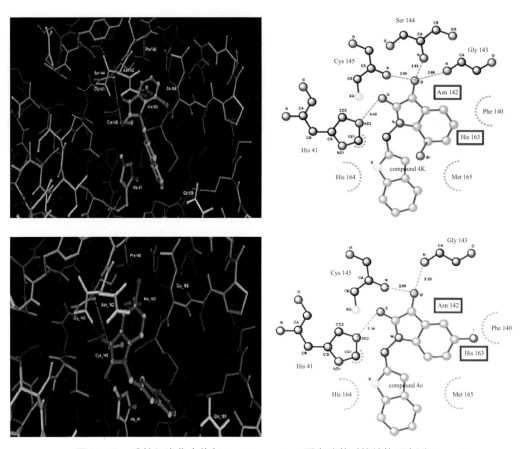

图 7-13　碘靛红类化合物与SARS-CoV 3CL蛋白酶的对接结构示意图（P231）

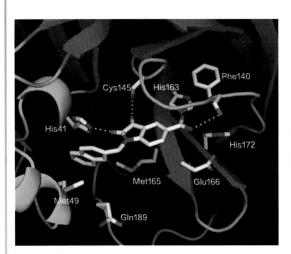

图 7-14 *N*-萘甲基靛红-5-甲酰胺与
SARS-CoV 3CL 蛋白酶对接示意图（P231）

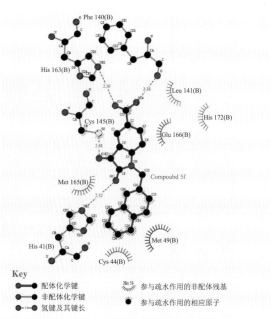

图 7-15 LIGPLOT 给出的抑制剂分子
与蛋白作用示意图（P231）

5-甲酰胺靛红（化合物**4f**）分子中靛红环的2位羰基氧与Cys 145 的硫形成氢键，3位羰基氧与 His 41 的 N 形成氢键，萘甲基进入 Met 49 和 Met 165 组成的疏水口袋中，5位的甲酰胺占据P1识别位点，与 His 163 的咪唑环和 Phe 140 的主链氧形成氢键

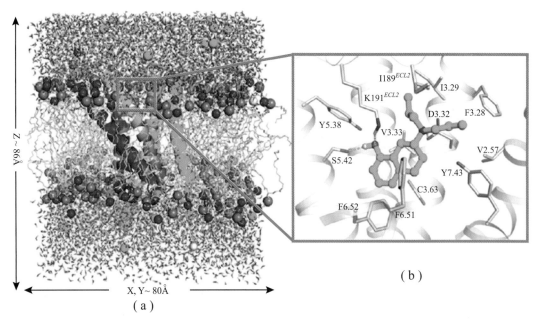

图 7-19 R-8-OH-DPAT/5-HT$_{1A}$R 复合物插入含水 POPC 磷脂双分子层构成的分子动力学
模拟体系，上下为磷脂双分子层，中间为 5HT$_{1A}$R 蛋白结构(a)；R-8-OH-DPAT 分子和
5-HT$_{1A}$R 结合模式(b)（P234）

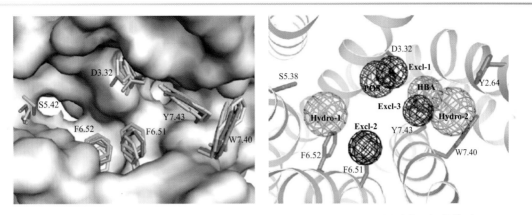

图 7-20　动力学模拟过程中 5 个典型的 5-HT₁AR 构象重叠结果 (a)，关键残基用棍棒模型显示；
根据动力学模拟结果建立的 5-HT₁AR 激动剂动态药效团模型 (b)，
共包含 7 个基本单元：蓝色—疏水；红色—正电性；绿色—氢键受体；黑色—排除体积（P234）

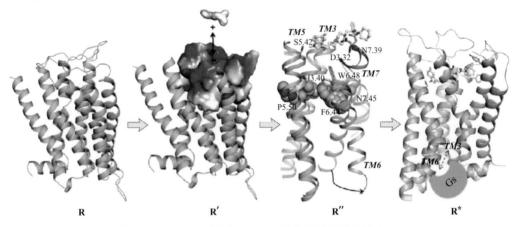

图 7-22　**FW01** 激活 5-HT₁AR 的分子机制示意图（P235）

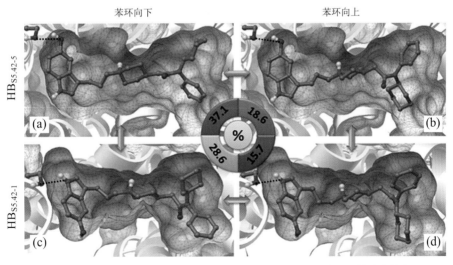

图 7-24　**FW01** 分子的结构特征和其与 5-HT₁AR 活性口袋时四种典型的结合构象（P235）
(a) HB$_{S5.42-5}$-苯环向下；(b) HB$_{S5.42-5}$-苯环向上；(c) HB$_{S5.42-1}$-苯环向下；(d) HB$_{S5.42-1}$-苯环向上

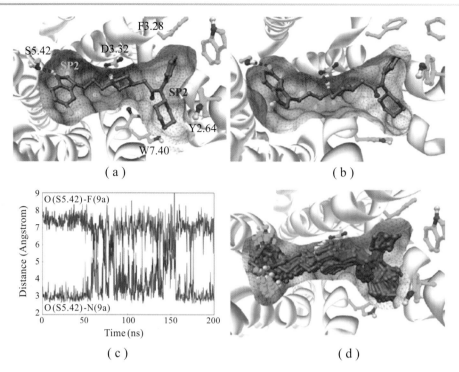

图 7-25　**FW01**分子头端在受体活性口袋内的翻转现象（P236）

(a) HB$_{S5.42-1}$ 结合模式；　(b) HB$_{S5.42-5}$ 结合模式；
(c) 动力学模拟过程中O－F和O－N之间的距离信息；　(d) 模拟过程前150ns 激动剂的构象叠合图

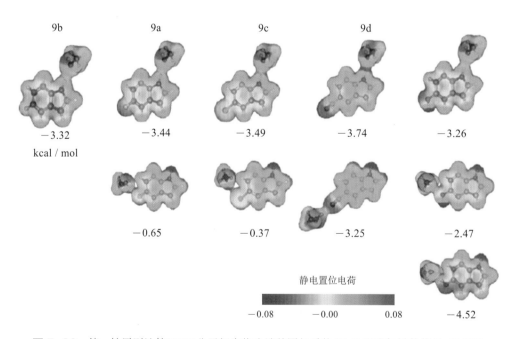

图 7-26　第一性原则计算**FW01**分子衍生物头端基团与受体 S5.42 形成氢键的能量（P237）

第一行显示衍生物产生 HB$_{S5.42-1}$ 的头端基团表面静电势和能量，第二行和第三行
显示衍生物产生 HB$_{S5.42-5}$ 的头端基团表面静电势和能量

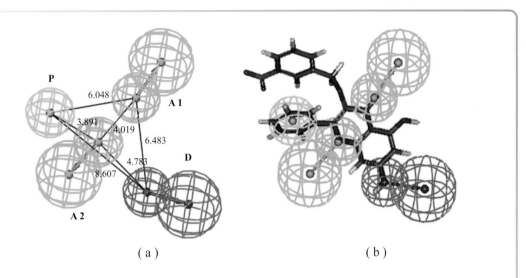

（a）　　　　　　　　　　　　　　　（b）

图 7-29　通过 Discovery Studio 的 HipHop 模块产生的药效团模型 Hypo1 （P241）

图中浅蓝色表示疏水特征，绿色表示氢键受体，而红色则表示氢键供体；

(a) 图表示各药效点在空间上的立体排布，(b) 图表示活性化合物构象与药效团模型 Hypo1 的拟合图

（Liu M M, *et al.* Eur J Med Chem, 2012, 52: 33-43.）

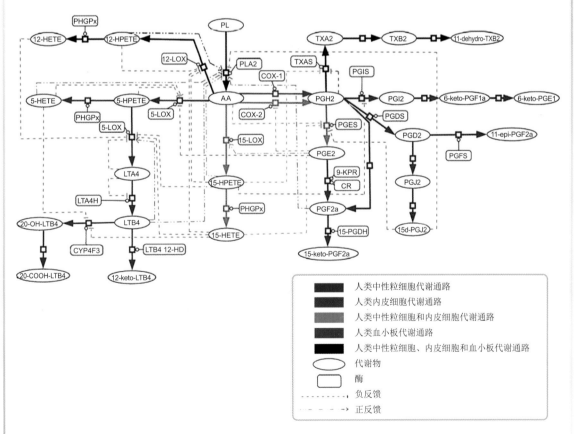

图 7-30　在人类中性粒细胞(PMN)、内皮细胞(EC)、血小板(PLT)

细胞中的花生四烯代谢网络 （P242）

TYR 383
ZN
LYS 569
ARG 563
TYR 378
PHE 314
TYR 267
TRP 311
PRO 374
LEU 369
(a)
LYS 52
CA
PHE 98
VAL 30
PHE 5
LEU 2
(b)
(c)

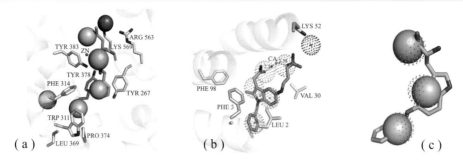

图 7-33 LTA4H-h 和 hnps-PL A2 的药效团和抑制剂（P244）

实心球代表 LTA4H-h 的药效团单元，点球代表 hnps-PL A2 的药效团单元，青色球代表疏水中心，红球代表氢键受体中心，黄球代表与金属的配位。为了更清楚地说明金属和其他原子的相互作用，金属的半径没有按实际的比例显示。(a) LTA4H-h 的药效团、抑制剂(bestain)显示在其中；(b) hnps-PLA2 的药效团、抑制剂(indole8)显示在其中；(c) LTA4H-h 和 hnps-PLA2 的公共药效团,图中显示的为化合物4

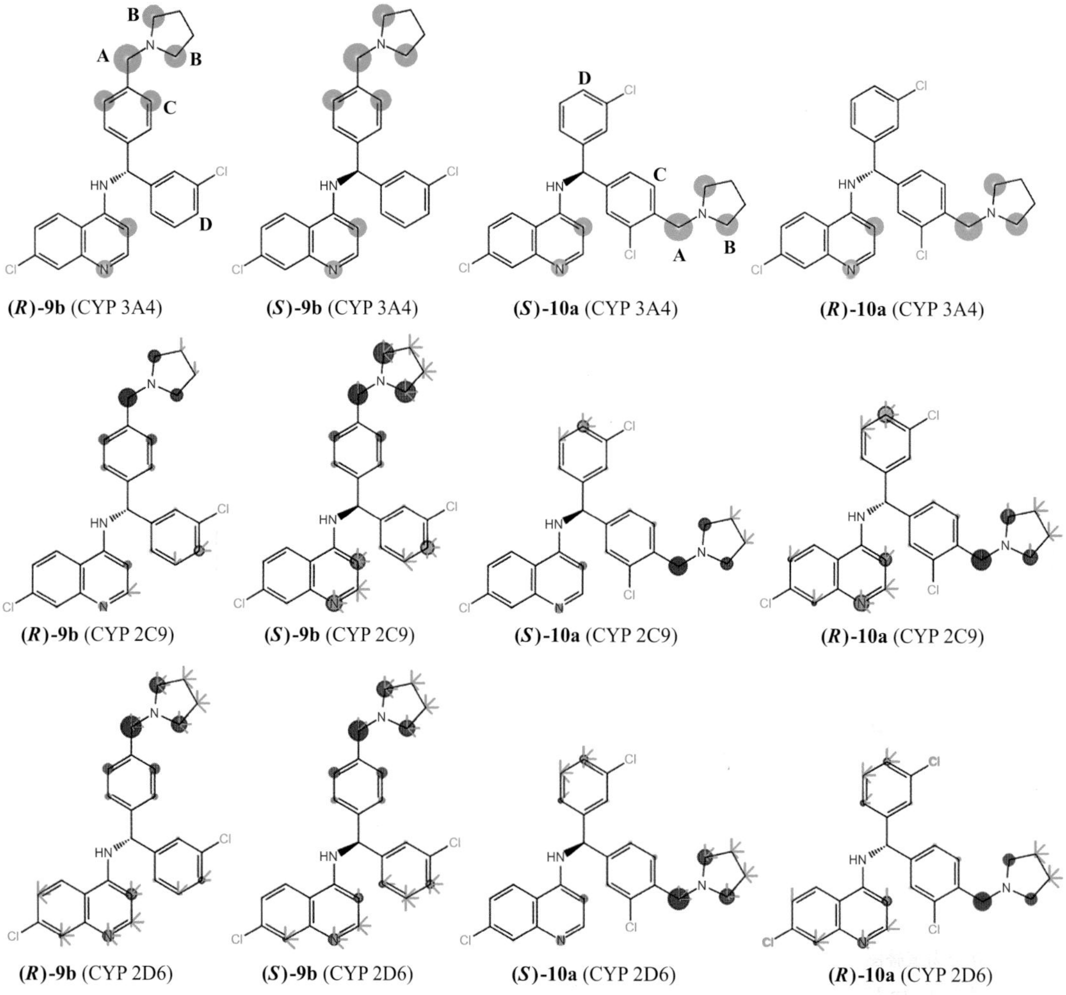

A
B
C
D
(R)-9b (CYP 3A4)
(S)-9b (CYP 3A4)
(S)-10a (CYP 3A4)
(R)-10a (CYP 3A4)
(R)-9b (CYP 2C9)
(S)-9b (CYP 2C9)
(S)-10a (CYP 2C9)
(R)-10a (CYP 2C9)
(R)-9b (CYP 2D6)
(S)-9b (CYP 2D6)
(S)-10a (CYP 2D6)
(R)-10a (CYP 2D6)

图 7-34 化合物 9b 与 10a 的 (*R*)-及 (*S*)-异构体（P251）

易被细胞色素代谢酶系代谢的部位用A~D表示。图上绿色射线表示代谢酶可接近的部位；圆形表示原子的内在反应性，颜色越红，表示内在反应性越高。蓝色圈表示该原子经细胞色素代谢酶的虚拟筛选结果判为合格 (Gemma S, *et al.* J Med Chem，2012，55：6948-6967.)

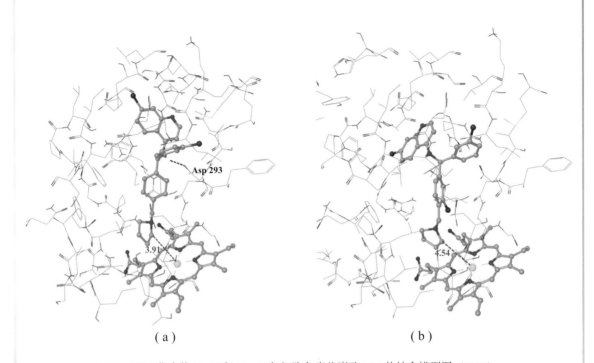

（a）　　　　　　　　　　　　　　　　（b）

图 7-35　化合物 **9b** (a)和 **10a** (b)与细胞色素代谢酶 2C9 的结合模型图（P251）

图上可以看出,由于**9a**卤素的取代,导致了吡咯环与酶催化部位铁离子的距离被拉长

(Gemma S. *et al*. J Med Chem,2012,55：6948-6967.)

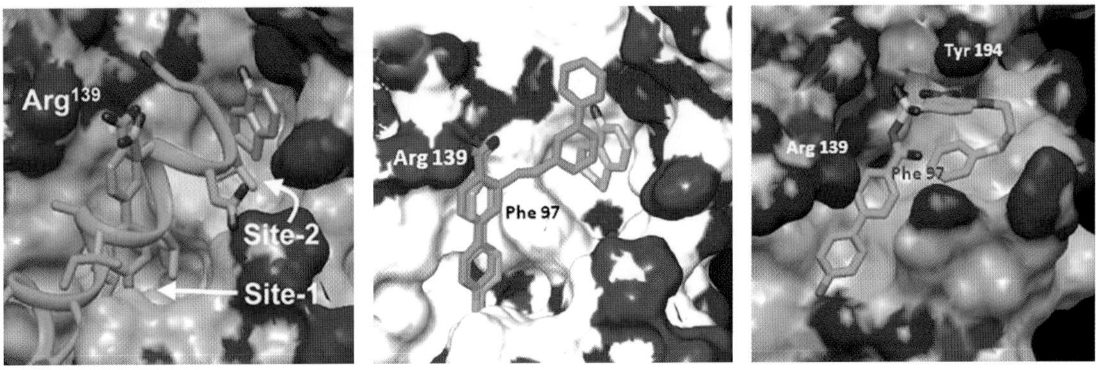

（a）　　　　　　　　　　（b）　　　　　　　　　　（c）

图 7-38　Bcl-x$_L$复合物的 NMR 结构图（P253）

(a) Bcl-x$_L$（静电表面）与 Bak BH3 肽段（绿色条带）以及与两个片段 4'-氟联苯-4-羧酸和萘酚（橙色棒状）的
复合物重叠图。Phe 97 用黄色显示,Bak 肽段的主要相互作用残基 Leu 78、Asp 83 和 Ile 85 用洋红色显示,
羧基与 Asp 139 形成静电作用。

(b) 亚乙烯基拼接化合物（绿色棒状）与 Bcl-x$_L$的复合物结构。

(c) *S*-苯基取代酰基磺酰胺化合物（绿色棒状）与 Bcl-x$_L$的复合物结构,Phe 97 向下扭转

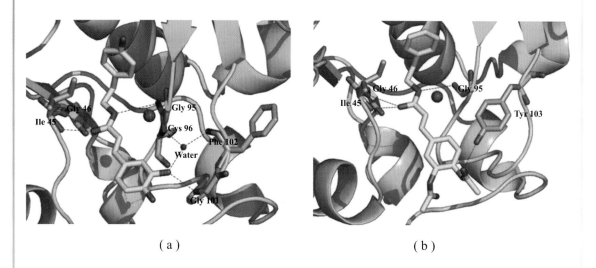

（a）　　　　　　　　　　　　　　　　（b）

图 7-41　化合物 **14**(a) 和 **15**(b) 与 *Hp*PDF 复合物的晶体结构[10]（P256）

Co²⁺ 为紫色球体，*Hp*PDF 为绿色条带，关键作用残基用橙色棒状模型表示，

小分子抑制剂为黄色棒状模型，虚线表示氢键相互作用

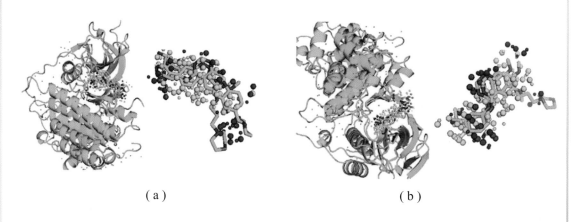

（a）　　　　　　　　　　　　　　　　（b）

图 7-43　提问蛋白与脱靶蛋白活性位点的相似性[11]（P257）

(a) 提问蛋白（绿色）与脱靶蛋白（宝蓝色）晶体结构的重叠图；

(b) 提问蛋白结合位点（大球）与脱靶蛋白结合位点（小球）的 MIF 相似性，五种探针用彩色

　　球表示：疏水（宝蓝色）、氢键供体（蓝色）、氢键受体（红色）、阳离子（浅绿色）和

　　阴离子（洋红色）

计算机辅助药物设计导论

An Introduction to
Computer-Aided Drug Design

第二版
2nd Edition

付　伟　叶德泳　编著

化学工业出版社

·北京·

为了适应不同学科、不同层次的读者需要，本书深入浅出地介绍了计算机辅助药物设计的入门知识，包括药物作用的基本理论、药物设计的基本概念与方法、计算机辅助药物设计的化学信息学和生物信息学系统、理论计算基础、计算机辅助药物设计的主要策略方法和技术，重点讲解计算机辅助药物设计的意义、作用和基本研究方法，选用一些典型的成功案例，并介绍最新的国内外研究成果，反映学科发展。同时介绍了一些常用软件，提供化学和生物信息学资源，使本书兼具理论性和实用性。各章列出了参考文献和选读文献，供读者深入钻研之需。书末附有专业名词、软件名和药物名索引，便于读者参考学习。

本书可作为综合性大学和医药院校本科生与研究生的教学用书，也可供有关科研人员参考。

图书在版编目（CIP）数据

计算机辅助药物设计导论/叶伟，叶德泳编著.—2版.
北京：化学工业出版社，2017.7（2023.3重印）
ISBN 978-7-122-29565-1

Ⅰ.①计⋯　Ⅱ.①付⋯②叶⋯　Ⅲ.①药物-计算机辅助
设计　Ⅳ.①R914.2

中国版本图书馆 CIP 数据核字（2017）第 088861 号

责任编辑：宋林青　　　　　　　　　　文字编辑：向　东
责任校对：王素芹　　　　　　　　　　装帧设计：关　飞

出版发行：化学工业出版社（北京市东城区青年湖南街 13 号　邮政编码 100011）
印　　刷：北京云浩印刷有限责任公司
装　　订：三河市振勇印装有限公司
787mm×1092mm　1/16　印张 17¾　彩插 8　字数 435 千字　2023 年 3 月北京第 2 版第 5 次印刷

购书咨询：010-64518888　　　　　　售后服务：010-64518899
网　　址：http://www.cip.com.cn
凡购买本书，如有缺损质量问题，本社销售中心负责调换。

定　　价：58.00 元　　　　　　　　　　　　　　　　版权所有　违者必究

序

计算机辅助药物设计（computer-aided drug design, CADD）是在合理药物设计探索中迅速发展起来的一种新药研究与开发新技术，是药学、化学、计算机和信息科学、医学和生命科学、数学及物理学等多种学科交叉、渗透和融合的一门前沿学科。计算机辅助药物设计以计算机为工具，充分利用已有的有关药物和生物大分子靶标的知识，通过理论计算、模拟和预测来指导与辅助新型药物分子的设计，使药物学家能够以理论作指导，有目标地开发新药，以避免药物发现和设计中的盲目性，大大加快新药设计的速度，节省创制新药工作的人力和物力。国内外新药研发实践表明，计算机辅助药物设计在靶点的识别和确证、药物成药性预测和评价中都发挥着重要作用；计算机辅助药物设计的应用不但显著降低药物研发费用，还为产业发展和市场竞争赢得宝贵时间，产生巨大的经济和社会效益。至今已有数十个计算机辅助设计成功的药物上市，如扎那米韦和伊马替尼等。

计算机辅助药物设计的应用，改变了药物发现的面貌，成为当前合理药物设计不可或缺的工具。为适应读者了解和涉足计算机辅助药物设计的要求，复旦大学药学院的教师根据长期教学和科研经验，编写了这本旨在介绍计算机辅助药物设计基本原理、方法与应用的书籍，作为读者进入计算机辅助药物设计领域的初阶。

本书在叶德泳教授编写的第一版基础上，根据近年来国内外学科理论知识、研究技术和方法的新进展作了大量充实和更新，以适应学科发展和不同研究领域、不同层次的读者需要。本书各章既介绍了计算机辅助药物设计的入门知识，如药物作用的基本理论，药物设计的基本概念与方法，也介绍了计算机辅助药物设计的主要策略方法、技术及化学信息学和生物信息学系统等，同时还选用一些典型的案例，反映最新的国内外研究成果和学科发展趋势。书中还用专门的篇章介绍常用的重要软件，使本书兼具理论性和实用性。

为实现把我国建设成为医药创新强国的战略目标，迫切需要有更多的青年科研人员投入到创新药物研究领域。该书非常适宜于初学者使用，可作为综合性大学和医药院校本科生和研究生的教材，也可供有关科研人员学习参考。

中国科学院上海药物研究所　陈凯先

2016 年 10 月 1 日

前言

计算机辅助药物设计即利用计算机的计算、逻辑判断、图形显示等功能为辅助手段进行药物设计。计算机辅助药物设计自 20 世纪末出现至今三十余年间，从初始阶段发展到现在一门新学科的形成，其基础理论、方法学和相关技术已有了长足发展，已经成为药物发现中不可或缺的重要手段和工具。计算机辅助药物设计在合理药物设计中，可进行分子结构分析、靶点结构构建、药物活性构象、药效团识别、靶点-药物作用模型模拟和药物三维定量构效关系分析，广泛应用于先导化合物发现和优化的药物分子设计过程，大大提高了药物设计水平、速度和成功率，使药物设计从基于偶然性趋向于定向化和合理化；计算机辅助药物设计不但向药物发现上游扩展，应用计算机处理生物信息进行靶点的识别和确证研究，发现新的药物靶点；还向药物发现下游延伸，计算药物的类药性、预测吸收-分布-代谢-排泄/毒性等成药性，使不适宜的化合物早期淘汰，提高药物设计的效益。

本书定位于意欲了解计算机辅助药物设计读者的入门辅导，并将读者带进最新的、更宽阔的领域。自 2003 年本书第一版出版以来，得到广大读者的好评。但十多年来学科面貌发生了极大的变化，新理论、新策略、新方法、新技术和新的应用软件不断涌现和发展，原书已反映不了学科的发展。鉴于此，我们着手修订工作，我们还沿袭了第一版的基本框架和深入浅出的风格，去除一些已为大家所熟知的内容和陈旧不再使用的技术和方法，增加了近十年来出现的新理论、新技术和新方法，并对研究实例作相应调整，使读者能了解计算机辅助药物设计的主要基础理论、研究思路和相关技术方法，并了解研究领域的发展前沿。

计算机辅助药物设计涉及化学、生命科学、医学、药学和计算机科学等学科与技术。本书介绍必要的基础知识，提供各学科的"接口"，增强各学科之间的交叉渗透；并为在各前沿研究领域的实际应用开启"窗口"，使读者了解应用研究的发展与前沿；对典型的成功研究案例以反映药物设计的基本思路和策略为目标，为读者提供深入研究思考的"切入口"，启发读者的创造性。根据以上宗旨，本书编写将综合各学科基础理论，拓宽知识面；既介绍基础知识，又适度介绍作者的研究实例和国内外研究成果，反映科学发展前沿；同时介绍常用软件，使本书兼具理论性和实用性。

全书分为 7 章：第 1 章叙述药物作用的生物化学、分子生物学、分子药理学基础及药物化学的基本知识，这是计算机辅助药物设计的理论基础；第 2 章简述与计算机辅助药物设计密切相关的化学和生物学信息计算机处理系统的知识、方法和技术，同时介绍一些重要的化学信息学和生物信息学资源；第 3 章对计算机辅助药物设计所需的理论计算基础、重要的结构测定分析手段、计算机分子模型技术等作概念性的介绍；第 4 章论述计算机辅助药物设计的产生、作用、基本特征和意义；第 5 章和第 6 章是本书的核心部分，分别重点介绍计算机辅助药物设计在先导化合物发现和优化中所运用的研究策略、思路和方法；最后在第 7 章安排计算机辅助药物设计的实际应用案例，选用一些能反映基本设计思想和方法学的典型例子、本书作者的研究实例或国内著名的成功案例，以及对某问题采用不同方法研究的案例。

本书各章附有参考文献和选读文献，供读者进一步参考学习。书末附有专业名词、软件名和药物名索引，便于读者深入钻研学习。专业名词术语采用《药学名词》（药学名词审定委员会审定．北京：科学出版社，2001）。由于新的名词不断出现，本书尽可能采用通用的译法，并给出其他参考译名。药物名采用《中国药品通用名称》（药典委员会编．北京：化学工业出版社，1997）和国家食品药品管理局（CFDA）采用的名称，英文名采用世界卫生组织推荐使用的国际非专利名称（INN）。

本书可作为综合性大学和医药院校的本科生和低年级研究生的教学参考书，也可供有关科研人员参考。

本书作者由复旦大学药学院《药物设计学》教学团队的教师组成，有叶德泳（前言，第1章，第4章，第7章部分内容）、楚勇（第2章）、付伟（第3章，第5章，第7章部分内容）、李炜（第6章，第7章部分内容）、谢琼和周璐（和其他作者共同完成第7章）。他们丰富的科研经历与教学经验和对药物设计领域宽阔的视野为保证本书编写水平与质量提供了保障。编写中得到了中国科学院上海药物研究所陈凯先院士的关心和指导，并且在百忙之中为本书作序，作者在此表示衷心的感谢。本书内容涉及广泛，不足之处在所难免，希望读者能够不吝批评指正。

作者
2017年早春，于复旦大学张江校区

计算机辅助药物设计是近年来发展起来的研究与开发新药的一种崭新技术。它以数学、药物化学、生物化学、分子生物学、分子药理学、结构化学、结构生物学、细胞生物学等学科为基础，以量子化学、分子力学和分子动力学等为理论依据，借助计算机数值计算和逻辑判断、数据库、图形学、人工智能等处理技术，进行合理的药物设计。

药物的发现，在早期根本谈不上主动的设计，主要是偶然的发现。主要途径是从民间广泛应用的具有药效的动、植物中提取纯的有效成分，确定其化学结构，合成出化学品或生物制品供药用。另一途径是对天然化合物和人工合成化合物（天然化学库和人工化学库）进行广泛的筛选，但仍是随意性的。随着药物化学的发展，人们能够对药物进行定量的结构-活性关系的研究，以此推断药物的作用机理和作用方式，预测某一化合物的生物活性，设计新的药物；还能对先导化合物结构进行优化，并对药物结构加以改造和修饰，以改变原有药物的药效学和药动学性质，或利用原有药物的毒副作用，或利用活性代谢物，或提高药效、减少副作用，以得到选择性更高、安全性更好、活性更大的新药物。

随着生命科学研究的突飞猛进，人类对生命体复杂的生理和病理有了较深入的了解，对药物作用的机理、靶点的结构和功能、药物与靶点作用的方式以及产生生理活性的机理有了一定程度的本质上的认识，从而进入了基于结构和基于机理的药物设计，即合理药物设计这一新阶段。合理药物设计实际上是多学科的交叉、渗透、有机结合和综合运用，其基础包括数学、物理学、化学、生命科学等基础学科以及理化测试技术。合理药物设计与计算机科学的协作，形成了计算机辅助药物设计。计算机辅助药物设计的出现，大大加快了新药设计的速度，节省了创制新药工作的人力和物力，使药物学家能够以理论作指导，有目的地开发新药。国外已用此技术成功地开发出了一些新药。我国在这方面的研究虽然刚起步，但已取得了较大的进展。预期在将来计算机辅助药物设计会成为帮助科学家设计新药的最佳方法。

介绍计算机辅助药物设计是一个相当大的论题，涉及结构化学、药物化学、分子药理学、生物化学、结构生物学、分子生物学、化学生物学、细胞生物学、生理学、病理学、生物物理学、组合化学、量子化学、分子力学、分子动力学、分子图形学、计算化学、化学信息学、生物信息学、X射线晶体学、核磁共振技术、计算机图形技术、数据库技术和人工智能技术等基础学科和应用学科与技术。本书欲向对计算机辅助药物设计感兴趣的读者介绍必要的基础知识，提供各学科的"接口"，增强各学科之间的交叉渗透，并为理论研究在药物设计中的实际应用开启"窗口"，使读者了解应用研究的发展与前沿。

为了适应不同学科、不同层次的读者需要，本书将介绍计算机辅助药物设计的入门知识，包括药物作用的基本理论，药物设计的基本概念与方法，计算机辅助药物设计的数据库系统、理论计算基础、相关测定技术以及对软硬件的要求等。重点讲解计算机辅助药物设计的意义、作用和基本研究方法，选用一些典型的实例，并介绍最新的国内外研究成果，反映学科发展。

作者在编写中力求章节安排合理，层次分明，内容准确，并赋予本书以下特色：

1. 涉及学科面广，有利于读者知识面的拓宽，也有利于培养其综合多种学科知识、解决药物分子设计实际问题的能力；

2. 既注重基础性，又注重前沿性，循序渐进，深入浅出，并注意反映国内的有关工作，贴近国内的实际；

3. 取材新颖，反映科学发展前沿；

4. 理论与实际应用相结合，同时介绍常用软件，使本书兼具理论性和实用性。

全书分为8章，第1章简单介绍计算机在药物学各个领域中的应用，使读者对计算机辅助及其应用有一概念性的了解。第2章叙述药物作用的细胞和生物化学、分子生物学、分子药理学基础及药物化学的基本知识，这是计算机辅助药物设计的理论基础。第3章适度安排与计算机辅助药物设计密切相关的化学及生物学信息计算机处理系统的知识，同时介绍一些常用软件的基本功能以及有关的网络资源。第4章对计算机辅助药物设计所需的理论计算技术、重要的测定分析手段、计算机分子模型技术、计算机硬件和软件作概念性的介绍。第5章论述计算机辅助药物设计的意义、作用和基本特征。第6章是本书的核心部分，介绍计算机辅助药物设计的基本研究思路和方法。第7章着重讨论计算机辅助药物设计的应用，选用一些能够反映基本设计思想、思路和策略，帮助理解计算机辅助药物设计基本过程的典型例子，或用不同的处理方法解决同一个问题，或用综合方法研究的实例，并尽可能选择最新的研究成果，反映学科发展。最后在第8章对计算机辅助药物设计作一简要的评价及展望。

近年来有关计算机辅助药物设计的论文和综述层出不穷，本书充分利用了这些文献，在此对被引用资料的作者表示感谢。本书末附有参考文献和专业名词索引，便于读者进一步参考学习。还列出按各章节内容编排的综述性文献条目，供读者深入钻研之需。专业名词以规范名词为准，对于新的名词尽可能采用通用的译法，并给出其他参考译名。药物名采用《中国药品通用名称》(药典委员会编. 北京：化学工业出版社，1997)。药学名词术语采用《药学名词》(药学名词审定委员会审定. 北京：科学出版社，2001)。

本书可作为综合性大学和医药院校的本科高年级学生和研究生的教学参考书，也可供有关科研人员和教师作参考。

本书的编写得到了中国科学院上海药物研究所所长陈凯先院士的关心和鼓励，作者在此表示衷心的感谢。

作者虽为撰写本书殚精竭虑，但限于自己的认知能力和客观条件，加上内容涉及广泛，舛误之处在所难免，希望读者能够不吝批评指正。

作者

2003 年秋于复旦大学枫林校区

目录

1 药物设计的基本概念和理论基础 / 1

4 计算机辅助药物设计的意义 / 133

5 计算机辅助药物设计方法学 / 141

6 先导化合物优化　/ 199

7 计算机辅助药物设计应用实例　/ 219

如果一个人掌握了他的学科的基础理论，并且学会了独立地思考和工作，他必定会找到他自己的道路。而且，比起那种主要以获得细节知识为其培训内容的人来，他一定会更好地适应进步和变化。

爱因斯坦【德裔美籍物理学家】

1

药物设计的基本概念和理论基础

药物设计（drug design），即药物发现（drug discovery）的过程，是通过发现和研究药物靶点，发现新的先导化合物，并对先导化合物进行优化，使之成为可供临床研究进而成为用于人类防治疾病的药物。新药的设计和发现一直是药物化学（medicinal chemistry）的核心内容。药物化学原属有机化学的一个分支学科，与生命科学密切相关，它是研究药物设计和发现、合成药物、阐述药物化学性质、探讨药物与生物体相互作用规律的综合性、交叉性学科。

药物设计存在很大的未知性，设计者对所设计出的化合物是否具有预想的功能大多是不确定的，成功率很低。有目的的合理的药物设计方法是基于对药物作用本质的认识。对药物作用机理、药物和靶点结构的了解将有助于提高新药设计的成功率。本章简要介绍药物的化学结构基础，与药物相互作用的生物大分子的基本类型与基本概念，药物作用的方式，药物的化学结构与生物活性的关系，以对药物作用的本质有一基本认识。

1.1 药物的化学结构和特性 ▪▪▪▪

作为人类防治疾病，维护自身健康，保持世代生生不息的药物，其结构千变万化，有着丰富的化学多样性。但大部分药物是由碳、氢、氧、氮等原子组成的有机化合物，有的药物还含有硫、磷、氯、溴、氟等元素。大部分药物分子具有中等的分子量（150～500，很少超过1000以上），合适的分子形状和分子柔性，适当的氢键数目，中等的分子极性、脂水分配系数、离解度和溶解度等。这些药物通常所具有的结构特征和理化性质，称为类药性（drug likeness）。类药性是指化合物与已知药物的相似性，表示从结构特征和理化性质的角度来看成为药物的可能性较大。而一个合格的药物应该具有良好的理化性质、药效学性质、药动学性质和无明显的毒性及不良反应，药物的这一属性称为成药性（druggability）。

小分子有机化合物由各种官能团连接在分子骨架所构成。通过对已有的数千个药物小分子结构进行分子骨架结构和侧链结构的分析，发现共有1000多种不同的骨架，说明药物分子的多样性。当只考虑分子的拓扑结构时，仅用30余个结构片段就可描述其中的半数药物。当考虑了原子类型、杂化作用和键级信息时，仅用40余个结构片段就可描述其中1/4的药物。说明一些结构片段普遍存在于结构具有多样性的药物分子结构中，这些高频率地出现的结构称为优势结构（privileged structures）。最常见的优势骨架有己内酰脲、吲哚β-内酰胺、苯并呋喃、喹啉、异喹啉、吡唑啉、嘧啶、嘌呤和苯二氮䓬等。最常出现的官能团有醇羟基、脂肪叔氨基、酰氨基、胍基、脒基、卤素和羧基等。

在有机化合物中，原子与原子之间通过共价键互相连接形成分子。原子之间形成共价键将使体系能量降低。凡形成一个新键或打断一个旧键所释放或所吸收的能量称为键能（bond energy），键能越大，意味着形成的键越稳定。常见的共价键键能见表1-1。

成键的两个原子核间的距离为键长（bond length），过长或过短的距离都将会引起能量升高。常见的共价键键长见表1-2。

由于原子轨道具有方向性，所形成的共价键也有方向性。原子间形成共价键时键与键的夹角称为键角（bond angle）。如键角发生扭曲将会使体系的能量上升。常见的共价键键角见表1-3。

表 1-1　共价键键能

kJ/mol

共价键类型	键能	共价键类型	键能	共价键类型	键能	共价键类型	键能
H—C	415	C—C	347	C=C	611	C≡C	837
H—N	389	C—N	305	C=N	615	C≡N	891
H—O	464	C—O	360	C=O	749		
H—S	347	C—S	272	C=S	536		
N—O	221	C—F	485	P=O	501		
P—O	352	C—Cl	338				
S—S	264	C—Br	284				
		C—I	213				

表 1-2　共价键键长

nm

共价键类型	键长	共价键类型	键长	共价键类型	键长
H—C	0.109	C=C	0.135	C≡C	0.120
C—O	0.143	C=N	0.130	C≡N	0.116
C—Cl	0.176	C=O	0.122		
C—Br	0.194				
C—I	0.214				
H—N	0.100				
H—O	0.096				
C—C	0.154				
C—N	0.147				

表 1-3　共价键键角

共价键类型	键角	实例	共价键类型	键角	实例
H—O—H	104.5°	H_2O	C—S—C	109°	$CH_3C_6H_4SC_6H_4CH_3$
C—O—H	107°~109°	CH_3OH	H—N—H	106°	CH_3NH_2
C—O—C	111.7°	CH_3OCH_3	C—N—H	112°	CH_3NH_2
H—S—H	92.1°	H_2S	C—N—C	108.7°	$(CH_3)_3N$
C—S—H	99.4°	CH_3SH			

　　键长和键角都是计算键能的基本参数，分子中各化学键的键能跟分子的稳定性有关。分子稳定性的尺度是分子内能。分子内能包括分子热运动的动能和分子内及分子间相互作用的势能。分子内及分子间的相互作用有化学键能和非键能。非键能为分子中原子与原子之间由非键作用力如范德华力、疏水作用、偶极作用、氢键和电荷转移等引起的能量的变化。非键能的计算是研究药物分子空间结构的基础。

1.2　药物发现的途径与过程 ▪▪▪

　　药物的发现实际上就是新药的创制。新药须具有有效性、安全性和可控性。决定这些属性的除了剂型、配方等因素外，最根本的是药物的化学结构因素。因此这里所说的新药是指新剂型和新配方之外的，在结构上、作用性质上或治疗学上具有新颖性的新化学实体（new chemical entities，NCEs）。

　　新药研究大致分为药物研究（drug research）和药物开发（drug development）两大阶

段（见图1-1）。药物发现主要在实验室开展，包括以生命科学为基础的靶点的识别和确证；先导化合物的发现与优化、合成工艺和给药剂型的实验室研究；以及药物的临床前研究。先导化合物的发现与优化是药物设计最关注的问题和研究重点，也是新药发现的核心，目的是发现具有良好的理化性质、药效学性质和药动学性质，毒性和不良反应小的候选药物（drug candidate）。临床前研究（preclinical study）按药政法规的要求对候选药物作系统的、深入的评估，对普通药理学、药效动力学、药代动力学、毒理学和安全性等作全面的和必需的试验，淘汰不适合的药物，即进行通常所称的成药性评价。只有各项指标都符合要求才能作为合格的研究中新药（investigational new drug，IND），经国家药政部门审批后进入逐期进行的临床试验（clinical trials）或临床研究（clinical studies），在正常人和患者人体上作安全性实验，进一步证实药物的治疗作用和安全性以及可能存在的药物不良反应。临床研究可分为Ⅰ期、Ⅱ期和Ⅲ期，只有临床研究全部合格过关，药物才能进行新药申请（new drug application，NDA）和注册上市，供临床使用。

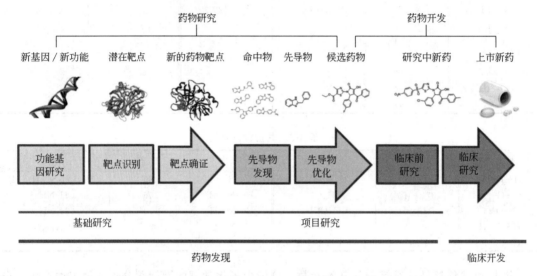

图1-1　新药研究的基本过程

药物发现的最主要途径和手段是药物筛选（drug screening）和药物分子设计（molecular drug design），后者分为先导化合物的发现（lead discovery），又称先导化合物衍生（lead generation）和先导化合物的优化（lead optimization）。先导化合物（lead compound），简称先导物（lead），亦称原型物（prototype），是通过各种途径、方法或手段获得的，具有一定生物活性的新的结构类型化学结构。先导化合物不一定是可直接使用的优良的药物，可能因为其活性不高，特异性差，不良反应大，毒性作用大或药物代谢动力学性质差等。但是可以在此新结构的基础上作先导化合物的优化，即作进一步的结构修饰和改造，提高活性和特异性，改善药物代谢动力学特性，衍生出选择性高、安全性好、活性强的新的药物。先导化合物优化以产生的先导化合物为基础，依靠各种经验理论、方法和手段，对先导化合物作结构改造或修饰，总结化学结构与生物活性间的相关关系，并加以扩展、延伸，预测某一化合物的生物活性，以发现该结构类型的新的药物。由此可见，药物分子设计是先导化合物的产生，以及在此基础上的优化过程。计算机辅助有效地贯穿于先导化合物的发现和优化全过程，并给其带来革命性的变化。药物发现的主要途径有以下几种。

1.2.1 药物的偶然发现与随机筛选

早期的药物主要是偶然发现的。虽然这种偶然性越来越小，但是也不能排除这种偶然性。现在发现药物活性的有效方法是筛选（screening），即在实验评价化合物生物活性的筛选模型上从众多的化合物中挑选出有生物活性化合物的过程。筛选分为随机筛选（random screening）和定向筛选（dedicated screening）。随机筛选，又称普筛或盲筛，是在各种来源的化学实体中作各种所需的生物活性的广泛筛选或一药多筛，其筛中率是极低的。据美国加州的 W. H. Moos 报道，在美国如果以随机筛选方法开发出一个成功的新药产品，首先要从约1万个化合物中筛选出 500 个有生物活性的化合物，经体外药理筛选，从中挑选出 250 个进行临床前的动物体内试验，这一阶段的试验完成以后，最终也许只有 5 个能被批准进行人体临床试验，在这 5 个化合物中只有 1 个有可能最终成为注册新药。

虽然随机筛选盲目性很大，但可以得到新结构类型或新作用特点的先导化合物。比如对土壤中的微生物作抗生素随机筛选，发现了一些新的抗生素族，可以作为先导化合物。定向筛选是以特定的生物活性为指标，筛选出具有该生物活性的药物。定向筛选常用于先导化合物优化的药理测试。

筛选模型（screening model）可以是整体水平、组织器官水平、细胞水平甚至分子水平，它主要分为体内（*in vivo*）和体外（*in vitro*）两大类。体内模型采用实验动物病理模型试验，一般用于新药开发。体外模型一般用于新药发现，它有分子、亚细胞、细胞（*in cellula*）和离体组织器官（*ex vivo*）等层次。高灵敏度、高特异性的筛选模型，能提高筛选的成功率。酶技术、免疫学技术、与受体结合等新技术的发展，使筛选方法达到微量化、分子化。筛选模型所需的靶酶和受体可以通过基因工程制备。药物生物利用度、药物代谢动力学的筛选模型则用于药物代谢作用的筛选。高通量筛选（high throughput screening，HTS）运用机器人自动控制以高敏化和专一性筛选模型对大量化合物进行生物活性测定，具有大批量、快速、微量化和自动化的特点，大大加速筛选速度。近年来，高内涵筛选（high content screening，HCS）技术的开发，大大加快了发现先导化合物的速度，并可提高药物后期开发的成功率。高内涵筛选具有多指标、多靶点共同作用和自动化样品制备、分析和数据处理的特点，可在保持细胞结构和功能完整性的前提下，尽可能同时检测被筛样品对细胞生长、分化、迁移、凋亡、代谢途径及信号传导等多个环节的影响，从单一实验中获取多种相关信息，确定其生物活性和潜在毒性。表型筛选（phenotypic screening）是一种新的药物筛选方法，有别于传统的基于动物、器官和组织的表型筛选，用于识别能改变细胞或生物体表型的物质（如小分子化合物、多肽或 RNAi），可高通量地测定细胞内复杂的生物学相互作用和信号网络，这是基于单一靶点药物筛选方法所不能实现的。

1.2.2 天然有效成分作为先导化合物

天然存在的生物活性物质是先导化合物甚至是药物的主要来源。天然化合物的多样性和生物有效性赋予一些独特类型结构的化合物独特的生物和药理活性。

中药绝大部分为植物药，这是一个产生先导化合物的巨大宝库。植物、动物、微生物和海洋生物在进化过程中形成了化学结构丰富多样的物质，以利于自身生存和繁殖。这些物质往往具有生物活性作用，能借作药用。动物和人体内源性活性物质、神经递质和激素等是微量、强效的活性成分，是很好的先导化合物。一些矿物的有效成分也具有药理作用。

1.2.3 已有药物作为先导化合物

现有的临床曾经使用或正在使用的药物可以作为发现新药的线索，即以原有药物为基础，改造发展为另一类新药。例如可以通过增强药效、减少不良反应、利用毒性和不良反应、利用药物在体内代谢的活性代谢物等来设计新药。

1.2.4 以药物合成中间体为先导化合物

在化学合成或生物合成药物时，往往使用一些中间体片段，这些中间体的化学结构与药物的基本结构有时具有相关性，或药效团基本相似，这时合成中间体可以作为先导化合物，发展成为与原合成药物相似或更优良的药物。

1.2.5 组合化学方法产生先导化合物

由于依靠人工合成化合物和天然化合物来寻找先导化合物仍满足不了筛选的速度和广度，在此需求的驱动下，20世纪90年代初在固相合成技术的基础上发展起来的组合化学技术，已成功地应用于先导化合物的产生。

组合化学（combinatorial chemistry）是利用组合论的思想和理论，将构建块通过化学合成、生物合成等手段，平行或交叉地、系统地、反复地共价连接，产生分子多样性的大量化合物群体，不需确证单一化合物的结构而是建立有序排列的组合化学库（combinatorial chemistry library），并进行优化选择的方法学与技术。

通过组合化学合成技术，可以高效率地对大批量（数十万个甚至数十亿个）结构差异性悬殊、性能特异的化合物作同步合成，并配以群集筛选和高通量筛选技术，对以化合物库形式存在的化合物同步地在原位作大规模地、快速地、高灵敏度地自动筛选，寻找具有生物活性的先导化合物。

组合化学以群集筛选（mass screening）又称库筛选（library screening）的方法进行筛选，它的特点是群集化、实时化、自动化。群集化，也就是运用组合策略，同时对组合化学库中的样品以特定的生物学指标筛选有特异生物活性的化合物，它打破了传统的单个合成、逐一纯化、逐一筛选的药物研究模式，与常规随机筛选相比不仅在量上大规模放大，在质上也有很大的差别。实时化，即直接、同步、快速、灵敏、连续地测定组合化学库中的成分，根据筛选目标选用不同的生物学指标和不同测定方法达到筛选目的。自动化，即使用机器人技术作化学或生物学分析，并自动处理分析结果。

群集筛选大规模采用自动化技术，信息处理计算机化、生物评价微量化和灵敏化，发展成为高通量筛选。HTS作多孔板、多通道自动测定，它包含有自动化操作系统、高灵敏度检测系统和数据管理系统。自动化操作系统应用机器人技术，代替人工进行自动加样、稀释、转移、洗脱、混合、孵温、检测等操作，各步骤做到程序化，因而减少了人工误差，实验结果更为准确和可靠。高灵敏度检测系统采用可见光-紫外光比色法、荧光比色法、同位素放射活性测定和生物发光、化学发光等多方面生物评价测定技术。数据管理系统应用计算机软件,对数据作采集、计算、储存、显示、传输等信息处理。现在 HTS 技术的筛选通量进一步提高,实现超高通量筛选(ultra-high throughput screening, uHTS),每天可筛选数十万个化合物。

在缺少活性分子结构信息的情况下,对合成的组合化学库进行筛选的目的是找到生物活性分子,属于随机筛选。但由于组合化学筛选的化合物数目十分巨大,得到活性化合物的可能性也就较大。当定向合成和功能性筛选有效结构的化学类似物时,则属于定向筛选。

组合化学方法与合理药物设计寻求合理性的思想相反,其基本策略是追求多样性、广泛性,因此被称为非合理药物设计(irrational drug design),但此称呼似乎有失公正。以组合化学方法寻找先导化合物,量大、快速、经济、灵敏、准确,因此成为药物设计的又一新途径,是一条发现新药先导化合物的高速公路。组合化学与合理药物设计从两个不同的方面设计新药,好比分别用渔网捕鱼与用鱼叉捕鱼,互相补充,成为 21 世纪药物研究的主要途径。

1.2.6 合理药物设计

自 20 世纪后期发展起来一种药物设计的新方法,称为合理药物设计(rational drug design),不仅可进行先导化合物的优化,更重要的是能进行新的先导化合物的人工设计,从而提供了与传统方法不同的药物设计的新途径。合理药物设计是基于结构的药物设计、基于性质的药物设计和基于机理的药物设计的综合。

合理药物设计,就是基于对疾病过程的分子病理生理学的理解,根据靶点的分子结构,并参考效应子的化学结构特征设计出对该疾病有治疗作用的药物分子,同时从药物结构出发,设计出药效学(pharmacodynamics)和药动学(pharmacokinetics)性质良好、选择性作用于靶点的药物,从而引导设计走向合理化。由此设计出的药物往往活性强,作用专一,不良反应较低,故称之为合理药物设计。

合理药物设计由于设计目的明确,设计出的新分子具有合理性,可以大大地减少所筛选的化合物数目,缩短药物研究与开发的周期,明显地优于传统的广泛药理筛选和先导化合物优化的方法。见图 1-2。

合理药物设计虽然成功率要高得多,但总的损耗仍很大。根据 Eli lilly 公司历年来新药研发的资金投入和新药产出的统计值来看,总的成功率仅 4.1%,耗时 12.5 年,平均投入 17.78 亿美元(见图 1-3)。

生命科学基础研究结果表明,内源性活性物质或外源性小分子药物能作为特异性配体(ligand)作用于机体内的靶点(target),从而引发生物活性。靶点主要指受体,广义上的受体包括酶、核酸、细胞膜、脂蛋白、离子通道、抗原、多糖、运输载体等。效应子与靶点通过"锁-钥"机理相互作用,两者之间须形状互补,或通过各自的变构作用以适应对方的构象要求而契合,还需性质互补,如静电相互作用、氢键相互作用、疏水性相互作用等。此外还有溶剂效应,药物与受体的协调运动等。对药物和药物作用靶点的结构在分子水平上的全面、准确的了解,是进行基于结构的药物设计(structure-based drug design, SBDD)的基础,从而引导先导化合物发现走向理性化。基于结构的药物设计根据结构来源,分为基于配体结构的药物设计(ligand structure-based drug design)和基于靶点结构的药物设计(target structure-based drug design)。结构来源不同,进行设计的方法就不同。也有学者将

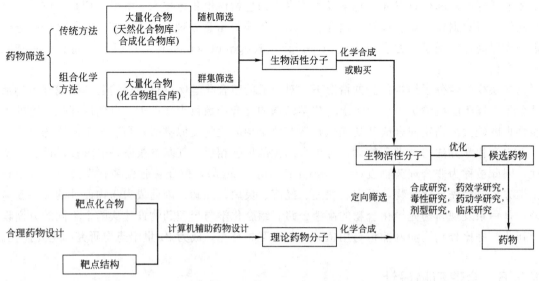

图 1-2　合理药物设计流程与传统药物设计流程的对比

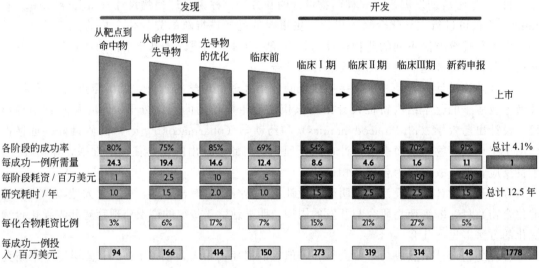

图 1-3　合理药物设计的耗时、耗资与成功率

基于靶点结构的药物设计简称为基于结构的药物设计。

　　到现在为止，全世界共有上千个靶点已经阐明，从而进行药物筛选或药物设计。比如根据已知的与疾病有关的蛋白质的结构知识设计药物，已有了不少成功的例子。值得一提的是胸苷酸合成酶（thymidylate synthase）抑制剂和二氢叶酸还原酶（dihydroflate reductase，DHFR）抑制剂作为抗癌药物；嘌呤核苷磷酸化酶（purine nucleoside phosphorylase）抑制剂作为化疗剂和免疫抑制剂；HIV 蛋白酶抑制剂用于治疗艾滋病；流感病毒结合剂作为抗病毒药物；还有与凝血酶有关的抗凝药；与血红蛋白相关的治疗镰状红细胞贫血药物；与磷脂酶 A2 有关的抗炎药；与 α1 蛋白酶有关的抗心肌梗死药物；与肿瘤蛋白质（P21）有关的抗癌药和与人类白细胞弹性酶有关的治疗浮肿药物等。根据同源蛋白结构的药物设计也有不少成功实例，比如 ACE 抑制剂的设计是基于羧肽酶 A（carboxypeptidase A）和嗜热菌蛋白酶（thermolysin）的同源蛋白结构；肾素抑制剂则基于同源的天冬氨酸蛋白酶（aspartic proteinase）等等。蛋白-蛋白相互作用（protein-protein interaction，PPI）是生命体内生物调控的重要方式，过去认为 PPI 难以用小分子化合物来抑制，因为 PPI 作用界面大而浅，小分子化合物与其作用太弱。但通过调节蛋白构象（变构调节剂）或作用于界面上的热点区域（hotspot）等手段，小分子化合物也能选择性抑制 PPI，达到调节生物通路信号的作用。比如治疗高脂血症的前蛋白转化酶枯草溶菌素 9（proprotein convertase subtilisin/kexin type 9，PCSK9）单抗药物 evolocumab 已于 2016 年成功上市，目前已有多种小分子抑制剂在开发中。

　　虽然基于结构的药物设计是一种崭新的、高效的药物分子设计方法，但仍存在着一系列问题需要解决。如生物大分子（靶点）的结构特征还不易获得，给直接药物设计带来困难；间接药物设计也牵涉到受体-配体相互作用的方式问题，目前认识还不深刻，因此现在还不能真正地完全定量地预测药物的活性，设计出的全新化合物需人工合成以证实是否具有生物活性，药物的体内吸收、转运、分布和代谢等问题，在药物设计时需加以考虑。药物的吸收、转运、分布和代谢等药物代谢动力学性质与药物分子的结构有关。基于性质的药物设计（property-based drug design，PBDD）就是根据药物结构和理化性质的关系，预测药动学性质，然后根据此预测结果或实验测定结果，通过结构修饰来改善化合物的药动学性质。PBDD 有助于先导化合物结构和给药系统的设计和优化，为候选药物的取舍提供决策依据。

　　合理药物设计的基础是关于与疾病过程有关的靶点的理论知识，包括结构功能及其作用机制、作用途径等的研究，牵涉到生物化学、分子生物学、结构生物学、酶学、病理学、遗传学等生命学科。如果疾病的全过程能够阐明，靶点的结构、功能、靶点与药物的作用方式、产生生理活性的机理以及药物在体内的代谢途径能够完全了解清楚，那么就有可能通过抑制某些与疾病有关的生理、生化过程来阻断疾病的发生，同时考虑药物在体内的转运、分布和代谢等因素，使之发挥最大的药效。从合理药物设计的角度来看，基于结构的药物设计上升到了基于机理的药物设计（mechanism-based drug design，MBDD）的新高度。显然，人类需要更多、更详尽的生命科学知识来进行基于结构和机理的合理药物设计，这也是药物设计的目标和方向。通常一个新药的获批，需要明确药物作用的机理，以排除药物潜在的毒性和不良反应。1999～2008 年间，美国 FDA 共批准了 259 个新药，其中 75 个为原创新药（first-in-class），并已知作用的分子机理（molecular mechanism of action，MMOA）。在原创新药中，小分子药物 50 个（67%），生物药 25 个（33%）。其中 28 个原创小分子药物的发现是通过表型筛选获得的，而 17 个是基于靶点的药物设计得到的。

　　综上，合理药物设计包含了基于结构的药物设计、基于性质的药物设计和基于机理的药物设计。2007 年美国 FDA 批准上市的第一个肾素抑制剂阿利吉伦（aliskiren）的发现过程体现了合理药物设计这三方面内容的完美结合。根据高血压病发病机理研究，肾素-血管紧张素-醛固酮系统（RAAS）在血压调控上起着重要作用，在这条信号通路上已有多个临床使用的抗高血压药物，如血管紧张素转化酶（angiotension converting enzyme，ACE）抑制剂"普利类"药物和血管紧张素 Ⅱ 受体（angiotension Ⅱ receptors）拮抗剂"沙坦类"药物。虽然这些药物能有效地抗高血压，但是由于它们都作用于该系统的下游靶点，难以克服上游的肾素蓄积而导致的患者心脏病死亡率升高的严重不良反应。因此，根据基于机理的药物设计方法，选择上游靶点肾素（即血管紧张肽原酶，renin）作为抗高血压药物的新靶点。第一代、第二代肾素抑制剂为肽类和拟肽类结构，存在口服生物利用度差、代谢稳定性差的问题。以基于结构的药物设计方法，改造原先导结构的肽类骨架，根据结合位点结构作化合物修饰，并利用基于性质的药物设计，提高药物的口服生物利用度和代谢稳定性，最终成功发现了阿利吉仑。

随着科学研究的发展，一方面，在后基因组学、化学生物学等技术的推动下，将发现更多的药物作用新靶点，为药物设计带来更明朗的前途。另一方面，化学、物理学、生物学、计算机和信息科学等学科与药物研究的结合、交叉与渗透日益紧密，将会产生更多的新技术、新方法和新进展，为合理药物设计提供保障。可以预料，科学家以生命科学的成果为基础，依据已破译的基因序列和功能及其所表达蛋白质的功能，找出控制某种疾病的基因，针对相应的靶点进行药物设计或筛选，真正实现基于机理的药物设计。

基于靶点的药物设计，以"一病一靶一药"的理念，针对单一靶点进行高亲和力、高选择性结合的药物治疗相关疾病，认为高选择性药物更有针对性、更加安全有效，被誉为神奇子弹（magic bullet）。虽然以此策略设计药物已取得了很大的成功，但仍存在着不足，而这些不足是由药物作用的复杂性所导致的。

大多数情况下，疾病发生的分子机制是机体调控网络的异常所致，涉及多基因、多靶点通路、多机制调控和网络调控，或存在着病毒与人体基因组/蛋白质组之间复杂的相互作用关系，对网络内部某一节点的高选择性抑制并不足以调控和瘫痪整个疾病网络，所以高选择性单靶点药物可能出现低于预期的临床疗效。一些慢性疾病，特别如心脑血管疾病、恶性肿瘤、神经退行性疾病、代谢性疾病，这些疾病发病机制复杂。针对这些多靶点、多机制的疾病，如过于强调高选择性，仅针对单个靶点的策略并不会收到很好的效果。从药物靶点来看，它们可能并非疾病所独有，也参与正常功能的调节，因此并不能全抑制；再则多数靶点又具有多重生物功能，或者与其他功能蛋白相互影响，如果过分抑制或激活某靶点或体内某信号分子，在干预其本身生物功能的同时还可能影响其他靶点或信号分子，导致不良反应；被抑制靶点相关的基因也可能发生突变而使病原体或肿瘤产生耐药性；从药物作用机理来看，针对单一靶点的药物忽视了体内或细胞内信号分子的相互影响和网络调控，如只抑制单一靶点或细胞信号分子，可能因网络旁路的存在以及反馈机制的调控，通过其他传导途径加以补偿，最终对生物应答影响不大，治疗效果不佳。一些长期使用的经典药物，比如非甾体抗炎药阿司匹林、降血糖药二甲双胍等，虽然作用不专一，被称为"脏药"（dirty drug），但都属于有效和相对安全的多靶点药物。

阿司匹林(asprin)　二甲双胍(metformin)

由此而产生的多靶点药物（multitarget drugs）的设计思想通过设计能同时作用于疾病相关的多个靶点的小分子化合物，产生多种药理活性，获得所需的多样性的生物调节功能，增强药物治疗效果。多靶点药物还能够有效地调节整个细胞复杂的系统，提高疗效，降低不良反应，减少耐药性。因此，针对疾病成因的多靶点药物有利于提高药物疗效和安全性，多靶点药物设计已成为药物发现的重点。

对于一些具有不同功能而同源性较高的靶点，由于序列的保守性，可能具有相似的结合位点，相似的空间和化学特征，它们的内源性配体可能相似或相同，能够兼容同一小分子配体；另外，很多疾病是由于同一超家族或相关的基因紊乱造成的，这些超家族受体或不同亚型的受体的结合位点存在相似性。基于靶点结构的共性和特征性，就可以根据靶点结合区域结构的相似性设计多靶点的小分子药物。多靶点药物虽然能作用于多个不同的靶点，但由于其复杂性，给基于靶点的药物分子设计带来太多困难。

多向药理学（polypharmacology）旨在研究联合用药、复方药物和多靶点药物的作用机理，以开发多靶点药物或药物组合。系统生物学（system biology）则研究生物系统组成成分的构成与相互关系的结构、动态与发生，在疾病相关基因调控通路和网络水平上研究药物的作用机理、代谢途径和潜在毒性等，也用于研究药物发挥作用的网络结构。网络药理学（network pharmacology）是在系统生物学和多向药理学的基础上提出的新学科，通过解析分子网络中多种组分之间的相互关系来研究疾病的网络特征，并研究在药物作用下该网络所受到的扰动和影响，从而实现网络层面上的药物作用机制研究。网络药理学超越了单靶点药物设计思想的束缚，从多靶点的研究策略出发，为我们提供了新药发现的一种新策略。虽然网络药理学的提出已引起广泛的关注，但在药物设计中的广泛应用还有待于系统地、全面地积累与整合数据，以揭示生物大数据中的奥秘。

1.2.7 先导化合物的优化和成药性研究

先导化合物可能因活性不强或作用特异性低等药效学性质不佳，也可能因药动学性质不良或存在毒性和不良反应，即吸收、分布、代谢、排泄/毒性（absorption，distribution，metabolism，excretion & toxicity，ADME/T）性质不过关，不能直接药用。因此，需要对先导化合物作结构改造和修饰，以改善药效学和药动学性质，获得疗效好、毒性和不良反应小的新药结构，这一过程称为先导化合物的优化（optimization）。

有时将通过合理设计或随机筛选得到的化合物分子称为命中物（hit），即对特定的靶点或作用环节具有初步活性，分子量较小，结构上具有新颖性，易于修饰，即尽可能具有类先导性（lead likeness）。对命中物进行优化，其分子性质向着类药性过渡，即具有与已知药物相类似的理化性质，得到先导化合物，其药理活性确切而较强，类似物有合理的构效关系，分子量不宜过大，有修饰的空间。对先导化合物进行优化，增加活性和选择性，改善药动学性质，得到候选药物，候选药物应具有成药性，即具有良好的理化性质、药效学性质和药动学性质，毒性和不良反应小，药理活性确切，有量效关系，有成为药物的前景。对候选药物作系统的、深入的成药性评价，也就是特指的临床前研究，发现可进入临床研究的研究中新药。

经典的分子优化方法一般都是经验性的操作，需要药物化学家以理论知识、经验和直觉来判别，经反复实验证实，来设计新的药物。

对药物分子的结构优化，也是发现模仿药物（me-too drug）的主要方法，通过改造已有药物的结构，使产品在药效和安全性等特征上优于原药，成为更佳产品（me-better）或最佳产品（best-in-class）。

先导化合物优化的一个非常重要的理论是药物的化学结构与生物活性的相关，在定性构效关系研究（structure-activity relationship，SAR）的基础上，发展成定量构效关系研究（quantitative structure-activity relationship，QSAR）。

随着科学进步，分子优化的理论和方法已得到了系统发展。以提高药效学性能为优化目标的主要手段是基于结构的药物分子优化；而以改善药动学性质为优化目标的主要手段是基于性质的药物分子优化。比如三维定量构效关系研究（three-dimensional quantitative structure-activity relationship，3D-QSAR）模型的建立和处理，可以定量地描述化合物的结构和化学参数、物理参数、化学性质和生物活性等性质，以统计学方法分析处理，以计算机作辅助，可以建立精确的结构和生物活性的相关关系，以此作指导，进行结构优化，设计出新的化合物分子。三维定量构效关系是计算机辅助药物设计的重要内容之一。计算机辅助药物设计在优化过程中仍需药物化学的经验来设定条件，作干预和判断。

此外，剂型和制剂对药物的成药性有显著的影响，选用合适的剂型和采用适当的制剂技术可以改善药物的药效和 ADME/T 性质。原料药物应根据临床应用要求选择适宜的给药途径和剂型，并制备成具体的制剂。合适的制剂不仅解决了原料药物应用于临床的用法与用量问题，更重要的是可改变药物作用的性质，降低或消除药物的毒性和不良反应，影响药效强度，直接影响药物的质量而影响药效，调节药物作用速度，改善药物吸收过程与体内分布等。

1.3 药物作用的生物化学基础 ■■■

细胞是生命活动的基本单位。细胞生物学（cell biology）以现代化学和物理学的理论和方法来研究细胞的发育与遗传及其相关的形态的、结构的和代谢的变化。各种层次的生命现象，与生命的物质基础——蛋白质和核酸等生物大分子的特定结构及其运动密切相关。分子生物学（molecular biology）作为研究生物大分子的结构、功能和信息的学科，从分子水平上说明生命活动机制和生命的本质，是生命科学的带头学科，在药物研究中起着极为重要的作用。疾病分子机理的阐明、药物作用靶点的确定、药物作用机理的研究、药理筛选模型的建立都离不开分子生物学。结构生物学（structural biology）是分子生物学的重要研究前沿，它从研究生物大分子的结构出发，通过探讨结构与功能的关系来揭示生物学功能。生物活性分子（包括药物）与生物大分子的结合发挥生物学作用（包括分子间的识别、结合、信息传递和能量传递等相互作用），是以分子的特征三维结构为基础的。结构生物学为基于结构的药物设计奠定了基础。化学生物学（chemical biology）是以化学的理论、方法和手段来探索生物体内的分子事件及其相互作用网络，在分子水平上研究复杂生命现象的一门新兴的交叉性学科。化学生物学以化学小分子为探针，研究在细胞活化、增殖、分化和凋亡等各种细胞生命活动中涉及的各种信号转导途径的作用机制；明确信号转导通路中重要蛋白质的功能，发现与疾病相关的生物标记物和药物作用新靶点；针对重要的信号转导途径，建立相关的分子、细胞和模式生物的筛选模型。作为化学和生命科学交叉的学科，化学生物学通过化学的方法和技术拓展和加深了生物学的研究范围和深度。

以上基础研究，将会给药物设计带来突破性的进展。根据靶点的结构及其作用机理来设计新药，是药物设计的合理的且行之有效的途径。

从组织器官的水平上来说，药物在体内与一定器官作用，即药物作用的靶点是器官，称为靶器官。由于结构特异性药物只需极少量就能引起生物机体产生强大的生物效应，因此机体内一定存在着能与药物发生特异性结合的物质。随着生物学发展到细胞甚至分子水平，生物化学、分子生物学和化学生物学研究证实了与药物作用的靶细胞和靶分子的存在。这些能与结构特异性药物结合的靶点，最常见的有酶、受体和核酸（DNA 和 RNA），还包括细胞膜、脂蛋白、离子通道、抗原、多糖、运输载体等。

机体内这些特异性靶点可以与药物发生作用，但生物界中决不会为了外源性药物的药理作用而产生靶点，这些靶点是为了能与之发生相互作用的内源性活性调节物质而存在的，通过内源性配体与相应靶点的作用，调节机体内正常生理、生化反应，维持生命体平衡。人类使用的外源性药物，实际上有意或无意、直接或间接地模拟内源性配体的作用，调节机体的生化反应。因此，进行药物设计的一个合理的、有效的战略是基于对机体生理机制的深入研究，在分子水平上阐明生命体细胞的正常生理性和病理性反应的机制，调节细胞的机能而达到阻断病理性反应、维持正常生理反应。

1.3.1 蛋白质

天然蛋白质（protein）主要由 20 种标准氨基酸构成，这 20 种天然的氨基酸均属 L 型 α-氨基酸，可用三字母代码或单字母代码表示（见图 1-4）。

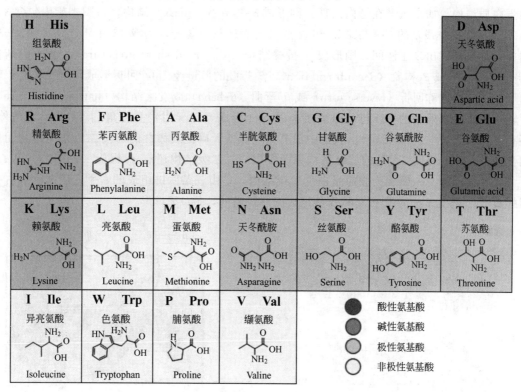

图 1-4 氨基酸周期表

20 种氨基酸可按它们侧链基团的结构分类，也可按侧链基团的带电性和极性分为四类。第一类为疏水性氨基酸（非极性氨基酸），包括苯丙氨酸（Phe，F）、丙氨酸（Ala，A）、亮氨酸（Leu，L）、蛋氨酸（Met，M）、异亮氨酸（Ile，I）、色氨酸（Trp，W）、脯氨酸（Pro，P）、缬氨酸（Val，V）；第二类为极性氨基酸，包括半胱氨酸（Cys，C）、甘氨酸（Gly，G）、谷氨酰胺（Gln，Q）、苏氨酸（Thr，T）、酪氨酸（Thy，Y）、丝氨酸（Ser，S）、天冬酰胺

（Asn，N）；第三类为碱性（带正电荷）氨基酸，包括组氨酸（His，H）、精氨酸（Arg，R）、赖氨酸（Lys，K）；第四类为酸性（带负电荷）氨基酸，包括天冬氨酸（Asp，D）和谷氨酸（Glu，E）。碱性氨基酸和酸性氨基酸具有形成离子键的能力，可以形成氢键的氨基酸有Arg、Lys、Asp、Glu、Ser、Thr、Asn、Gln、His、Tyr和Trp。

一般书写用三字母代码，易于记忆，而当表示氨基酸序列时则多采用更为简明的单字母代码。计算机处理用单字母代码更为简便。单字母代码还可代表不定氨基酸。B代表天冬氨酸或天冬酰胺，U代表硒代半胱氨酸，Z代表谷氨酸或谷氨酰胺，X代表任意氨基酸，"＊"代表翻译终止，"—"代表不定长度的空隙。

以不同的氨基酸分子为基本单位，靠一分子中的羧基和另一分子中的氨基脱水形成酰胺键（肽键）而连接起来，形成了蛋白质的多肽链状结构（一级结构）。链内氨基酸在连接后的片段，称为氨基酸残基。一级结构指链中氨基酸种类和排列次序，同时也指链间二硫键的位置。

蛋白质多肽间以二硫键和非共价键作用力如氢键、静电相互作用、范德华引力相互作用和疏水键等交联，导致多肽键折叠盘曲成一定的形状，构成了蛋白质的二级、三级、四级结构。

高度亲水的多肽链中极性基团通过形成氢键使得极性被中和，形成内部疏水、表面亲水的蛋白质结构。如果氢键在链内出现，则形成 α-螺旋（α-helix）结构，每圈螺旋中包含3.6个残基，第 n 个残基的CO与第 $n+4$ 个残基的NH形成氢键，构成13元环，故又称3.6$_{13}$螺旋；如果氢键出现于链间，则形成 β-折叠结构（β-pleated sheet structure），也称 β-结构（β-structure）或 β-构象（β-conformation）。β-折叠的肽链经180°回折形成"U"形的 β-转角（β-turn），也称回折（reverse turn）或 β-弯曲（β-bend）或发夹结构（hairpin structure）。β-转角中第一个残基的CO与第四个残基的NH形成氢键（四残基转角）。除了 β-转角外，还有 γ-转角（为三残基转角）。肽链中没有共同点或无确定规律性的那段二级结构称为无规则卷曲（radon coil）。常见的二级结构见图1-5(a)。二级结构还有 π-螺旋（π-helix）和 Ω-环（Ω loop）等。π-螺旋为胶原蛋白的二级结构，是由三条肽链组成的右手三股螺旋或右手超螺旋。Ω-环为6~16个氨基酸残基组成的肽链卷曲，成 Ω 字母形。

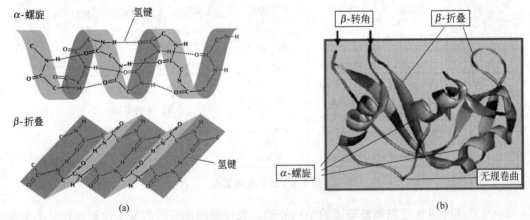

图1-5 常见的蛋白质二级结构（a）和三级结构（b）

在蛋白质二级结构中，氨基酸片段都采取主链上的 φ 和 ψ 的二面角以规则的形式重复出现，而形成有规律的折叠。拉氏图（Ramachandran plot）以非键合原子间接触距离和肽键键角为基础绘制，用于直观化地表达主链氨基酸残基的 φ 对 ψ 的二面角，表示肽链的可能构象（见图 1-6）。从图中可观察到分别有多少氨基酸在最佳区域、许可区域、勉强许可区域和不允许区域。蛋白质骨架的 ψ 和 φ 角至少有 90% 都应该落在拉氏图的允许区域内。

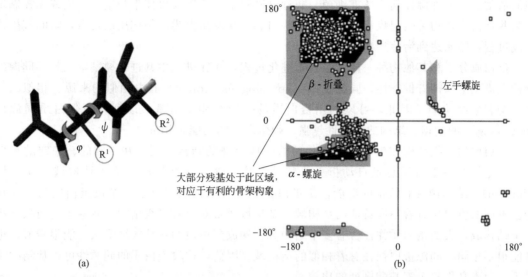

图 1-6　氨基酸主链中二面角图示（a）和拉氏图（b）

肽链中肽平面二面角以 φ 和 ψ 表示，R^1 和 R^2 分别表示两个残基的侧链

　　蛋白质在二级结构的基础上，按一定方式以非共价键再盘曲折叠形成蛋白质的三级结构，在空间结构上排列更紧密，见图 1-5(b)。许多蛋白质常呈体系能量较低的球状形式。

　　在三级结构的基础上，一些蛋白质单位（亚基）可以通过非共价键聚集为复杂的四级结构，构成巨大的蛋白质分子。有些蛋白质可有数个至数千个亚基，但并非所有蛋白质分子都具有四级结构，见图 1-7。

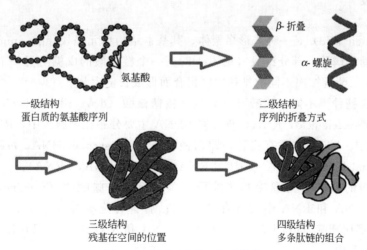

图 1-7　不同层次的蛋白质结构

　　生命的物质基础是蛋白质。蛋白质的一级结构是由遗传基因决定的，一级结构又决定了蛋白质的空间结构。但由于蛋白质空间结构的复杂性，其一级结构与三维空间结构之间尚未找到一一对应的关系。虽然蛋白质在体内折叠受到多种因素影响，蛋白质序列仍是决定空间结构的主要因素。正因为蛋白质具有如此复杂的空间结构，才能在生命活动中体现出多种多

样的功能，表现出各种各样的生物活性。空间结构的改变，会引起生物活性的改变。蛋白质在人体中除了构成细胞外，还构成各种酶蛋白、抗体蛋白、脂蛋白、离子通道等等，维持细胞的活动。一些外源性病原体如细菌、病毒复制的蛋白质以及机体本身过度产生或无控制增生某些蛋白质，均可引起疾病。如果以这些引起疾病的蛋白为药物作用的靶点，阻断其生物合成过程，即能达到治疗疾病的目的。

蛋白质分子和其他物种一样，也有着进化过程，并在进化中其进化树基本一致。同源的物种在进化中保持着保守性。同源蛋白（homologous protein）有着相似的来源、相似的空间结构和生物功能。因此，可以利用蛋白质的一级结构即氨基酸序列作为蛋白质同源性（homology）的判据。结构的同源性越强，则蛋白质的功能越相近。

蛋白质的一级结构在生物进化中保留着一些保守的结构单元。在一定的、稳定的环境中，一定长度的蛋白质总是自动折叠为特征结构，这一长度的序列称为结构域或功能域（domain）。结构域具有特定的功能，某蛋白质中所有结构域组合起来组成蛋白质的全部功能。不同的蛋白质有着不同特征的结构域，结构域通常对应着二级结构。有些蛋白质只含有一个结构域，大的蛋白质往往含有多个结构域。构成蛋白质的各结构域形状可能很相似，也可能很不相同。同源蛋白往往有着相似的结构域。因此，比较蛋白质的同源性可以从结构域着手，而不必作整个氨基酸序列的比较。

在比结构域更小的层次上，序列上有着一些相似的与功能相关的肽段区域，这些特定的序列称为模体（motif）。蛋白质同源性的测定，对于确定物种亲缘关系和预测新蛋白质序列的功能有着重要意义。在低等生物中也能发现高等生物的"近亲"蛋白质，它们的序列同源性强，生物功能相近，因此，低等生物的蛋白质可以作为同源高等生物蛋白质的研究模型。

1.3.2 核酸

核酸（nucleic acid）是一种线形多聚体，其基本结构单元是核苷酸（nucleotide）。核苷酸由碱基、戊糖和磷酸三部分组成（见图 1-8）。一个核苷酸的戊糖与另一个核苷酸的磷酸通过 $3',5'$-磷酸二酯键按照不同的排列顺序聚合而形成长链大分子。

根据所含戊糖种类不同，核酸可分为脱氧核糖核酸（deoxyribonucleic acid，DNA）和核糖核酸（ribonucleic acid，RNA）两大类。DNA 主要分布在细胞核中，RNA 则存在于细胞质和细胞核中。RNA 主要有三种，即信使 RNA（messenger RNA，mRNA），核蛋白 RNA（ribosomal RNA，rRNA）和转运 RNA（transfer RNA，tRNA）。

构成核苷酸的碱基分为嘌呤和嘧啶两大类。前者有腺嘌呤（adenine，A）和鸟嘌呤（guanine，G），DNA 和 RNA 中均含有 A 和 G；后者有胞嘧啶（cytosine，C）、胸腺嘧啶（thymine，T）和尿嘧啶（uracil，U），C 存在于 DNA 和 RNA 中，T 只存在于 DNA 中，而 U 则存在于 RNA 中。

计算机处理时以标准符号 A、C、G、T、U 代表碱基。DNA 中的 T 在 RNA 中换成 U。对于多义的或不定的碱基，也用标准符号来表示。R 代表 A 或 G，Y 代表 T 或 C，K 代表 G 或 T，M 代表 A 或 C，S 代表 G 或 C，W 代表 A 或 T，B 代表 G 或 T 或 C（非 A），D 代表 G 或 A 或 T（非 C），H 代表 A 或 C 或 T（非 G），V 代表 G 或 C 或 A（非 T），N 代表 A 或 G 或 C 或 T（任意），X 代表未知，"—"代表不定长度的空隙。

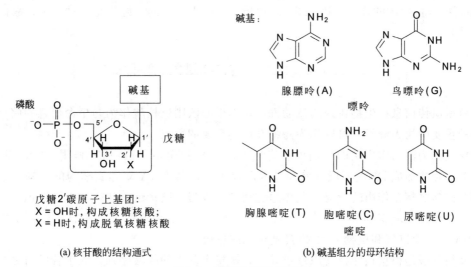

碱基:

腺膘呤(A)　　　鸟嘌呤(G)

嘌呤

胸腺嘧啶(T)　　胞嘧啶(C)　　尿嘧啶(U)

嘧啶

磷酸

碱基

戊糖

戊糖 2′碳原子上基团:
X = OH 时,构成核糖核酸;
X = H 时,构成脱氧核糖核酸

(a) 核苷酸的结构通式　　　　　(b) 碱基组分的母环结构

图 1-8　核苷酸的基本构成

碱基与戊糖缩合成核苷（nucleoside）。核苷中戊糖的羟基被磷酸酯化,形成核苷酸。RNA 的基本单位是腺苷酸（adenylate, AMP）、鸟苷酸（guanylate, GMP）、胞苷酸（cytidylate, CMP）和尿苷酸（uridylate, UMP）; DNA 的基本单位是脱氧腺苷酸（deoxyadenylate, dAMP）、脱氧鸟苷酸（deoxyguanylate, dGMP）、脱氧胞苷酸（deoxycytidylate, dCMP）和脱氧胸腺苷酸（deoxythymidylate, dTMP）。

在体内, $5'$-核苷酸的磷酸基可进一步磷酸化成核苷二磷酸和核苷三磷酸,它们都含有高能磷酸键,比如腺苷二磷酸（ADP）和腺苷三磷酸（ATP）,为体内许多生化变化和机能活动的直接能源。体内许多核苷酸的衍生物可以构成一些酶的辅酶,如辅酶Ⅰ、辅酶Ⅱ和黄素腺嘌呤二核苷酸（FDA）。

核酸的一级结构是指核苷酸在核酸分子中的排列顺序。链内核苷酸在连接后的片段,称核苷酸残基。核酸的多核苷酸链在次级键的基础上,还可形成更为复杂的二级及三级结构。DNA 的二级结构为两条反向平行的多核苷酸主链盘绕形成的双螺旋结构,两链之间通过碱基的配对连接而成。碱基配对靠氢键相互作用按照互补规律进行,即 A 与 T 通过形成两个氢键相配对, G 与 C 通过形成三个氢键相配对。配对的碱基称为互补碱基, DNA 分子中两条链称为互补链。双螺旋结构上有两条螺形槽沟,较深的称为大沟,较浅的称为小沟。在沟内能遇到核苷酸残基的碱基,因此与蛋白质的相互识别和结合有关。而在双螺旋表面,是脱氧核糖和磷酸的重复结构,似乎与信息无关。双螺旋 DNA 链进一步扭曲盘旋形成超螺旋结构,即 DNA 的三级结构。RNA 以单链形式存在,在 RNA 分子的某些区域单链可以自身折叠形成局部双链区,双链区的碱基也相互配对, A 与 U、 G 与 C 为互补碱基。有些区域碱基无法配对,形成突环。这就是 RNA 的二级结构。在此基础上 RNA 分子可以再盘旋扭曲,形成三级结构。

遗传的物质基础是核酸。核酸的核苷酸序列决定了蛋白质的氨基酸序列,而蛋白质的功能是由它的氨基酸序列决定的。DNA 在细胞分裂时每股螺旋复制出与自身互补的子代 DNA,使生命特征遗传; DNA 还能转录出 mRNA,后者指导翻译生成蛋白质。具体来说,就是 DNA 双螺旋携带着遗传信息指导单股的信使核糖核酸（mRNA）的合成（由于 DNA 和 mRNA 都是由 4 种核苷酸组成的,好比同一种文字的两种版本,此过程称为转录）,

mRNA 再指导蛋白质的合成（因 mRNA 和蛋白质的组成不同，好比是两种文字，故此过程称为翻译）。

```
DNA ──转录──→ mRNA ──翻译──→ 蛋白质 ──折叠── 相互作用──→ 功能
```

这就是遗传信息在生物体内的流动方向，即中心法则。核酸作为与生命信息的储存和传递有关的重要生物大分子，可以作为药物设计的重要的靶点。

以核酸作为药物作用靶的作用模型有插入剂（intercalator）的插入作用、DNA 双链与第三条多核苷酸形成 DNA 三股螺旋和基因调控蛋白。从 DNA 双螺旋槽沟的结构信息，可以得知配体与之相互作用的情况。配体通过槽沟可以与碱基接近，从一个大沟能识别 4 个碱基，从一个小沟只能识别 2 个碱基，因此，一个识别分子必须很大，才能具有高度的特异性。RNA 可在双链区和核糖上的 $2'$-羟基与配体作用。

反义核苷酸是根据核酸杂交原理设计的，按特定基因的核酸序列，人工合成与之互补的 DNA 或 mRNA 链，它结合在特定核酸链上，从而选择性地抑制特定基因的转录或翻译功能。该技术能根据已知序列基因设计出特异性干扰其表达的药物，对于开发作用于基因水平上的高度特异性新型抗病毒和抗肿瘤药物等具有重要的价值。ISIS 公司研究开发的福米韦森（fomivirsen）可特异性作用于靶 mRNA，用于治疗艾滋病所致巨细胞病毒视网膜炎，在 1998 年获美国 FDA 批准上市，为世界上第一个反义寡核苷酸药物。

生命体内合成核酸的途径有从头合成和吸收养料或其他组织中核酸降解产生的碱基或核苷合成新的核苷酸。利用核酸的生物合成，制成结构有异于天然核苷的核苷类药物，可以干扰病原体核酸的正常合成而达到治疗目的。

基因组学（genomics）研究的开展，为识别药物作用新靶点以及发现和设计药物开辟了一条新的途径。基因组（genome），即单倍体染色体上的全套基因，为一个生命体遗传信息传递的结构和功能单位，决定了发育、生殖、生长、疾病、衰老和死亡等所有生命现象。人类基因组计划完成了总数为 30 亿碱基对的人类基因组 DNA 全序列的测定，从而有可能在此基础上识别出人体内约 10 万个基因的结构和功能，全面而系统地解读和破译人类遗传物质的全部信息，揭示生命的奥秘。

在结构基因组学基本完成之后，科学家着手后基因组学（post-genomics）研究，对基因精确测序，并进一步分析其位置、结构和功能；采用基因组、蛋白质组和转基因等技术，通过对疾病模型的细胞机制进行研究来实现靶点的识别和确证；开展功能基因组学（functional genomics）研究，发现一批与疾病相关的功能基因；开展药物基因组学研究，产生药用基因，进而进行基于基因的药物研究，甚至为不同的个体寻找新靶点药物，对药物设计提出了更高的要求和更大的挑战。

在人类基因组中，不同个体的基因，约有 99.9% 是相同的，另有 0.1% 的差别，即基因的多态性决定了人类个体间的差异，如身材、肤色和天赋等方面的差别。药物的基因多态性可以表现为药物作用靶点的多态性，以及药物效应动力学和药物代谢动力学的多态性。这些多态性的存在可能导致药物疗效和毒性及不良反应的个体间差异，也就是说，同一种药物会对不同的人产生不同的效果，因此，对不同人的药物选择可以根据基因的差别来决定。由此而产生的药物遗传学（pharmacogenetics）就是研究药物引起机体反应的个体遗传差异来实现个体化药物治疗，根据每个人体内的基因分态来作为选择药物和确定该药物的有效性、毒性及不良反应和使用剂量的依据。可以预计将来每个人都会有各自的基因碎片图，据此来选择药物。药物基因组学（pharmacogenomics）通过研究基因序列变异对同一药物的不同反应，以及每个个体基因组上存在的不同药物靶点的情况，来寻找药用基因或药物靶基因，将成为发现从源头上治疗疾病的新颖和高效药物的途径。

基因作为遗传信息载体，其表达需经 mRNA 储存和翻译调控以及翻译后加工，因此，基因在某程度上并不能直接反映蛋白质的表达水平和功能水平。蛋白质是生物功能的体现者，许多药物作用和治疗都是在蛋白质水平。蛋白质组学（proteomics）是一门研究细胞内全部蛋白质的组成及其活动规律的学科，它从整体的蛋白质水平上，在贴近生命活动的层次上来探讨和揭示生命活动的规律和重要生理、病理现象的本质。蛋白质组（proteome）为基因组表达的所有相应的蛋白质，它具有多样性和可变性。基因组学和蛋白质组学的兴起，标志着生命科学的研究从传统的单一性探索上升为高通量、整体性研究。蛋白质组学研究比起基因组学研究，可能更为实用，更具潜在的经济效益，是发现药物作用靶点的一个新的技术平台，成为一系列新药发现的突破口。应用双向凝胶电泳和液相色谱-质谱联用等技术，能快速分离、分析和鉴定细胞内的各种蛋白质，将正常和病理状态下的蛋白质作对比分析，找出两者间质和量的差别，就能发现和鉴定与功能相关的、包括与疾病相关的蛋白质及其相关基因；分析功能相关蛋白质表达的动态变化过程，考察药物作用时功能相关蛋白质表达的变化，来设计避免产生耐药性或毒性和不良反应的新药；鉴定靶组织或靶细胞中与药物起关键作用的蛋白质，以关键蛋白质作为靶点，为发现新药提供新的作用靶点；发现和鉴定特定致病因素如病变细胞、致病微生物变异体等作用于靶细胞后的诱变性蛋白质群体，研究特定配体作用于靶细胞后蛋白质的动态变化模式，据此产生新的先导化合物；也能将重要功能的蛋白质群体作为筛选药物的基础多靶点模型，从而就有可能从生物大分子整体活动的、动态的角度来认识生命，揭示基因或蛋白质的功能及其作用模式，探讨疾病发生的机理，从而为疾病的诊断、防治和新药开发提供基础。

生物芯片（bio-chips），包括基因芯片（gene chip）、蛋白质芯片（protein chip）、细胞芯片（cell chip 或 cellarray）、组织芯片（tissue chip 或 tissue array）和各种由生物材料制成的芯片。生物芯片将 DNA 或蛋白质等生物材料探针分子有序地固定在硅、玻璃或聚丙烯薄膜等基片表面，组成一个二维微阵列，这一含有大量生物信息的高密度生物模板与待测的靶分子进行特殊的、专一性的识别和相互作用，待测分子结合在相应的点上，通过标记分子标记，由检测设备自动检测，进而分析样品分子的数量和序列的信息。如基因芯片利用核酸杂交原理检测未知分子，芯片上的核酸片段与检测样品杂交，经自动阅读和分析，得到杂交结果。生物芯片技术是发现药物作用新靶点和药物筛选的又一重要的新技术。利用这一技术寻找药物靶点和筛选新药，规模大、通用性强、适用范围广。

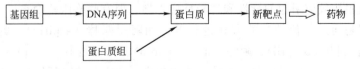

1.3.3 酶

酶（enzyme）是生命体中具有催化功能的蛋白质。蛋白质酶有着蛋白质所具有的性质，但作为生物催化剂，酶的活性和特异性更高（即具有专一性）。根据酶的化学组成，可将酶分为单纯蛋白质酶和结合蛋白质酶。前者整个分子都是单纯的蛋白质分子；后者是一个结合蛋白质分子，由酶蛋白（蛋白质部分）和辅酶（非蛋白质部分）组成。酶蛋白与辅酶单独存在时均无催化活性，当两者结合成全酶后才有催化活性，酶的活力还与辅基及金属离子密切相关。

酶的一级结构是基本化学结构，是酶催化功能的基础，一级结构的改变将使催化功能发生变化。酶分子中的每一个功能基并不都与酶的活性有关，那些与酶活性密切相关的基团称为必需基团（包括结合基团和催化基团）。酶的二级、三级结构是所有酶都必备的空间结构，为维持酶活性所必需。二级和三级结构的改变，是酶分子具有催化活性和失活、激活的分子基础。酶分子的必需基团在一级结构上可能相距很远，但在空间结构上却彼此接近，形成具有一定空间结构的区域，能与特异的底物结合形成复合物，继而催化底物转变成产物。这一与酶活性相关的空间区域称为酶的活性中心（active center），或称为酶的活性位点（active site）或催化位点（catalytic site）。当酶蛋白受某些理化作用发生变性时，破坏了酶的活性中心，酶即失活。有些酶在初合成或分泌时呈无活性状态，称为酶原。酶原可激活为有活性的酶。在此过程中，酶原被断开一个或几个特殊的肽键或二硫键，从而使构象发生一定变化，形成并暴露出活性位点。与催化作用有关的具有四级结构的酶由数个相同的亚基组成，每个亚基都具有活性中心，四级结构完整时，酶具有正常催化活性。用适当的方法分离出的亚基，只要活性中心无变化，仍具催化活性。

在酶催化反应中，酶（E）与底物（S）通常在酶的活性位点形成复合物（ES），然后直接或通过中间体阶段分解成产物（P），使酶再生。下式中 K_1 为复合物 ES 的生成速率常数，K_2 为 ES 分解成酶和底物的速率常数，K_3 为 ES 生成产物 P 的速率常数，在酶动力学上将 $(K_2+K_3)/K_1$ 定义为 K_M，称作米氏常数，大多数酶的 K_M 值在 $10^{-1} \sim 10^{-6}$ mol。K_M 值低表示结合性能强或亲和性大，K_M 值高则表示弱结合作用或亲和性小，故 K_M 值可作为酶促反应的特征参数。

$$E+S \underset{K_2}{\overset{K_1}{\rightleftharpoons}} ES \overset{K_3}{\longrightarrow} E+P$$

酶抑制剂（enzyme inhibitors）是能降低酶活性的特异性物质。在一系列酶催化反应中，一般以抑制决定速率步骤的酶所产生的调节生物活性的效果最好。根据抑制剂与酶结合方式及抑制作用的可逆性分为可逆抑制剂和不可逆抑制剂两大类。可逆抑制剂（reversible inhibitors）与酶以分子间作用力相结合。不可逆抑制剂（irreversible inhibitors）则与酶上的一个功能基团形成稳定的共价键（见图 1-9）。作为药物的酶抑制剂大部分为可逆抑制剂。不可逆抑制剂结构上具有反应活性的官能团，可与酶形成共价键而使酶的结构发生不可逆转的变化，导致酶失去活性。目前临床所使用的绝大多数药物属可逆抑制剂，这是由于不可逆抑制剂会产生由脱靶效应引起的毒性和特异反应毒性。但有些临床药物在后续的研究中发现其与靶点的作用是通过共价结合的方式进行的，如阿司匹林（aspirin）、奥美拉唑（omeprazole）、卡托普利（captopril）、阿法替尼（afatinib）、特拉匹韦（telaprevir）和波普瑞韦（boceprevir）等。由于不可逆抑制剂的结合能力较强，体内驻留时间较长，从而导致相对毒性小、治疗指数高，还能克服耐药性，使不可逆抑制剂在药物发现中重新定位，并成为新的研究热点。

可逆抑制剂，分为竞争性抑制剂（competitive inhibitors）、非竞争性抑制剂（noncompetitive inhibitors）和反竞争性抑制剂（uncompetitive inhibitors）。竞争性抑制剂在药物应

用中最常见，并更重要，抑制剂与底物的结构相似，对游离酶的结合有竞争作用，即酶能与底物结合，形成酶-底物复合物，也能与抑制剂结合，形成酶-抑制剂复合物，抑制剂与酶的活性中心竞争结合，从而抑制底物与酶的结合，降低酶活性；非竞争性抑制剂与底物结构不相似，两者无竞争作用，可同时与酶结合，但结合位点不同，非竞争性抑制剂不改变底物与酶的亲和力；反竞争性抑制剂，也称混合型抑制剂，不会改变酶的最大催化作用，酶只有在与底物结合后，才能与抑制剂结合，发生作用（图1-10）。

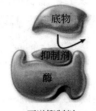
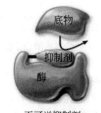

图 1-9　可逆抑制剂和不可逆抑制剂作用示意图

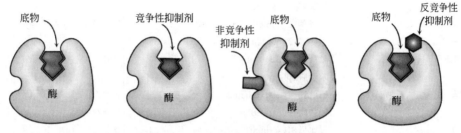

图 1-10　各类可逆抑制剂作用示意图

当变构调节剂（allosteric modulator）特异性地与酶分子中的变构位点结合后，酶分子的构象发生改变，产生变构效应，从而将其稳定在某个非活化或活化状态，使酶活性位点对底物的结合与催化作用受到影响，从而调节酶促反应速率及代谢过程。具有变构效应的酶称为变构酶。变构调节剂可以是激活剂，也可以是抑制剂（图1-11）。

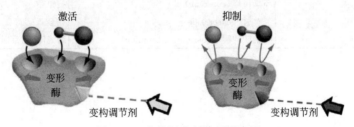

图 1-11　变构调节剂作用示意图

现在知道，生物体内除了蛋白质催化剂酶以外，还存在着核酶（ribozyme），它的发现，更新了酶的概念。核酶的催化反应不仅见于催化 RNA 的剪切，而且在蛋白质的生物合成过程中也能起到酶的作用，催化肽键的水解和合成。一般真核细胞中的催化反应，都由特异的蛋白酶所完成。

生命活动包括许多酶催化的生化反应，酶是药物设计中常常选择的靶点。据统计，目前全世界用于研究与开发药物的靶点共有 500 多个。根据 2000 年对已知的 485 种靶点的统计数据来看，其中 45% 为受体，28% 为酶，11% 为激素和细胞因子，5% 为离子通道，2% 为核受体，2% 为 DNA，其余 7% 性质未知。越来越多的酶在疾病过程中的作用已阐明，酶的三维结构也已获知，以酶的结构为基础可设计同类型的酶抑制剂，这是药物设计中最活跃的领域之一。表 1-4 中列出部分以酶为靶点的药物。

表 1-4　部分酶抑制剂及其临床应用

靶酶	酶抑制剂(药物)	临床应用
血管紧张素转化酶(ACE)	卡托普利(captopril),依那普利(enapril)	高血压,充血性心力衰竭
环氧酶	阿司匹林(asprin),布洛芬(ibuprofen)	炎症,疼痛,发热
丙-丙转肽酶等	β-内酰胺类抗生素	细菌感染
DNA 回旋酶	诺氟沙星(norflxacin)	泌尿道感染等
HMG-CoA 还原酶	洛伐他丁(lovastatin)	高胆固醇
β-内酰胺酶	克拉维酸(clavulanic acid)	抗生素
病毒 DNA 聚合酶	阿昔洛韦(aciclovir)	疱疹病毒感染
HIV 逆转录酶抑制剂	齐多夫定(zidovudine)	艾滋病
HIV 蛋白酶	沙奎那韦(saquinavir)	艾滋病
氢钾离子 ATP 酶	奥美拉唑(omeprazole)	胃溃疡
黄嘌呤氧化酶	别嘌醇(allopurinol)	痛风
二氢叶酸还原酶(DHFR)	甲氧苄啶(trimethoprim,TMP)	细菌感染
二氢叶酸还原酶(DHFR)	甲氨喋呤(methotrexate,MTX)	癌症
胸苷酸合成酶	氟尿嘧啶(fluoracil)	癌症
单胺氧化酶	苯乙肼(phenelzine)	抑郁症
碳酸脱氢酶	乙酰唑胺(acetazolamide)	青光眼
凝血酶	阿加曲班(argatroban)	抗血栓
醛糖还原酶	索比尼尔(sorbinil)	糖尿病,白内障
环磷酸腺苷二酯酶	依诺昔酮(enoximone)	充血性心力衰竭
芳化酶	福美司坦(formestane)	肿瘤
氧化氮合成酶	N-甲基-L-精氨酸	低血压
葡萄糖苷酶	阿卡波糖(acabose)	糖尿病
乙酰胆碱酯酶	他克林(tacrine)	早老性痴呆
睾酮-5α-还原酶	非那雄胺(finasteride)	良性前列腺肥大
3β-羟基甾体脱氢酶	环氧司坦(epostane)	抗早孕
多巴脱羧酶	苄丝肼(benserazide)	帕金森氏病
乙酰胆碱酯酶	溴新斯的明(neostigmine bromide)	青光眼,重症肌无力

1.3.4　糖类

糖类 (carbohydrates) 是自然界中分布最广的有机分子,也是生命体中的重要物质。糖的基本构成是单糖。单糖为多羟基醛或酮,生物中分布最广且最有意义的是五碳糖(戊糖)和六碳糖(己糖)。单糖中含有多个手性碳原子,环状结构的半缩醛(酮)羟基也可分为 α和 β 两种端基异构体。一个单糖的半缩醛(酮)羟基可以与另一个单糖中不同位置的羟基通过糖苷键相连,也可形成分支链。因此,多糖结构的多样性和复杂性比多肽和核苷都要大得多。比如 2 个相同的氨基酸或核苷酸只能形成 1 种结构的二肽或二核苷酸,而 2 个相同的六碳单糖则可形成 11 种不同结构的二糖;3 个不同的氨基酸或核苷酸可形成 6 种不同的三肽或三核苷酸,而 3 个单糖组成的三糖分子,其数目可达 1056 种。糖的分支结构、糖苷键的端基异构,加上甲基化、乙酰基化、硫酸化、磷酸化等化学修饰,使得糖的结构变化几乎是无穷的。由于糖分子结构上的多样性,使其成为一种有效的高密度信息载体。糖与核酸基因的遗传密码类似,也可能存在着密码,即糖码。糖码在细胞的识别和调节等多方面起着十分重要的信息体作用。

糖类根据组成可分为简单糖类和复合糖类。简单糖类仅由单糖分子构成，如淀粉、甲壳质、透明质酸等。复合糖类的构成除单糖外，还有其他非糖生物分子。如糖与多肽以糖肽键共价相连构成糖蛋白（glycoproteins），与脂质相连构成糖脂（glycolipids）。生物体内多数蛋白质以糖蛋白方式，或呈溶解状态，或呈与细胞膜结合的状态，存在于细胞内外。主要糖蛋白有酶、激素、载体蛋白、免疫球蛋白、毒素、凝集素、结构糖蛋白、膜糖蛋白等。

糖脂有糖基甘油酯和糖鞘脂类两大类。糖基甘油酯主要存在于植物和微生物中，糖鞘脂类主要在动物体内作为细胞膜和内质网膜的主要构成部分。糖脂与细胞标识、细胞表面的相互作用、分泌和摄取、变异和转化、组织免疫、神经传导、血型的决定、细菌和病毒感染、肿瘤的发生等有关。

由于糖分子结构的多样性，糖分子在细胞识别过程中起着调控的作用。糖类药物（carbohydrate drug）是含有调控糖基参与的病理、生理过程的含有糖结构的药物，是重要的药物结构类型之一。目前正在使用的糖类药物有 500 种以上，包括多糖、糖脂、核苷、氨基糖苷类抗生素等。因此，研究糖的结构与识别功能的关系，发展干扰和阻断识别过程的方法，对于药物设计具有十分重要的作用。比如凝集素是广泛存在于生物体内的能与糖可逆地选择性结合的蛋白，利用凝集素对糖高度专一性的识别作用可设计出药物。又如细菌对人体的感染过程中，细菌表面的凝集素与宿主细胞表面糖结合是关键步骤，可设计出类糖药物；与细菌凝集素结合，也可设计出类凝集素药物与糖结合，从而阻止凝集素与糖的结合，影响细菌的附着，起到抗感染作用。

由于糖分子结构的复杂性，因此目前其研究大大地落后于核酸和蛋白质的研究。可以预见，以糖类分子为靶点的药物设计，将是今后发现先导化合物的新途径。

1.3.5　生物膜

生物膜是生物体的基本结构之一。除了细胞的外周膜，还有细胞内多种功能各不相同的膜结构。药物进入体内后的吸收和分布是药物代谢动力学过程，与细胞膜的通透和转运是分不开的。而药物是通过作用于靶细胞膜上的受体、离子载体（ionophores）或载体，改变膜的通透性或引起胞浆内酶活性的改变而产生药理作用的。受体多为膜上蛋白，也有一些分布于胞浆内，因此绝大部分是通过影响细胞膜的功能而发挥药效的，细胞膜不仅关系到药物的代谢动力学，也影响着药效学的发挥。药物与靶细胞作用时，首先接触细胞膜，而且进入靶细胞更要通过细胞膜或细胞内亚细胞水平的细胞器（如线粒体、内质网、高尔基体、溶酶体、过氧化酶体等）的膜，这些复杂膜与细胞膜结构类似，因此和细胞膜一并统称为生物膜。

生物膜主要由磷脂和蛋白质组成，而磷脂分为甘油磷脂与鞘磷脂两大类，分别由甘油和鞘氨醇构成，磷脂具有亲水和亲脂的两性。膜在水溶液中的稳定结构是脂溶性部分向内、水溶性部分向外的双分子层结构。在生物膜中蛋白质团块镶嵌于磷脂双分子层，为脂蛋白凝胶。蛋白质团块内有内嵌蛋白质，这些弹性内嵌蛋白质具有一定的立体结构，有的是转运物质的载体、离子载体、酶或者接受活性物质（内源性调节物质或者药物等）的受体；有的是表面蛋白质，可以流动、收缩和移动，与能量转换、物质传递、信息传递、细胞分裂及融合、胞摄和胞泌等密切相关；也有的是穿透整个膜的蛋白质，细胞通过它从外部有选择地吸取营养物质。有些生物膜还含有多糖，对特定的物质具有特殊的亲和力，与蛋白质共同结合成糖蛋白，构成选择性的受体或载体；还含有一些金属离子，与蛋白质共同组成离子载体、离子泵和酶等等。生物膜具有液晶态和流动性，在化学刺激、电刺激或其他物理刺激下可使膜的液晶态基质排列构型改变，使膜对离子等物质发生跨膜流动，流动的方向由化学或电位梯度所决定，也能使膜上某些酶的活性改变，从而产生细胞的各种重要生物功能。

生物膜的物质转运根据有无能量偶联分为被动运转与主动运转两种形式。由于生物膜是类脂质双层结构的脂溶性半透膜，脂溶性物质（包括内源性生物活性物质如维生素 A、维生素 D、甾体激素和外源性药物如巴比妥类药物等）以及水溶性小分子（包括内源物如水、尿素和外源物如乙醇等）能以单纯扩散或膜蛋白介导的方式，从高浓度向低浓度一侧转运。膜蛋白介导运输通过载体蛋白或通道蛋白。载体蛋白能与所运送的特异性物质结合，经本身构象改变而运送该物质穿过膜。通道蛋白则形成跨膜的充水孔道，这些孔道在特异信号的控制下能开启和关闭，调节特异性物质穿越膜。有一些物质如食物中的营养物质、离子和外源性药物，则以主动转运方式通过生物膜，此转运可逆浓度梯度或逆电势梯度进行，转运需能量的参与，被转运的物质不需有特定的脂水分配系数，结构相似的化合物往往经同一载体蛋白转运，转运可受代谢抑制剂的影响从而产生药理作用。主动转运方式包括：①离子泵，如 Na^+-K^+-ATP 酶，俗称钠泵，是细胞膜上一种四聚体的内嵌蛋白质，能分解 ATP 分子，泵出 Na^+，泵入 K^+，以及类似的 Ca^{2+}-ATP 酶，俗称钙泵；②载体蛋白介导的主动运转，是离子梯度驱动的偶联运输系统，如葡萄糖泵和氨基酸泵等；③更大分子的物质通过与膜上相应受体的特殊亲和力，先吸附在膜上，引起膜上蛋白产生一系列能量变化和运动，包围膜外大分子，最后大分子进入胞浆内，如同被吞噬细胞吞噬，此过程称胞摄作用。反之，细胞内大分子物质也能被排出细胞膜，称胞泌作用。有许多药物通过影响生物膜的主动转运从而产生药理作用。

1.4　药物作用的分子药理学基础 ▪▪▪

药物进入机体后，按一定的药物作用机理，即在一定的部位和以一定的方式同机体发生相互作用。根据药物的分子结构和作用机理，可将药物分为两大类：非特异性药物和特异性药物。非特异性药物（nonspecific drug）的分子结构并无特殊要求，作用机制简单，主要借助于渗透压、脂溶性、络合作用等改变细胞周围的理化条件而发挥药效。只要这类药物具备某种相同的物理性质，就能产生相同的生物活性，而不直接与化学结构相关。临床应用的非特异性药物种类不多，主要有吸入性全麻药、巴比妥类催眠药、酚类和季铵盐类杀菌药。绝大多数药物属于特异性药物（specific drug），其生物活性的产生主要是因化学结构的特异性，它的用药剂量通常很小，当进入机体内后，与机体内特定部位的某些生物大分子在三维空间形成复合物，从而改变大分子的生物化学或生物物理性质，产生生物活性。这类药物的化学结构、化学反应性、分子形状和大小、立体化学配置、功能基的配置、电子分布以及同受体结合的可能状况等都对生物效应有决定性影响。

药物的生物效应是药物分子和生物大分子之间反应的结果。随着生物化学、分子生物学、细胞生物学和免疫学等学科的发展，产生了分子药理学（molecular pharmacology）。它以受体学说为核心,探索药物-受体相互作用的基本原理,是药物设计最重要的基础。

1.4.1 受体学说及药物-受体相互作用的方式和本质

受体的有关概念早在 1878 年就由 Langley 提出,但作为正式名称,是由 P. Ehrlich 在 1913 年提倡使用的。他将生物细胞能与化学治疗剂专一性和选择性结合并引起特异的生物学效应的结构称为受体。化疗药物分子具有一定的立体结构,如一把钥匙:病原体及宿主细胞具有不同立体结构的侧链,像不同的锁,只有当二者立体结构互补,方能产生药效,提出了化学治疗"锁-钥"的概念。之后不断有人提出新的学说,如占领学说,亲和力和内在活性学说,速率学说等来发展完善受体学说。1975 年 Cohen 等采用放射性同位素标记特异性配体方法,分离和纯化得到乙酰胆碱受体实体,对受体的研究和应用取得了划时代的进展。

受体(receptor)是靶细胞的膜上或细胞之内存在的,能识别和专一性地结合特定的生物活性物质(配体),产生特定生物效应的生物大分子或生物大分子复合物。配体是能与受体产生特异性结合的生物活性分子,一般为小分子化合物。体内生物活性物质如激素、神经递质、细胞因子和信息分子以及外源性生物活性物质、药物等都能称为配体。配体在极低的浓度下就能和有关受体发生相互作用,生成可逆性配体-受体复合物,从而进一步转导信息,激活或启动一系列生化反应,产生生理药理效应。

受体含有受体基团(receptophore),也称为受点或结合位点(binding site),是配体与受体发生分子间相互作用而结合的部位,有着十分复杂的作用和空间特征。

受体与配体的结合具有可逆性、可饱和性(低容量)、高亲和性、结合特异性的特征,这也是鉴定某蛋白是否为受体的基本判据。但符合以上条件者严格说来只能称之为特异性结合位点,或推定性受体。只有在细胞或组织器官水平上通过特异性结合位点的量效关系的研究,判定特异性结合位点具有生物作用之后,才能称之为受体。

机体内存在的内源性活性调节物如神经递质激素和其他信使物质种类繁多,它们都有各自特异性结合的受体,有的受体还有各种不同的亚型。如阿片受体有 μ、κ、σ、δ、ε 亚型;多巴胺受体有 $D_1 \sim D_5$ 亚型;组胺受体有 $H_1 \sim H_3$ 亚型;肾上腺素受体有 α 和 β 亚型,并可进一步分为 α_1、α_2 和 β_1、β_2、β_3 等亚亚型;乙酰胆碱受体有 M 和 N 亚型,并有 $M_1 \sim M_6$ 等亚亚型;5-羟色胺受体有 $5\text{-}HT_{1\sim7}$ 亚型,并有 $5\text{-}HT_{1A\sim1F}$、$5\text{-}HT_{2A\sim2C}$ 等亚亚型。

根据细胞中受体存在的部位不同,受体可分为细胞质膜受体和胞内受体两大类,其中质膜受体又根据结构与功能的不同可分为通道性受体、G 蛋白偶联受体和催化性受体。

水溶性配体如多肽、生物胺等难以通过细胞质膜,其受体一般为质膜受体。脂溶性配体可通过质膜与存在于细胞质或细胞核中的胞内受体结合。

通道性受体(channel-linked receptor)是质膜上的跨膜蛋白,受体本身构成离子通道(ion channel),它在膜上有序地排列,形成外部疏水、内部亲水的孔道即通道。当受体识别配体并与其特异性结合后,分子构象发生改变,打开了通道,使细胞膜内外的离子可以选择性地通过通道,产生膜电位变化,从而调节其生理功能。效应时程一般为数毫秒到数秒。由于该受体中的离子通道受配体的调控而开启和关闭,因此又称为配体门控离子通道(ligand gated ion channel)。又因该类受体的效应由离子通透的改变而产生,故又称向离子性受体(ionotropic receptor)。离子通道的分子结构的特点:它是由 5 个亚基组成的寡聚体,形成一个贯穿于细胞膜的双分子层,每个亚基都含 4 个疏水跨膜 α 螺旋($M_1 \sim M_4$),在 M_3 和

M_4 之间有一较长的细胞内环，5 个亚基的 M_2 围成通道的壁，N 端和 C 端都在质膜的外侧，为识别配体并与其结合的位点，门控着离子通道。烟碱型乙酰胆碱受体（nAChR）、3 型 5-羟色胺受体（5-HT_3R）、A 型 γ-氨基丁酸受体（$GABA_A$R）和甘氨酸受体（GlyR）等都属该类受体，其中前两者选择性通过阳离子，传递兴奋信息，而后两者选择性通过阴离子，传递抑制信息。离子通道是生物电活动和维持细胞兴奋性的基础。

G 蛋白偶联受体（G protein coupling receptor，GPCR）与配体结合后，分子构象发生改变，在细胞内侧与 G 蛋白结合，使 G 蛋白能再激活或抑制质膜上的效应酶，后者可催化产生细胞内的小分子活性物质（称胞内信使或第二信使），第二信使进一步激活相应的蛋白激酶而引发特定的生物学效应，效应时程一般为数秒至数分钟。该类分子结构具有共同的特点，为含有 400～500 个氨基酸残基的单一的多肽链，来回 7 次跨越膜双分子层，跨膜部分均为 α 螺旋，因此称为七螺旋受体（seven-helix receptors），或 7 次跨膜受体（seven transmembrane receptors，7TM）。有 3 个细胞外环和 3 个细胞内环连接 7TM，N 端在胞外，上有糖基化位点。C 端在胞内，含若干个磷酸化位点，可被蛋白激酶催化磷酸化。细胞外环、N 端和鼓出表面的跨膜区构成胞外受体表面，而细胞内环是与 G 蛋白偶联的区域。G 蛋白为功能和结构类似的一类蛋白质，由于它们都能结合并水解三磷酸鸟苷（GTP），因而得名 G 蛋白。其结构为由 α、β 和 γ 三个亚基构成的三聚体分子，在细胞内分子传递中起着重要的中介作用。其中 α 亚基的结构不同，形成了多种作用和功能不同的 G 蛋白。主要的 G 蛋白有 Gs、Gi、Gp、Go、Gq、Gk 和 Gt 等。Gs 激活的效应酶是腺苷酸环化酶，偶联的受体有 β-肾上腺素受体、多巴胺 D_1 受体、组胺 H_2 受体等；Gi 起抑制腺苷酸环化酶作用，偶联的受体有 $α_2$-肾上腺素受体、多巴胺 D_2 受体、$GABA_B$ 受体、阿片 μ 和 δ 受体、5-HT_1 受体、M_2 和 M_4 胆碱受体、血管紧张素受体等；Gp 激活的效应酶是磷脂酶 C，偶联的受体有 $α_1$ 肾上腺素受体、5-HT_2 受体、M_1 胆碱受体、组胺 H_1 受体等。

催化性受体（catalytic receptor）本身就具有某种酶的活性。其分子结构分为 3 个区域：质膜外的肽链 N 端，为与配体的结合区；跨膜区，每条肽链只跨膜一次；胞浆内侧的催化区域。当配体与受体结合后，激活了胞内催化区域的酶活性，从而产生生物效应，效应时程为数小时。催化性受体有酪氨酸蛋白激酶，鸟苷酸环化酶和蛋白磷酸酶等。

胞内受体（intracellular receptor）存在于胞浆或细胞核内。脂溶性配体分子能透过细胞膜，扩散到胞浆或细胞核与受体结合，从而使无活性的受体呈活化状态，有时还受其他辅助蛋白的调控，产生生物效应，效应时程为数小时至数天。甾体激素、肾上腺皮质激素、甲状腺素等物质的受体属于此类。

概括而言，受体有着识别和结合生物活性物质，并产生生物效应的功能。内源性活性调节物与受体的相互作用是维持机体机能的基本生理学机制；外源性药物可以作用在同一受体而干预生理生化作用。如果药物与内源性物质一样，产生相似的生物作用，则为受体激动剂（agonist），也称激动药；如果与受体结合后阻碍了内源性物质与受体结合而导致该生物作用的抑制，则为受体拮抗剂（antagonist），也称拮抗药。有许多临床使用的药物是以激动剂或拮抗剂作用于受体（特别是内源性活性物质、神经递质和激素等分子的受体）产生药效的。表 1-5 是一些作用于受体的药物。

在分子药理学研究中，将受体的概念推广至所有能与药物特异性结合的靶点，蛋白质、酶、核酸（DNA 和 RNA）、离子通道、抗原、多糖、脂蛋白和线粒体等都能看作是药物的受体。基于对受体的了解，能在分子水平上研究药物的作用方式和本质。

表 1-5　部分受体药物及其临床应用

受体	药物	激动/拮抗作用	临床应用
肾上腺素 α_1	特拉唑嗪(terazosin)	拮抗	降压
α_2	利美尼定(rimenidine)	激动	降压
β_1	倍他洛尔(betaxolol)	拮抗	抗心律失常,降压
β_2	福莫特罗(formoterol)	激动	抗哮喘
β_3	BRL 37344	激动	减肥,治疗糖尿病
组胺 H_1	特非那定(terfenadine)	拮抗	抗过敏
H_2	法莫替丁(famotidine)	拮抗	抗溃疡
5-羟色胺 5-HT_{1B}	曲唑酮(trazodone)	激动	抗抑郁
5-HT_2	沙格雷酯(sarpogrelate)	拮抗	抗血小板凝集
5-HT_3	昂丹司琼(ondansetron)	拮抗	止吐
5-HT_4	莫沙必利(mosapride)	激动	促进胃肠运动
胆碱 M	氯贝胆碱(bethanechol chloride)	激动	治疗腹气胀
M_1	哌仑西平(pirenzepin)	拮抗	抑制胃酸和胃蛋白酶分泌
N_1	美卡拉明(mecamylamine)	拮抗	降血压
N_2	右旋氯筒箭毒碱(d-tubocurarine chloride)	拮抗	松弛骨骼肌
雌激素受体	雌二醇(estradiol)	激动	治疗更年期综合征
	他莫昔芬(tamoxifen)	拮抗	抗肿瘤
孕激素受体	米非司酮(mifepristene)	拮抗	抗早孕

1.4.1.1　占领学说

药物-受体作用的占领学说（occupancy theory）是 Clark 和 Gaddum 在 1933 年提出的，其基础是化学平衡。此学说建立了数学模型和量效关系，即药物的作用强度与受体被药物分子占领的数目成正比，使定性的受体概念推进到定量科学的水平，但解释不了对作用于同一类受体的拮抗剂和激动剂的相反生物效应，也不能解释某些激动剂达不到最大生物效应的原因。

1.4.1.2　亲和力和内在活性学说

1954 年 Ariens 和 Stephenson 提出了亲和力和内在活性学说（affinity-intrinsic activity theory），认为药物-受体相互作用分两步进行：①药物与受体结合，生成复合物；②构成复合物的药物引发受体产生内在活性。激动剂和拮抗剂与受体都有亲和力，都能形成药物-受体复合物。生物效应 E 的大小，与药物的内在活性参数 k_3 和复合物的浓度 [DR] 成正比，即：$E=k_3[DR]$。激动剂具有较强的内在活性（$k_3 \approx 1$），可激发生物效应；部分激动剂的内在活性低（$k_3 < 1$），复合物产生部分效应；拮抗剂的内在活性为零（$k_3 = 0$），即使与受体形成复合物也不能产生效应，在高剂量时能竞争性地对抗激动剂。激动剂往往是含有极性基团的小分子，例如肾上腺素分子中所含的氨基、β-羟基和酚羟基。如果在肾上腺素分子中的苯环上引入非极性的大基团，这些基团有可能与受体的辅助部位发生非特异性结合，产生抑制激动剂的拮抗作用，使分子转化为拮抗剂。

该学说是对占领学说的补充和修正，阐述了后者所不能解释的问题，但不能从分子水平上说明激动剂和拮抗剂与相同的受体结合产生出相反的生物效应。

1.4.1.3　绞链学说

激动剂和拮抗剂与相同的受体发生结合，一般这种结合是竞争性的，但有时即使加入过量的激动剂也不能将拮抗剂除去。为了解释这一现象，Rochae Silva 提出了绞链学说（charmiere theory），认为与药物结合的受体上有两个部位：①特异部位，可与激动剂的药效团作用；②非特异性部位，与拮抗剂的非极性基团相互作用。一般激动剂和拮抗剂与受体的特异部位发生结合，这一结合是可逆的、竞争性的非键结合。除此结合外，拮抗剂还会通过疏水键、电荷转移或范德华力与受体的非特异部位结合，该结合力较强，激动剂不能把它从受体部位上竞争除去。

1.4.1.4　速率学说

1961 年 Paton 提出了速率学说（rate theory），该学说认为药物与受体相接触即产生生物效应。效应的大小与单位时间内药物分子同受体接触的总数成正比，而不是亲和力和内在活性学说所认为的先形成稳定的复合物，也不是占领学说认为的效应的大小与被占领受体的数目成正比。药理活性与形成药物-受体复合物的结合速率 k_1 和解离速率 k_2 有关。激动剂与受体的结合与解离都很快，而且解离速率大于结合速率（$k_2 > k_1$），因而在单位时间内产生多次药物对受体的刺激，产生激动作用；拮抗剂的结合速率大于解离速率（$k_1 > k_2$），受体逐渐被药物分子封闭，不能产生新的结合，因而可以解释拮抗作用，也可解释某些拮抗剂在产生拮抗作用之前有短暂的刺激作用。但速率学说对于结构相似的药物，为什么有的是激动剂、有的是拮抗剂，不能作出分子水平上的合理解释，目前较少被沿用。

1.4.1.5　诱导契合

底物与酶相互作用时，酶的构象会受底物的影响而发生改变，根据这一现象，Koshland 提出了诱导契合学说（induced-fit theory）。该学说认为结晶状态酶的受点，其形状与底物的形状不一定是互补的。在底物-酶相互作用时，具有柔性或可塑性的酶活性中心受底物的诱导而发生构象的变化，产生互补性的契合。这种构象的诱导变化是可逆的。酶-底物的结合，不是简单的锁与钥匙的关系。锁与钥匙为刚性结构，各自的结构和形状不会改变，而蛋白质大分子为柔性结构，通过自身的构象变化，可以开启或关闭与其他分子结合的部位，从而控制一系列生物效应。于是诱导契合学说又可形象地形容为"手-手套模型"。图1-12 为底物与酶结合时的诱导契合示意图。结合中酶的三级结构发生变化，酶在底物的诱导下展开折叠，与底物契合。

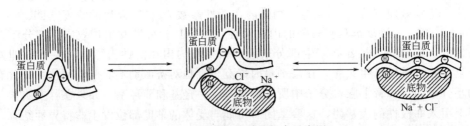

图 1-12　酶-底物的诱导契合示意图

类似于底物-酶的诱导契合，药物与受体分子结合和解离时，也会对受体的构象产生可逆变化。同时，诱导契合是相互的，柔性的药物分子也有可能发生构象的改变。激动剂与受体诱导契合后，改变了受体的构象，而引起生物活性；拮抗剂虽然可与受体结合，但不能诱导同样的构象变化。

药物-受体相互作用（包括底物-酶、抗原-抗体相互作用）由以下因素造成：①疏水键、静电引力、氢键和螯合键是药物-受体间主要的结合力；②静电斥力和立体位阻使药物-受体相互排斥；③蛋白质所固有的三维结构，决定着这些力的结合方式和结合能力；④蛋白质分子中氨基酸残基维系着活性位点的特异性排列，只有少数的氨基酸残基参与特异性结合，但是某些远离受点的基团在决定空间结构中也起一定的作用。

1.4.1.6　大分子微扰学说

大分子微扰学说（macromolecular perturbation）由 Belleaw 提出，其基本观点与诱导契合学说相似，认为药物（或底物）与生物大分子相互作用时，会产生生物大分子的微扰作用，即药物对生物大分子的构象发生扰动，使两者有更好的互补性和适配性。这一变化与体系的相对自由能有关。药物对生物大分子的微扰作用分成两种：①特异性构象微扰，是激动剂与大分子的结合；②非特异构象微扰，是拮抗剂与生物大分子的结合。

1.4.1.7　二态模型的占领-活化学说

1979 年 Ariens 和 Rodrigues de Miranda 提出了二态模型的占领-活化学说（occupation-activation theory of two-state model），把激动剂和拮抗剂对受体的作用区别为在同一个分子上的两个不同的作用点。未被药物占领的受体有两种状态，一种是非活化态 R，另一种是活化态 R^*，两者之间存在着动态平衡。激动剂（Ago）对活化态受体 R^* 有较高的亲和力，使平衡向生成 R^* 的方向移动；而拮抗剂（Ant）对非活化态受体 R 具有较高的亲和力，使平衡向 R 方向移动。

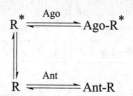

由于大分子构象的变化，当拮抗剂与受体结合后，激动剂不能再与受体结合，反之亦然。这样通过变构作用，两者彼此排斥，形成竞争性拮抗。激动剂往往具有较强的极性，易与亲水的活化态结合。处于活化形式的受体可与酶发生可逆性结合，从而调节、控制酶的活性。而拮抗剂则含疏水基团，可与疏水性的非活化态结合，因而使受体处于静止状态，不能引发酶反应。

综合以上各种学说，可以得到受体概念的基本特征：①受体具有识别特异性配体（药物、激素、神经递质、毒素、抗原等）的能力，并能与配体产生化学结构和空间结构互补的结合，此结合具有亲和性、特异性、饱和性和可逆性；②配体与受体结合引发内在活性，根据所产生的生物效应可分为激动剂和拮抗剂。

近年来，分子识别和超分子化学的研究，为酶-底物、抗体-抗原、受体-药物等宿主-客体化学研究开辟了一条新的途径，分子识别（molecular recognition）是指生物分子之间的一种特殊的、专一性的相互作用。关于分子识别机制的研究、分子识别模型的建立、分子识别与分子选择性关系的研究，不仅对揭示生物学本质具有重要的意义，而且对于指导设计和合成具有特殊识别功能和生物活性的化合物是非常重要的。

超分子（supermolecular）是由 2 个或 2 个以上的化学物种通过分子间相互作用力（interaction force）结合而形成的具有更高复杂性的复合体系，其概念类似于复合物。正如化学分子是由原子通过化学键所构成的，超分子由分子通过非共价分子间作用力而构成。超分子体系相互识别和作用的过程,几乎是一切生命现象和过程的必需阶段。生物体中的主体分子通过对客体分子的识别,形成超分子,从而引发生物活性。如药物与受体的复合物,酶与底物的复合物,抗原与抗体的免疫反应,基因的复制、转录和翻译,基因表达的调控,细胞的识别,以及生物大分子的二级、三级和四级结构的形成和稳定作用等。因此,分子间作用力的研究已成为超分子化学(supermolecular chemistry)和超分子生物学(supermolecular biology)的主要研究内容,成为探索药物-受体相互作用的基础。

1.4.2 药物-受体相互作用力的类型

特异性药物具有特异性的化学结构和化学基团,能与互补的受体发生作用形成复合物,使受体分子发生化学或构象上的变化,从而改变受体分子的生物化学或生物物理性质,引发或抑制某些生物反应。因此,生物效应的原动力是药物与受体之间的相互作用力。一般药物与受体间的作用力越大,其结合则越牢固,可能引起的生物活性变化就越大。因此,通过计算药物-受体相互作用力可预测药物作用强度。作用力的计算可以通过量子化学、分子力学和分子动力学等理论计算方法进行。

药物与受体的相互作用力可有化学反应(即成键)和分子间引力(即缔合)。作用力类型及其基本性质见表1-6。

表 1-6 药物-受体相互作用力的类型及其基本性质

类型			键能/(kJ/mol)	有效半径/nm	相关性质参数
共价键			140～800	键长	键能
分子间引力	范德华力		0.3～1.9	0.2～0.4	极化率,等张比容
	疏水键		3.4	0.2～0.4	脂-水分配系数,摩尔折射率
	氢键		4～30	0.25～0.35	原子电负性
	电荷转移		＞30	0.2～0.4	电离势,电子亲和势
	静电作用	离子键	20～40	0.5～1.0	原子静电荷
		离子-偶极键	≈2	0.5～1.0	原子电荷密度
		偶极-偶极	0.5	0.2～0.4	原子电荷密度
		诱导偶极	＜0.5	～0.5	原子电荷密度

1.4.2.1 共价键

共价键(covalent bond)键合是药物与受体的某(些)原子共享一对或数对电子,是新的化学键的形成,键能较高,为140～800kJ/mol,因此结合较牢。除了被特异性酶酶解而发生共价键断裂外,不易恢复原形,因此产生的药物作用持久,为不可逆过程。共价键键合类型常见于作用于病原体或肿瘤细胞的靶点。如氮芥(nitrogen mustard)类双烷化剂能在DNA的碱基或磷酸基部位进行烷基化,改变了DNA的构型或发生DNA链的断裂而具有杀伤癌细胞作用。药物的共价基团往往具有较高的化学活性而缺乏特异选择性。共价键的结合对于一般作用于机体的某系统或器官功能的药物并不合适,因为通常这些药物为药效学物质,希望药物在较短时间内与受体作用,而不要形成持久的共价键结合作用。因此,通过其他更弱的分子间作用力稳定两者之间的作用，使两者暂时地结合，产生药效，是更理想的途径。

1. 4. 2. 2　范德华力

范德华力（van der Waals force）又称伦敦色散力（London dispersion force），为相邻的电中性原子之间存在的微弱的吸引力，它由瞬间偶极引起，属非特异性力，极性分子和非极性分子都存在着这种力。一般原子间距离为 0.4～0.6nm 时，才出现范德华力，但不能小于范德华半径，即一个原子未与另一个原子成键的最近距离（有效半径）；也不能距离过大，因作用力与距离的 6 次方成反比。在合适的距离时，典型的范德华力的能量为 1.9kJ/mol，最小为 0.3kJ/mol。对于许多分子来说，范德华力是主要的分子间作用力。在药物-受体的相互作用中，分子越复杂，原子或基团间接触点越多，范德华力总和越大。如甾体化合物与受体的结合中，疏水键和范德华力是重要的作用力。

1. 4. 2. 3　疏水键

疏水键（hydrophobic bond）是两个不溶于水的分子或分子的一部分之间的相互作用，能量效应和熵效应等热力学作用使疏水基团趋于聚集在一起。化合物中的烃基极性较小，不能被水溶剂化，当与水接触时，界面的水分子只能整齐地排列，由于局部增加了规则排列的水分子，导致熵值降低，整个系统能量增加，产生了表面张力。这一作用类似于水中的小油滴。当这些非极性基团与水介质之间形成分界面时，为克服表面张力，烃基链会发生收缩、卷曲和相互结合，使总的疏水表面减少，导致熵值回升，焓变值（$\Delta G - T\Delta S$）减少，系统能量降低。这种非极性的烃基链在水中的相互结合作用称为疏水键，其形成示意图见图1-13。疏水作用与疏水基团的数目成正比。烷基中每两个亚甲基的疏水键键能约为 3.4kJ/mol，虽然其值较小，但链较长时可形成较强的结合力。受体表面的疏水区域是由蛋白质的氨基酸侧链中非极性的烷基或芳基在空间相互接近形成的，蛋白质大分子可形成分子内疏水链，稳定了肽链的折叠构象，或形成大小合适的疏水腔，也称疏水口袋（hydrophobic pocket），蛋白质的三级结构由疏水键和范德华力维系，四级结构的维系也要靠疏水键。药物分子中的烃基部分可以和受体大分子中的非极性区域（疏水区）发生疏水相互作用，两者间的接触，将一些原来规则排布于两者表面的水分子排挤出，减少了非极性的疏水表面，使能量降低。药物-受体的疏水作用对于复合物的形成和稳定化以及受体构象的维系或改变，具有非常重要的意义。

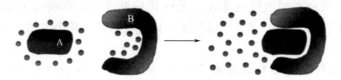

图 1-13　疏水键形成示意图

A 为药物分子疏水部位，B 为受体疏水腔；●为水分子

1. 4. 2. 4　氢键

氢原子与负电性杂原子共价结合后，可与另一具有未共用电子对的杂原子形成一种弱的

静电引力，即氢键（hydrogen bonding）。氢键是一类很重要的分子内和分子间作用力，其键能为 4～30kJ/mol，通常为 5kJ/mol。蛋白质和核酸结构中含有许多 N—H 和 O—H 键，氢键的形成对维持大分子的二级结构，如 α 螺旋、β 折叠和胶原螺旋等，起着决定性作用。许多药物分子中含有负电性原子和与负电性原子相连接的氢原子，因此，在药物-受体的相互作用中，氢键起重要作用。水分子有很强的氢键形成能力，它既可以作为氢供体（doner），也可作为氢受体（acceptor）。水分子可以与药物形成氢键，在药物-受体复合结构中，也往往会有水分子靠氢键缔合参与。

1.4.2.5　电荷转移

电荷转移（charge transfer）通过供体分子的电子从最高占据分子轨道（HOMO）转移到受体分子的最低空缺分子轨道（LUMO），造成电荷的偏离，使两者结合起来，生成电荷转移复合物（charge transfer complex）。这是生物体系的主要作用方式之一。电荷转移具有方向性，其能量一般大于 30kJ/mol。电荷转移供体分子通常是含有推电子基团的芳环或多 π 电子的芳杂环、烯键，含未共用电子对的杂原子也可作为供体；受体可以是缺少 π 电子的芳环或芳杂环，也可以是分子中具弱酸性的氢原子。电荷转移也存在于药物-受体相互作用中。比如药物对二氢叶酸还原酶（DHFR）的抑制作用包括疏水作用、离子键、氢键及电荷转移。

1.4.2.6　静电作用

在许多药物-受体的结合中，存在着静电作用（electrostatic interaction），其电荷可有以下类型，静电作用力依此顺序递减：①两个离子；②一个离子和一个分子偶极；③两个分子偶极；④一个离子和一个诱导偶极。

(1) 离子键　离子键（ionic bonding 或 ion-ion bond）为两个具相反电荷的离子之间的静电引力。在生理 pH 条件下，某些构成蛋白质或酶的氨基酸残基，如精氨酸、赖氨酸等碱性氨基酸被质子化，带正电荷；酸性氨基酸如天冬氨酸或谷氨酸等残基则离解为带负电荷的离子。核酸也带电荷。药物如具弱酸性或弱碱性，在生理 pH 条件下也能质子化或解离。若所带的电荷与受体相反，则因静电引力而形成离子键。离子键键能一般为 20～40kJ/mol，对药物-受体的结合很重要。此外，因静电引力不受方向影响，离子键在受体对药物分子的初始识别和趋近中也起着重要作用。

(2) 离子-偶极键　药物和受体分子中的极性共价键或杂原子上的孤对电子有极化性，所形成的偶极与持久存在的电荷也能发生稳定化相互作用，形成离子-偶极键（ion-dipole bond），其键能约为 2kJ/mol，属弱次级作用，且由于偶极矩是个向量，因此键的形成受方向的影响。

(3) 偶极-偶极和离子-诱导偶极相互作用　偶极-偶极（dipole-dipole interaction）相互作用发生于两个偶极间，其大小取决于两偶极的大小、间距及其方位。键能一般为 0.5kJ/mol，比离子-偶极键的键能小，这种弱的次级作用对于药物-受体相互作用的特异性和立体选择性非常重要。

非极性共价键在极性条件下会产生诱导偶极，与离子或偶极发生相互作用，形成离子-诱导偶极作用力（ion-induced dipole interaction）或偶极-诱导偶极作用力（dipole-induced dipole interaction），但作用力更小，键能一般小于 0.5kJ/mol。

1.4.2.7　卤键

卤键普遍存在于蛋白质-配体复合物中。卤键（halogen bonding）是由卤原子（作为路易斯酸）与带负电或部分负电的路易斯碱之间形成的非共价相互作用，是一种类似氢键的分子间弱相互作用。双亲性是卤原子所具有的独特性质：卤原子一方面在垂直于 R—X 键轴方向带有部分负电荷，显示出亲核性；另一方面在沿着 R—X 键轴方向却带有部分正电荷，显示出亲电性。因此，卤代烃可以在 R—X 键的延长线处与带负电荷的原子（如氧、氮）或基团（如烯键或芳香环）发生静电作用（见图 1-14）。

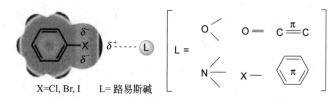

图 1-14　卤键示意图

卤键的分子间距离一般小于氢键键长，约为 0.3nm，其键能为 4～30kJ/mol，与氢键相当，甚至可超过氢键。由于氟原子的极化率很小而电负性却很大，因而氟一般不能形成卤键，但氟可以作为电子受体产生非共价相互作用，形成强度与常规卤键相当的氟键。

1.4.2.8　螯合作用

螯合作用（chelation）是由含有两个或两个以上供电子基团（配体）的化合物（配位体，通称螯合剂）与金属离子通过价键（离子键、共价键和配价键）相连接，而形成环状结构的螯合物（chelate）的过程。配位体上的配体一般是含氮、氧和硫原子的供电子基团。二齿配位体含有两个配体，与金属螯合生成单环螯合物；三齿或多齿配位体含三个或更多的配体，可形成两个或更多的螯合环。螯合环通常为稳定的五元和六元环，含硫配体也可形成比较稳定的四元环。体内有许多可发生螯合作用的配位体，如氨基酸、蛋白质和三羧酸循环中的某些羧酸。体内存在的可螯合的金属离子有铁、镁、铜、锰、锌和钴等，它们是血红蛋白和许多酶系的必需的辅基。

虽然药物-受体的相互作用一般是通过非共价键的弱键形成的，但由于立体形状在空间的匹配，相互作用往往很强。这种超乎一般化学结合力的现象，在药物-受体相互作用及生物活性方面是非常重要的。

1.4.3　立体因素对药物-受体相互作用的影响

分子的结构从构造、构型和构象这三个层次上描述。构造是平面结构，是分子中原子间的连接顺序和方式；构型和构象是立体结构，前者指分子原子或原子基团在空间的位置，后者是分子原子或原子基团通过单键旋转形成的任何可能的空间排列方式。因此，只有知道了构造才能研究构型，也只有了解了构型才能进一步研究构象。

生物活性分子的立体结构，对药物受体相互作用起着十分重要的作用。因为药物对受体的识别和契合，除了要有相匹配的作用力，还要在空间允许的范围内相互作用。立体因素的影响有构型异构（包括几何异构和光学异构）和构象异构。在与受体有特异性作用的药物中往往存在着这样一个现象：构型异构体中的一个具有某种生物活性，而与之构型不同的另一个却活性较小或无此类作用，甚至有着不同的生物活性。图 1-15 是肾上腺素（a）及其构型异构体（b）与肾上腺素受体间的不同契合示意图。肾上腺素与受体之间有三个重要的作用，分别为离子化的肾上腺素分子中的氨基与受体阴离子部位形成的离子键、α 羟基与受体中氢键受体部位形成的氢键以及苯环与受体疏水作用区形成的疏水键。图（a）中肾上腺素分子能在空间满足发生三个作用的立体要求，而其对映体（b）只能与两点结合，契合较差而引起活性的差异。相类似地，几何异构体的顺反异构体也有契合的差别。

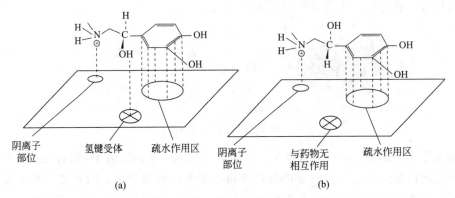

图 1-15　药物构型对生物活性的影响

构型异构除了药效学的差别外，还要考虑药物代谢动力学的因素。光学异构体在生物体内吸收、分布和排泄，以及生物转化的速率是不同的，因为即使光学异构体的理化性质（旋光性除外）都相同，但在非对称的环境中或与其他非对称的物质相互作用时，也会显示出差异性。比如，光学异构体在转运中与其他立体异构物质如载体蛋白的结合是不相同的，因而到达靶器官的两种旋光异构体的药量或浓度是不同的。几何异构体之间的理化性质是不同的，如 pK_a、溶解度和分配系数等，它们在体内的吸收、分布和排泄的速率也不同。

除了药物分子的构型以外，构象也影响药物-受体的相互作用。药物的受体一般具有严格的三维结构，虽然构象有一定的可变性，结构上仍保持一定的形状。若药物为开链结构，则为柔性分子，存在着无数个构象体，但某种构象式分子势能最低，存在的可能性最大，称为优势构象。受体的变构中心一般只能与柔性药物分子的某一构象发生特异性作用。受体的构象也能受药物的诱导发生变化，形成互补的契合，产生生物活性。如果药物分子构象转变很难或者为刚性分子时，药物分子中功能基在空间的排布可能满足不了与受体上相应结合点作用的要求，契合差，而引起较小的甚至不同的生物活性。

1.4.4　药物-受体相互作用模型

由于目前许多受体受点的功能基配置及空间结构还不能完全阐明，因此对药物-受体相互作用的本质的了解多数从间接的方法获得。根据受体学说，受体的受点或结合位点是配体与受体发生相互作用而结合的部位，有着十分复杂的作用和空间特征。受点是受体上的关键部位。受点的结构在功能基配置和空间位置上必须与特异性药物互补。通过大量的对比研究，推导出受体的图像模型，由此勾画出受体受点的拓扑图（topology）或受体映射图（receptor mapping），作为研究受体-药物相互作用的一种较直观的假说。这种受体映射图只能粗略地在平面上表示药物-受体相互作用，而实际上这种相互作用是在三维空间进行的，这就需要构建出三维立体的受体映射图，在三维空间的水平上了解分子的特性和分子间的相互作用，更精确和符合实际地进行研究。配体与受体的受点互补性越强，在三维空间越契合，产生的相互作用力就越大，生物活性就可能越强。因此，构建受体与配体的相互作用模型是研究药物作用，设计新药的重要方法。

图 1-16 为肾上腺素受体与配体相互作用示意图。受体由 7 个跨膜蛋白螺旋环绕排列成袋状，适合激动剂和拮抗剂的结合。从图中可以看到配体与受体相互作用时，配体上质子化的氮原子与受体第 3 跨膜螺旋上天冬氨酸残基相对应形成离子键；芳环上的对位和间位酚羟基与受体上第 5 跨膜螺旋上两个丝氨酸残基形成氢键；侧链上羟基可与第 7 跨膜螺旋上的丝氨酸残基形成氢键；芳环结构则与第 6 跨膜螺旋上苯丙氨酸残基发生疏水作用。不同亚型的受体由不同数量的氨基酸组成（如 α_2 受体为 450～461 个氨基酸所组成；而 β_2 则含 388～477 个氨基酸）。排列在跨膜螺旋上受点氨基酸的序号，各亚型均有所不同。如天冬氨酸序号 β_1 为 138，β_2 为 113，β_3 为 117。因此，配体氮原子上取代基的不同，造成配体对各亚型受体有不同的选择性，如去甲肾上腺素为 α 激动剂，异丙肾上腺素为 β 激动剂，而肾上腺素兼有 α 和 β 激动剂作用。

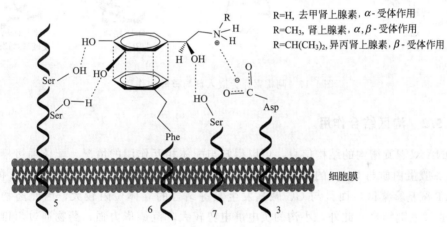

图 1-16　肾上腺素受体与配体相互作用示意图

图 1-16 只是立体作用的示意图。三维立体受体模型必须借助于计算机分子模拟技术来构建。

1.4.5　以核酸为靶点的药物作用模型

当前感染性疾病（如肝炎和艾滋病）、癌症、心脑血管疾病、代谢性疾病和老年性疾病，仍是药物研究的重点和难点。新药研究的热点将酶靶向核酸靶转移，并涉及细胞和基团的修饰和调控。核酸是一类很重要的生物靶，因所有的酶和受体蛋白都是经 DNA 转录、翻译等过程产生的，如能阻断或调整这些不正常的酶或受体的合成途径，就能从源头上阻断疾病的发展。

以 DNA 作为作用靶点的药物，要求与 DNA 发生选择性的结合作用，产生较强的特异性。而由于核酸结构在很多情况下是同源的，因此，目前大部分作用于 DNA 的药物的主要问题是选择性不好，毒性和不良反应大。与 DNA 中的碱基、糖或磷酸形成共价结合的药物，如氮芥和顺铂类药物，选择性很差，细胞毒性很大。

药物与核酸以非共价形式发生选择性作用的方式主要有：①嵌入碱基对的嵌入作用（intercalation）；②与槽沟沟区的结合作用（groove binding）；③反义作用（antisense）。

1.4.5.1 嵌入作用

DNA链碱基对的嵌入剂（intercalator）可嵌入到邻近碱基对之间，碱基对间的距离被拉开，大约为正常DNA中碱基对距离的2倍。嵌入作用遵守近邻排斥原理，即嵌入剂沿着DNA双螺旋长度的每一间隔部位嵌入，而不会在DNA的邻近部位同时嵌入。

嵌入剂的结构有刚性平面芳稠环如蒽环类抗肿瘤抗生素阿霉素（adriamycin）[图1-17（a）]。在嵌入模型中，阿霉素通过打开-嵌入过程，与DNA作用。阿霉素使得DNA碱基对打开，螺旋伸长，相当于芳香环的厚度；嵌入后使螺旋的螺旋角减小，造成螺旋解链、DNA构象发生改变，使DNA不能或不易复制，而显现出抗肿瘤活性[图1-17（b）]。

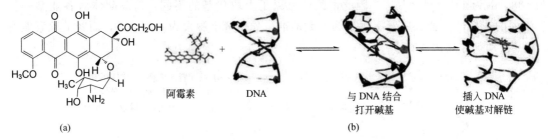

图1-17 阿霉素作为嵌入剂与核酸的作用

1.4.5.2 沟区结合作用

从DNA双螺旋槽沟的结构信息，可以得知与配体相互作用的情况。配体通过槽沟与碱基接近。一般蛋白质与DNA的特异性结合在DNA的大沟，而小分子药物在DNA的小沟。小沟是AT碱基富集区，而且与GC碱基发生氢键结合的立体位阻较大，因此药物主要与AT碱基通过氢键结合。此外，小沟的负电静电势较大，范德华力强，药物通过氢键和范德华力与小沟结合，分子伸入小沟凹槽中能接触到碱基对，适合于分子间结合，分子识别性更强。因此，沟区结合作用较嵌入作用结合特异性更强。沟区结合的药物分子如此选择性地作用于DNA小沟，束缚住DNA分子，使之构象发生变化，从而阻止DNA的模板复制。有些药物与核酸作用时，嵌入作用和沟区结合作用都起作用。纺锤霉素（netropsin）[图1-18（a）]是天然抗病毒物质，它通过范德华力和氢键与DNA右手螺旋双螺旋结构d（CGCGAATTCGCG）$_2$的AATT中心小沟结合，形成复合物。另外分子中的两个阳离子也能与DNA之间发生静电作用而增加AT结合的特异性[图1-18（b）]。

1.4.5.3 反义核酸

一般受体和酶都是蛋白质，按遗传信息在生物体内的流动方向，由DNA转录、mRNA翻译而合成。如能从基因水平上阻断不正常酶或受体的合成，就能抑制疾病的发展，实施基因调控治疗。反义寡聚核苷酸（antisense oligonucleotide）包括寡聚DNA、寡聚RNA和核酶。人工合成的寡聚核苷酸与靶基因或靶mRNA存在互补关系，通过氢键与互补核酸特异性结合。相对于它们结合的靶核酸链而言，这些寡聚核苷酸称为反义核酸（antisense

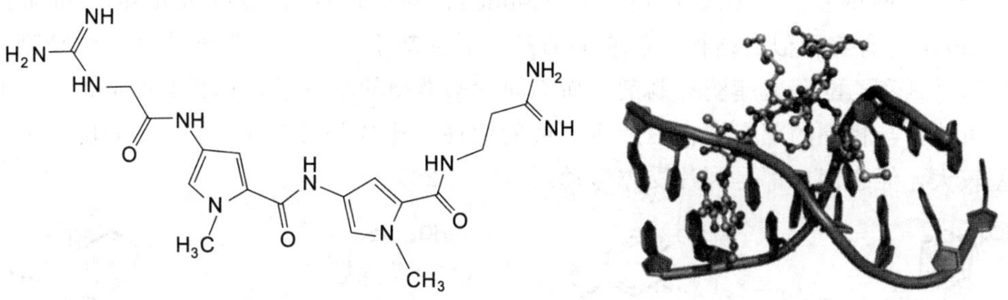

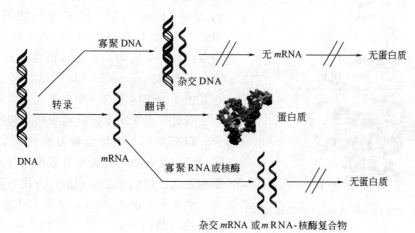

图 1-18　纺锤霉素与核酸的作用

nucleic acid）。

在合适的条件下，按特定基因的核酸序列，反义寡聚核苷酸可结合在与之互补的特定核酸链上，形成杂交核酸，几乎可以完全干涉或阻断基因的表达。

寡聚 DNA 与靶基因结合，阻断靶基因的复制及转录；寡聚 RNA 与 *m*RNA 结合，使其不能翻译合成相应的蛋白质。它们的作用原理见图 1-19。

图 1-19　反义核酸作用原理示意图

由于各个基因有特殊的核苷酸序列，相应的反义核酸就有独特的疗效，选择性强，毒性和不良反应小。在人体基因中约有 3×10^9 个碱基对，根据统计学计算，一个含 17 个碱基的寡聚脱氧核苷酸（oligodeoxynucleotide，ODN）只在人体基因中出现一次，因此，这种长度的反义 DNA 具有极高的特异性。

核酶本身是具有催化功能的 RNA 分子，能与反义 RNA 一样碱基互补地与 *m*RNA 杂交，但和反义核酸能与靶序列 1∶1 杂交且能与靶序列一起消亡的作用方式不同的是，核酶能催化切割、清除 *m*RNA 的反应，从而阻断遗传信息的传递，而本身在反应中不被消耗掉。因此，核酶能在基因水平上抑制 *m*RNA 的转录和翻译，且催化效率较高。

1.4.6　药物与靶点作用的复杂性

对于药物来说，有时多个小分子看似结构相似，但由于空间构象不同，可与不同的靶点结合，产生不同的活性。比如吗啡（morphine）、阿扑吗啡（apomorphine）和加兰他敏（galantamine）有着相似的结构，但它们的药理活性却不一，分别为阿片受体激动剂、多巴胺受体激动剂和乙酰胆碱酯酶抑制剂。而不同骨架类型的小分子，如具有共同的空间和电性结构，可能会与相同的靶点结合，产生相似的活性。比如吗啡与美沙酮（methadone）的结构相差较大，但它们却都是阿片受体激动剂（图 1-20）。

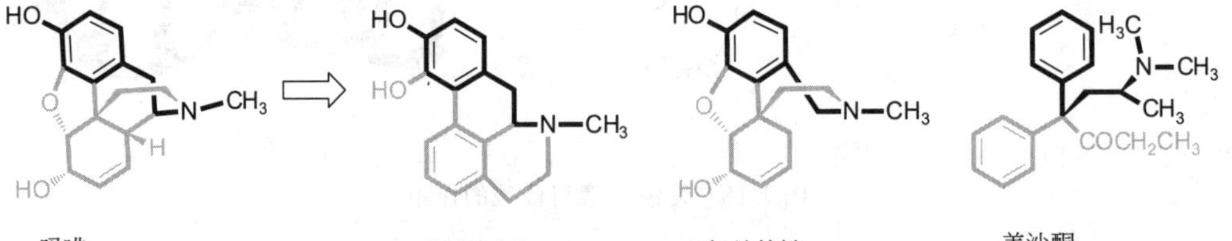

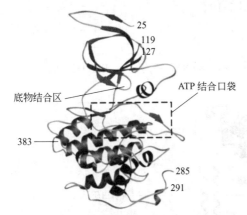

吗啡　　　　　　　　阿扑吗啡　　　　　加兰他敏　　　　　　美沙酮

图 1-20　吗啡及其类似物

对于靶点来说则可能存在多个结合位点，它既可以与配体或底物发生特异性结合，也可以与不同结构的药物结合在不同的结合位点，产生相类似或不同的生理活性。

例如糖原合成酶激酶 3β（Glycogen Synthase Kinase 3β，GSK-3β）的晶体结构显示，GSK-3β 具有一个 ATP 结合口袋（磷酸化位点）和一个底物结合区（活性位点），此外还存在一个名为 axin/fratide 的结合区域，可能还有其他 4 个变构位点（图 1-21）。

有时靶点采用不同的构象与不同的化合物结合，即靶点与不同化合物复合时采取的构象不同；同一化合物与靶点可有多种结合方式；即使是相似化合物也未必以相似的方式与靶点结合。

例如，康纳唑（conazole）与细胞色素 P450 3A4 共晶结构显示：蛋白在配体结合时发生了

图 1-21　糖原合成酶激酶 3β 的晶体结构

巨大的构象变化，活性位点体积增加了约 80%，说明 P450 3A4 的柔性极大。在晶体结构

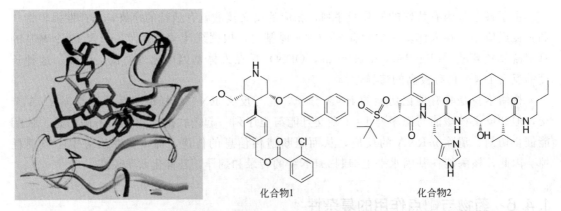

化合物1　　　　　　　　　　化合物2

图 1-22　肾素与化合物 1 及化合物 2 复合物的晶体结构重叠图

重叠图（左）中，与化合物 1 复合的结构以深灰色飘带表示，与化合物 2

（复合物中其结构未显示出）复合的结构以浅灰色飘带表示

中，2 个康纳唑分子以不同方式结合在活性位点上。又如，肾素分别可与肾素抑制剂化合物 1 及化合物 2 结合，其结合构象是不一样的，特别是在结合位点，构象的变化更大（图 1-22）。

1.5　药物的化学结构与生物活性的关系（SAR）■■■

药物的性质与其结构密切相关，结构决定着化合物的内在性质（如分子体积、分子连接性、电荷分布、脂溶性）、化学性质（如 pK_a、稳定性）和生物性质（如活性、毒性、生物转化、药物代谢动力学）等各种性质。结构-性质相关（structure-property correlation's，SPC 或 structure-property relationship，SPR）主要研究它们之间的规律，其中药物的化学结构与生物活性的关系，简称构效关系，一直是药物化学和药理学研究的一个中心问题，也是药物设计学（drug designelogy）的基础。生物活性的变化可以是生物系统状态的改变，即产生药物效应动力学（简称药效学，pharmacodynamics）作用，也可以是药物在生物系统内发生的位置上和分子结构上的变化，即产生药物代谢动力学（简称药动学，pharmaco-kinetics）作用，或者对生物系统产生毒性作用。药物同生物系统的受体发生相互作用，引发出生物活性，是药物分子与受体大分子的物理、化学性质和化学结构间相互适配和作用的结果。药物分子结构的改变，可能引起生物活性发生强度的变化（即量变），也可能引起生物活性类型的变化（即质变）。

研究构效关系是为了获得药物的生物活性与其结构间依赖关系的规律，以便能解析和认识药物的作用机理和作用方式，预测某一化合物的生物活性。药物与受体发生作用，产生生物活性的机制一般是药物（小分子）与机体内生物（大）分子之间发生某种反应，或者是物理化学的平衡过程。但是，到目前为止仍有大部分药物的作用机理尚未明了，因为受体分子或受体结合位点的结构相当复杂，对于它们的组成、性状和空间结构还未彻底了解。在这种情况下，对药物进行构效关系研究可以间接地阐明药物作用机理。

运用药物构效关系的研究结果对于设计新药具有重要意义，可为有效地研究药物作用规律以及合理地设计新药提供理论根据和实际指导。如诺氟沙星（norfloxacin）是日本杏林公司于 1978 年采用定量构效关系设计和上市的新型抗菌药。用于药物设计的构效关系研究除了药效学方面，还有结构-药动关系，即构动关系（structure-pharmacokinetics relationships，SKR），以及结构-毒性关系，即构毒关系（structure-toxicity relationships，STR）的研究，区别出药物分子中决定药效的基团（即药效团）和影响药动学的结构部分（药动基团）以及毒性基团，以便在设计药物的同时，对药物的代谢性质及毒性加以考虑，为设计出高效、低毒、安全的新药物提供依据。

与药物研究有关的结构性质相关还有结构-亲和关系（structure-affinity relationships，SAFIR）和结构-代谢关系（structure-metabolism relationships，SMR）。

1.5.1　药效团、药动基团和毒性基团

为解释药物的作用机理，分析药物的构效关系，提出了药效基团，简称药效团（pharmacophore 或 biophore）的概念。药效团是指一系列生物活性分子所共有的、对药物活性起决定作用的结构特征。氢键供体和受体，正或负电荷基团和疏水基团为典型的结构特征。具有类似结构的化合物往往有着相近的药理作用，其原因可归咎于某些特定的化学活性基团，即药效团的存在。药物受体相互作用首先必须形状互补，这与药物分子的整体结构密切相关。而所谓药效团是能被受体所识别的、与受体受点结合起关键作用的药物分子的分子片段及其三维空间位置的排布，当与受体受点结合后，产生特定的生理活性。

比如氮芥类抗肿瘤药物沙可来新（sacrolysin）和嘧啶苯芥（uraphetin）都含有药效团双-β-氯乙氨基，又称氮芥基（见图 1-23），此基团与肿瘤细胞成分中的亲核基团发生烷化反应而起到杀灭肿瘤细胞的作用。

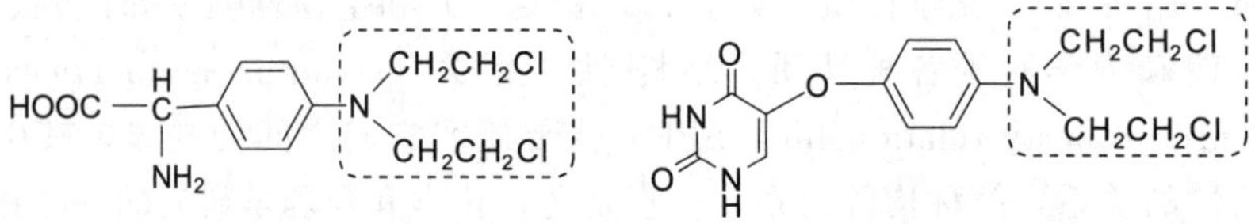

图 1-23　氮芥类抗肿瘤药物沙可来新和嘧啶苯芥

药效团由活性化合物结构共有的一组原子或官能团组成，这些原子或官能团称为药效团单元（pharmacophoric elements），药效团是药效团单元的集合。药效团单元中的原子或官能团可通过氢键、静电作用、范德华作用和疏水键等与受体中受点发生结合，因此，杂原子、极性官能团、芳香环等常作为药效团单元，常见的有氧原子、氮原子、羟基、氨基、羧基、卤素原子、芳烃基、杂环基等。药效团中的药效团单元往往用点来定义，若干个点构成平面或空间的结构。

一个高效、低毒、安全的药物除了要有高活性、特异性强的药效团以外，还要有一个合适的药动基团。药动基团（kinetophore）是药物中参与体内药物的吸收、分布、代谢和排泄（ADME）过程的基团，本身不具有显著的生物活性，只决定药物的药动学性质，当它与药效团配合组成化合物时，就可能成为一个疗效优良的药物。药动基团的选择是药物设计极其重要的一环。据统计，在临床上进行试验研究的有效物质中，大约有 1/3 因为药动学性质不适宜而不能发展成为新药。对待研究的药物早期进行 ADME 评价，可有效提高新药成功的比例。

药动基团通常是模拟自然界存在的物质，比如氨基酸、磷酸基、糖基等生物代谢基本物质，经化学键与药效团结合，使药物分子具有类似天然物质被转运的性质，将药物运载到靶位点处，故药动基团也称为载体。它可改变药物在体内的转运，或使作用定位化。

比如氮芥具有抗肿瘤作用，但其治疗指数较低。若将氮芥与氨基酸、糖类、甾体、嘌呤、嘧啶或单克隆抗体等结合，则可使氮芥的作用定位化，因而降低了毒性。图 1-23 中的沙可来新和嘧啶苯芥就是典型的例子。

有时可以通过改变分子亲脂性、电性或者空间立体位阻直接对药动基团作变换和修饰，改善化合物的药动学性质，增强生物活性和降低毒性。

在一些药物中，如果药效团所产生的生物效应为毒性反应，则称为毒性基团（toxicophore）。毒性基团往往存在于病原体（微生物或癌细胞）的化学治疗药物中，毒性的选择性越好，则药物越安全。其他类药物应避免有毒性基团或能在体内经转化生成毒性基团，即潜在的毒性基团的存在。

许多具有毒性作用的基团有亲电性，在体内与核酸、蛋白质或其他重要成分中的亲核基团发生反应，使这些成分产生不可逆的损伤，表现为毒性、致癌性或致突变性。实验统计结果表明，药物分子中的可能致癌基团有如下几类：①环氧化合物和可以生成正碳的基团，如芳基、烯基、炔基、环丙基及含杂原子的类似物；② N-氧化剂、N-羟胺、胺类及在体内可以转化为胺的化合物；③烷基硫酸酯或磺酸酯；④ β-内酯和醌类；⑤可生成正碳或自由基的某些卤代烷、含卤芳烃及含卤硝基芳烃。这些经验可以帮助我们在设计新药分子中避免引入一些可能引起毒性和致癌、致突变的基团。用计算机辅助方法可对药物作ADME/T 预测。

1.5.2 药效构象

构象是由于有机化合物分子中单键的自由旋转而形成空间排列方式不同的各种立体形象。其中能量最低的构象最稳定，为优势构象（preferred conformation）。药物分子的构象变化与生物活性间有着重要的关系，这是因为受体大分子的结构和构象与药物的结构和构象在诱导契合中具有互补性。正是为了达到互补，药物和受体相互作用结合时，药物本身并不一定采取它的优势构象，而是发生了构象重组。药物为了与受体的结合位点结合而采取的构象称为活性构象（active conformation），而药物分子与受体结合时所采取的实际构象为药效构象（pharmacophoric conformation）。以棕榈酸为例，它在水溶液中的优势构象呈现伸展的构象，而与脂肪细胞脂肪酸结合蛋白（fatty acid-binding protein，FABP）结合的药效构象为收缩的构象，棕榈酸在 FABP 的诱导下，先扭转变换为收缩的活性构象，才能与 FABP结合（图 1-24）。

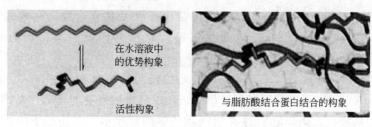

图 1-24　棕榈酸的优势构象、活性构象与药效构象

分子在各个可能的构象中，因为各个原子间的距离、原子核之间的斥力、各电子间的相互作用力以及原子核与电子之间的引力都不同，所以它们有着不同的能量。分子的构象可用理论计算或者实验测定得知。例如进行构象分析，计算不同构象的相对能量大小，从而得到最低能量构象；X 射线衍射可以测定晶体结构，而晶体的状态代表分子处于晶格形态时的低能量构象；核磁共振是通过偶合常数与化学位移等实验数据推算溶液中药物不同构象存在的比例，这样可以推测在体液环境内药物的存在形式。但药效构象并不一定与由固态和液态实验测定或理论计算的孤立分子态的优势构象一致。药效构象容许热力学上不稳定的构象，其能量差值从与受体受点作用所释放出的能量得到补偿（见图 1-25）。扭转能垒较小时，在生物相中的构象转换是容许的。

药物与靶点结合时所采取的药效构象并非最低能量构象，由优势构象转向不稳定的活性构象（药物为了与受体结合位点结合而采取的构象）所需的能量可以由药物与靶点相互作用所释放出的作用能补偿。因此，优势构象与活性构象的能量差（扭转能）的大小，直接影响

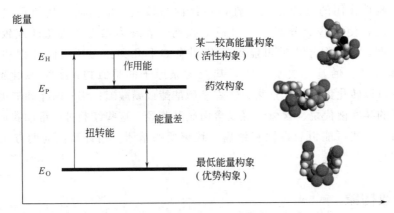

图 1-25　药效构象的能量作用图

着药物与靶点的亲和力。根据热力学原理，反应的平衡常数 K 取决于反应的标准自由能 ΔG 的变化。K 越大，则自由能变化 ΔG 负值越大，亲和力也就越大。

$$\Delta G = -RT\ln K$$

式中，R 为气体常数，$8.315\text{J}/(\text{K·mol}) = 1.98\text{cal}/(\text{K·mol})$；$T$ 为 Kelvin 温度，$37℃ = 310\text{K}$。

据此，很小的自由能变化，将对亲和力的大小产生很大的影响。以最简单的乙苯为例，分子重叠式构象较交叉式构象能量高，ΔG 变化为 6.7kJ/mol，假定它与受体结合，将引起亲和力减小 13.4 倍（图 1-26）。所以微小的构象变化将对亲和力产生显著的影响。

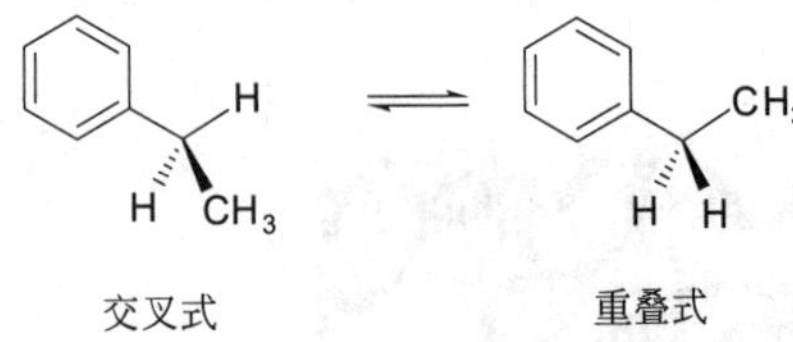

一般允许药效构象与优势构象的能量差为 $20\sim 30\text{kJ/mol}$，否则药物就难以与受体稳定。构象转换速度通常比药物-受体复合物的生成速度快，因此以低集居率构象作为药效构象在动力学上是可能存在的。

抗心绞痛药物硝苯地平（nifedipine）属二氢吡啶类（简称 DHPs）钙离子通道阻断剂。研究表明二氢吡啶环上的苯取代基因位阻效应而呈现两环相垂直的构象式，硝苯地平的 X 射线晶体学测定显示，在晶态下的优势构象也是这种垂直的取向。如图 1-27 所示。

图 1-26　乙苯分子的构象式

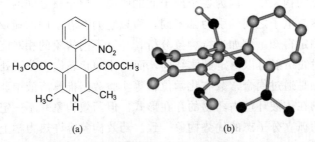

(a)　　　　　　　　(b)

图 1-27　硝苯地平的结构式（a）和构象式（b）

为了证明药效构象与晶态下优势构象的一致性，将分子结构中苯环的邻位与二氢吡啶的 3 位通过大小不等的内酯环相连 [图 1-28(a)]，以观察环的大小与苯环和二氢吡啶环间角度的关系。7 个内酯环大小不一的二氢吡啶内酯的 X 射线晶体结构如图 1-28(b) 所示。当为六

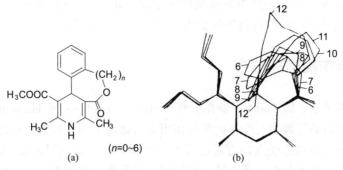

图 1-28　7 个二氢吡啶内酯的结构（a）及其 X 射线晶体结构的重叠图（b）

元或七元环时（$n=0，1$），由于内酯环的张力使苯环不能取垂直构象，两化合物均无钙拮抗作用；随着内酯环增大（八至十二元环，$n=2,3,4,5,6$），分子柔性增加，取垂直构象的可能性增大，达到与硝苯地平的等效构象，因而钙通道阻滞作用递增。

1.6　定量构效关系（QSAR）

前面主要从定性的角度讨论了药物的化学结构和生物活性的关系，即分子结构和构象的变化与生物活性的有无及强弱之间的关系来推测药物的作用方式和机理。构效关系研究的重要突破是定量化，这对当时药物设计的发展起到了极大的推动作用。定量构效关系的研究，可推论药物作用机理，预测新设计化合物的生物活性，指导新药设计，提高成功率。

定量构效关系（QSAR）研究的是一组化合物的生物活性与其结构特征之间的相互关系，结构特征以理化参数、分子拓扑参数、量子化学指数和/或结构碎片指数来表示，用数理统计的方法进行数据回归分析，并以数学模型表达和概括出量变规律。由于数学模型的参数大多由化合物的二维结构得出，可以将这类定量构效关系研究称为 2D-QSAR。二维结构是指原子的连接顺序和方式，当它有几何异构体存在时也可反映构型与活性的关系。

早在 100 多年前就有药物学家尝试用函数式来表示构效关系，但因当时科学技术的限制，缺乏表征化学结构的物理量而未能得到实际的发展和应用。直到 1964 年，Hansch 和藤田（Fujita）首先把物理有机化学中取代基的 Hammett 方程中的 Hammett 常数对反应速率或平衡影响的定量处理方法移用到处理生物活性与结构的定量关系上，首先确立了定量构效关系的研究方法。与此同时提出的 Free-Wilson 模型是以取代基的活性贡献加和来确定定量构效关系的。Kier 等的分子连接性法则将化合物的化学结构用拓扑性来描述。这些理化参数、结构参数、几何参数、电性参数和拓扑参数等与生物活性的相关性研究，大多用多元回归分析法求解出数学模型，此外还应用人工智能技术的模式识别和人工神经网络方法来进行统计。

在 QSAR 中，通常以产生标准生物效应时药物的摩尔剂量或物质的量浓度的负对数 $[\lg(1/C)]$ 表示生物效应的大小。而标准生物效应则多采用剂量-效应曲线的敏感部位，如酶抑制剂抑制 50％专一结合的药物的物质的量浓度（IC_{50}）、半数致死的物质的量（LD_{50}）以及产生 50％最大效应的药物的物质的量浓度（ED_{50}）等表示。

1.6.1 线性自由能相关方法

线性自由能相关法，即 Hansch-藤田分析（Hansch analysis 或 Hansch approach）的基本依据是药物在体内的运转和与受体的相互作用为药物分子与生物大分子之间的物理和化学作用。药物由给药部位到达受点，需通过若干生物膜，即一定数量的脂-水界面，因此药物的运转过程与药物的脂水分配系数有关，药物到达受点表面的浓度高低，必然影响生物活性的强弱。在受点，药物分子以共价键、离子键、离子-偶极键、氢键、疏水键、电荷转移复合物、螯合作用、范德华力等与受体相互作用而产生生物活性。这些作用又与药物分子的化学结构、电性效应、空间效应等有关，所以药物的生物活性与药物分子的理化参数如脂水分配系数、电子效应、空间效应等参数相关。Hansch 因此提出了同源物的生物活性与各种取代基的理化参数之间的依赖关系，用与自由能相关的参数方程（称 Hansch 方程）表示，这就是线性自由能相关（linear free energy relationship，LFER）。

$$\lg(1/C) = -k_1\pi^2 + k_2\pi + k_3\sigma + k_4 E_s + k_s \tag{1-1}$$

式中，C 为化合物产生指定生物效应的物质的量浓度；π、σ 和 E_s 分别为疏水性参数、电子效应参数和立体参数；k_1、k_2、k_3 和 k_4 是代表各项因素贡献大小的权重系数，与化合物和测定条件有关。这些系数用最小二乘法，经多元回归分析求出，方程中并不是每一项都必定出现，在方程中出现的参数为影响药物生物活性的主要因素。一般说来，考虑参数较全面的 QSAR 研究比只考虑疏水参数的 QSAR 研究结果要更为可靠，但并非考虑的参数越多越好，因为有时某些参数间具有相关关系，如果把它们同时考虑在同一个方程中，则反而会使问题复杂化。所以参数的选择应尽可能全面而不重复。

1.6.1.1 理化参数的意义

(1) 疏水性参数 药物分子疏水性是以药物分子脂水分配系数 P 的对数 $\lg P$ 为表征的。Hansch 用 π 定义了取代基疏水常数：

$$\pi_X = \lg P_X - \lg P_H \tag{1-2}$$

式中，$\lg P_H$ 为未取代的母体化合物的（正辛醇-水）脂水分配系数；$\lg P_X$ 为被 X 取代的化合物的分配系数；π 值为正值时代表该基团亲脂性比氢强，负值则亲水性比氢强，氢原子的 π 值为零。

根据式（1-2），由母体化合物的 $\lg P_H$ 及 π_X 可计算出该化合物的 $\lg P_X$：

$$\lg P_X = \lg P_H + \pi_X \tag{1-3}$$

若为多取代基，则：

$$\lg P_X = \lg P_H + \sum \pi_{Xi} \tag{1-4}$$

π 值可从表 1-7 中查得。除了 π 值外，还可以用色谱参数 R_m 或取代基色谱参数等作为疏水性参数应用于 Hansch 方程中。某些取代基的 π 值不能从文献中查到，可用 Leo 的疏水性参数片段计算法计算化合物的分配系数 $\lg P$：

$$\lg P = \sum a_n f_n + \sum b_m F_m \tag{1-5}$$

式中，f_n 为组成化合物的片段疏水常数；F_m 为结构因素；a_n 和 b_m 分别为某片段及某结构因素在化合物中重复出现的次数。影响结构的因素有化合物的支链、不饱和性、偕多卤素、连多卤素、脂环或芳环、空间位阻等等。Leo 根据大量实验数据提出一系列结构因素校正值。可以根据查得的片段疏水常数计算得到 $\lg P$，也可输入基本片段疏水常数，由计算机程序计算求出。还有一些智能化的计算软件，比如 CLOGP 软件，包括了所有片段和结构因素常数，用户输入分子结构式后，即可迅速计算出 $\lg P$ 值。

表 1-7　常见芳香环上取代基的代表性参数

取代基	σ_m	σ_p	σ^*	π	E_s	V	MR
H	0.00	0.00	0.00	0.00	0.00	0.00	1.03
CH_3	−0.07	−0.17	−0.04	0.56	−1.24	0.52	5.65
C_2H_5	−0.07	−0.15	−0.05	1.02	−1.31	0.56	10.30
$n\text{-}C_3H_7$	−0.07	−0.13	−0.03	1.55	−1.60	0.68	14.96
$i\text{-}C_3H_7$	−0.07	−0.15	−0.03	1.53	−1.71	0.76	14.96
$n\text{-}C_4H_9$	−0.08	−0.16	−0.04	2.13	−1.63	0.68	19.61
$t\text{-}C_4H_9$	−0.10	−0.20	−0.07	1.98	−2.78	1.24	19.62
$H_2C{=}CH$	0.05	−0.02	0.09	0.82		2.11	10.99
C_6H_5	0.06	−0.01	0.10	1.96	−3.82	2.15	25.36
CH_2Cl	0.11	0.12	0.15	0.17	−1.48	0.60	10.49
CF_3	0.43	0.54	0.42	0.88	−2.40	0.91	5.02
CN	0.56	0.66	0.53	−0.57	−0.51	0.40	6.33
CHO	0.35	0.42	0.25	−0.65			6.88
$COCH_3$	0.38	0.50	0.29	−0.55		0.50	11.18
CO_2H	0.37	0.45	0.39	−0.32		1.45	6.93
F	0.34	0.06	0.52	0.14	−0.46	0.27	0.92
Cl	0.37	0.23	0.47	0.71	−0.97	0.55	6.03
Br	0.39	0.23	0.50	0.86	−1.16	0.65	8.88
I	0.35	0.18	0.39	1.12	−1.40	0.78	13.94
OH	0.12	−0.37	0.29	−0.67	−0.55	0.32	2.85
OCH_3	0.12	−0.27	0.27	−0.02	−0.55	0.36	7.87
OCH_2CH_3	0.10	−0.24	0.27	0.38		0.48	12.47
SH	0.25	0.15	0.26	0.39	−1.07	0.60	9.22
SCH_3	0.15	0.00	0.23	0.61	−1.07	0.64	13.82
NO_2	0.71	0.78	0.76	−0.28	−2.52	1.39	7.36
NO	0.62	0.91	0.37	−0.12			5.20
NHCHO	0.19	0.00	0.27	−0.98			10.31
$NHCOCH_3$	0.07	−0.15	0.26	−0.37			16.53
NH_2	−0.16	−0.66	0.12	−1.23	−0.61		5.42
$N(CH_3)_2$	−0.15	−0.83	0.06	0.18		0.43	15.55
$N(CH_3)_3^+$	0.88	0.82	0.93	−5.96		1.22	21.20

注：σ_m 和 σ_p 为电子效应参数；σ^* 为诱导性电子效应参数；π 为疏水性参数；E_s 为 Taft 立体参数；V 为 Charton 立体参数；MR 为摩尔折射率。

在式（1-1）中，有 $-\pi^2$ 项，即药物的亲脂性和生物活性呈倒抛物线关系，如图 1-29 所示。在生物体内，水溶性大的药物（π 呈负值）难以通过生物膜，到达受体的概率很小；随着脂溶性增加（π 值增大），到达受体的概率逐渐增加；过了高峰后，又由于亲脂性过大（π 值很大），药物难以在水相中运转，而在脂肪组织中含量增加，使到达受体的概率又下降，所以药物需有适当的疏水性。由式（1-1）可求得最适 π 值 π_0。（或最适 $\lg P$ 值 $\lg P_0$）。

Kubinyi 在抛物线模型基础上，从动力学中脂水交替相间的多隔室理论模型出发，演绎出双线性模型（bilinear model）。该模型与抛物线模型的不同点是曲线的上升及下降部分均

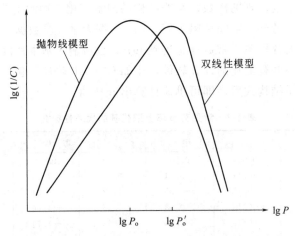

图 1-29　抛物线模型与双线性模型的比较

为直线，仅在最适 $\lg P_0$ 附近为抛物线，且两直线的斜率根据数据的分布情况而变化，而不是像抛物线那样上升和下降两部分为对称的弧线，因此对数据可更好地拟合（见图 1-29）。

(2) 电性参数　取代基的电性效应对分子反应性能的影响可以用 Hammett 方程中的 Hammett 常数（σ 值）来量度。Hammett 方程如下：

$$\lg(k_X/k_H) = \sigma\rho \tag{1-6}$$

式中，k_X 和 k_H 分别为取代苯甲酸及苯甲酸在 25℃ 丙酮水溶液中的解离常数；ρ 为反应中心对取代基的电性效应的敏感度，苯甲酸的 ρ 值为 1。取代基的 σ 值反映了诱导效应和共轭效应之和。在对位时两种效应皆有，此时 σ 值记为 σ_p；在间位时只有诱导效应，此时 σ 值记为 σ_m；在邻位时除了以上两种电性效应外，还有位阻或氢键等引起的邻位效应，此时需作特殊处理。σ 值为正值表示为吸电子基；负值表示为推电子基。常见基团的 σ_m 和 σ_p 列于表 1-7 中。

当芳环上取代基与反应中心有通路共轭时，需用 σ^+ 值（反应中心为缺电子）或 σ^- 值（反应中心为富电子）代替 σ 值才能更好地相关。

脂肪族体系的取代基电性效应必须用 σ^* 值，因为反应中心的电性效应是诱导效应所致。σ^* 的定义为：

$$\sigma^* = 1/2.48[\lg(k_X/k_H)_b - \lg(k_X/k_H)_a] \tag{1-7}$$

式中，k_X 和 k_H 分别代表取代乙酸酯和乙酸酯的水解速率常数；下标 b 和 a 分别指碱和酸水解；2.48 是任意的，以使 σ^* 与 σ 具有相似的尺度。

Swain 将取代基电性效应分为场效应和共振效应：

$$\sigma = fF + rR \tag{1-8}$$

式中，f 和 r 分别是场效应和共振效应的权重；F 和 R 分别是场取代基常数和共轭取代常数。各种取代基的电性参数均可在文献中查到。取代基的电性参数还可以用其他实验数据或理论数据表征。系列化合物的解离常数、^{1}H NMR 或 ^{13}C NMR 谱的某特定信号化学位移、IR 谱某基团吸收频率、UV 谱的 λ_{max} 和摩尔折射率等实验测定值，还有量子化学计算的计算结果，都可以作为分子的电性参数用于 QSAR 的分析。

(3) 立体参数　有多种参数用于表征取代基的立体因素。Taft E_S 值是经典的立体参数，其定义如下：

$$E_S = \lg(k_X/k_H) \tag{1-9}$$

式中，k_X 和 k_H 分别是取代乙酸酯和乙酸酯在酸性介质中的水解速率常数，影响速率常数大小的主要是立体因素。当 X＝H 时，$E_S = 0$，即与酯基相连的甲基 $E_S = 0$，为求出直接与酯基相连氢的立体因素，取甲酸酯的酸水解速率常数 1.24 作为 E_S 值的标度，将测定某基团的 E_S 值减去 1.24 即为立体参数。氢的 E_S 值为零，基团越大，E_S 值越负。

除了 E_S 立体参数以外，摩尔折射率（Molar Refractivity，MR）是描述立体因素的另一个物理量，其定义为：

$$MR = [(n^2-1)/(n^2+2)]MW/d \tag{1-10}$$

式中，n 为液体的折射率；MW 为分子量；d 为密度；MW/d 为液体的摩尔体积。根据 MR 的加和性质，可以从分子的 MR 求出原子或基团的 MR 值。MR 作为立体参数用于 Hansch 方程中，若方程中 MR 项为负值，即表示空间位阻为重要影响因素；如果为正值，说明由诱导极化产生的色散力为主要影响因素。

Verloop 等根据原子模型中原子半径、范德华半径、键角和构象能等数据，经计算机 STERIMOL 程序统计计算，得出一种新的多维立体参数——STERIMOL 参数，可表示出取代基在空间的配置，每个基团用 5 个数值表征，即 L、B_1、B_2、B_3 和 B_4（见图 1-30）。假定取代基处于舒展的构象状态，L 为沿取代基和母体分子的键轴方向上取代基的长度。B_1、B_2、B_3、B_4 为取代基在垂直于 L 轴平面上投影的宽度，从 B_1 至 B_4 宽度递增。为了避免太多的参数，将 L 和 B_1 固定，省去 B_2、B_3、B_4 参数，增加一个垂直于 L 的新的最大宽度参数 B_5。STERIMOL 参数的优点是具有方向性。

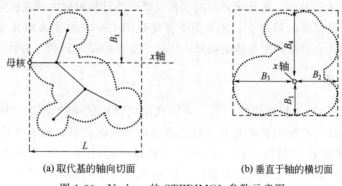

(a) 取代基的轴向切面   (b) 垂直于轴的横切面

图 1-30　Verloop 的 STERIMOL 参数示意图

Charton 以分子力学方法计算出的范德华半径来定义出立体参数 V 值。而 Meyers 所定义的立体参数 V 值为取代基部分距反应中心 0.3nm 所构成的体积。此外还有多种基于各种算法的立体参数。

（4）量子化学参数　量子化学将量子力学原理及方法应用于化学领域来描述电子行为，发展成为化学结构理论和反应理论的基础，并渗入到药物作用研究领域中。从理论上讲，量子化学可对每一化合物的电子结构和立体结构作出计算。应用量子化学计算理化参数，可使参数值物理化学意义更明确，理论性更强；也可以直接用量子化学参数作为 Hansch 方程中的参数，通过计算获得，而不必作实验测定。但是目前这种研究仍处于探索阶段。

（5）指示变量　当对一系列同源物进行 Hansch 分析时，有时某些化合物因为有氢键、邻位取代基、某一特殊碳链或顺反异构体的存在而偏离方程，这时可以用指示变量或虚拟参数（indicator variables 或 dummy parameters）来区别分子中这些特定结构因素是否存在，若有，则 $I=1$；若无，则 $I=0$；系数的正或负由生物活性的增加还是降低而定，根据此提示，可为新的药物分子设计提供信息。

1.6.1.2　Hansch 分析数据的处理

Hansch 分析只适用于作用机理相同的同源物，即基本结构相同，而取代基不同的一系列化合物。在设计同源物时，要用聚类分析方法对取代基进行选择，其理化参数应有从负到正的一定变化幅度，生物活性数据也要有较大的差距（至少在 1 个对数单位以上）。化合物的数目一般至少为理化参数数目的 5 倍，才能保证统计结果的准确性。

Hansch 分析按多元线性回归分析（multiple linear regression，MLR）处理，用最小二乘法求得各因变量（即各参数）的系数，得出回归方程式。对方程中的各项参数应通过统计方法检验其显著性，应用这种方法进行定量构效关系的研究要求方程中各参数之间没有或有较小的共线性，使各参数在方程中代表独立的变量。

在 Hansch 分析法的基础上，Topliss 于 1972 年提出一种不需要数学统计和计算机处理的非定量的逐步选择修饰结构的方法，称为 Topliss 树形决策法（Topliss decision tree approach）。此法从影响化合物生物活性的理化参数考虑，优选有限的几个不同电性、疏水性和立体性的取代基团，将这些取代基分别取代于母体化合物的不同位置，然后根据各化合物的生物活性大小作为下步设计的依据，由此一步一步上升分支，故得"树形"之称。该法是一种简化的方法，不必先合成大量化合物，但当参数较多时就受到限制而必须依赖于计算机进行回归处理。

随着计算机技术的发展，统计学处理的冗长且繁杂的计算可以由计算机完成，药物化学家只需把精力放在统计结果的解释上。还有不少智能化的 QSAR 电子表格开发出来，输入结构式及其活性值，软件会自动确定母体结构和取代基，进行 QSAR 分析，并作出统计分析。

1.6.1.3　应用

根据导出的 QSAR 方程提供的信息，可以预测同源物的生物活性，为设计新药分子提供依据。从 Hansch 分析所得到的理化参数，选择最佳的取代基，或外推以扩大理化参数的变化，或转换为其他具有相似理化参数的取代基都可能得到生物活性增强的化合物。用 Hansch 分析还可以提高药物作用的选择性。以药物的主作用和不良反应，或者以对病原体的作用和对宿主的作用为药理指标分别研究定量构效关系式，根据关系式的差别设计出扩大两种活性差别的新化合物，有望提高其选择性作用。另外，Hansch 分析可以有助于分析药物作用机理，推测受体模型结构。构效关系式中出现的理化参数项和各项系数可以说明化合物与受体（或酶）相互结合的作用力，因此，对于推测受体的图像能给予实验的依据。除此之外，Hansch 分析还可以帮助改善药物的动力学性质。化合物的吸收、分布和排泄对于其是否能作为药用具有重要的决定作用，而这些动力学性质与化合物的脂溶性和解离度密切相关。因此研究药物动力学性质与结构的关系，在设计药物中很重要。

【例 1-1】　以氨甲酸酯类化合物研究其胃和肠道吸收速率与脂水分配系数的关系，在胃和在肠中的构动关系式分别以式（1-11）和式（1-12）表示：

$$\lg K_{abs}=0.318\lg P-0.228\lg(\beta P+1)-2.244 \tag{1-11}$$
$$\lg \beta=-1.678,最佳 \lg P=1.87(n=8;\gamma=0.971;s=0.030;F=22.14)$$
$$\lg K_{abs}=0.234\lg P-0.502\lg(\beta P+1)-0.786 \tag{1-12}$$

$\lg\beta=-0.621$，最佳 $\lg P=0.56(n=8;\gamma=0.989;s=0.031;F=61.10)$

虽然样本数 n 不多，方程仍有较好的相关性、拟合程度和显著性（相关系数 γ，标准差 s 和 F 值均较理想）。由式（1-11）和式（1-12）可计算得出，化合物在肠道中的吸收速率常数 K_{abs} 是在胃中的 28.7 倍 $[10^{-0.786-(-2.244)}]$，说明在肠道中吸收比在胃中吸收快，因为肠黏膜表面积大得多。化合物在胃中最佳吸收的疏水性是在肠中最佳吸收的疏水性的 20.4 倍（$10^{1.87-0.56}$）。根据求出的在胃或在肠道中药物最佳 $\lg P$ 值，可预测最佳胃或肠道吸收作用的化合物。

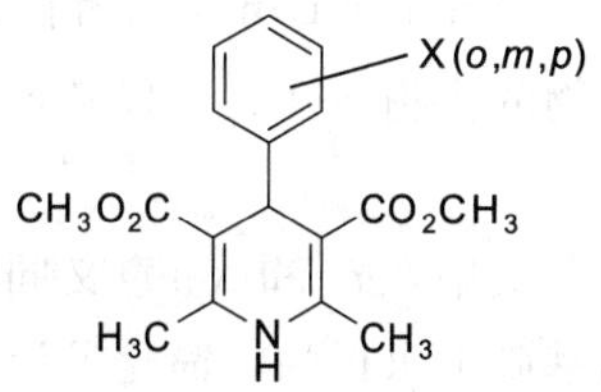

图 1-31　DHPs 的结构

【例 1-2】　二氢吡啶类钙通道阻断剂（DHPs）（图 1-31）与受体结合的活性 $[以 \lg(1/IC_{50})$ 表示] 与取代基参数的数学关系用式（1-13）和式（1-14）表达：

$$\lg(1/IC_{50})=7.566+2.238B_{1o,m}-0.479L_m-1.288B_{1p}+1.948\sigma_m \qquad (1\text{-}13)$$
$$n=18,\ \gamma=0.93,\ s=0.45$$

$$\lg(1/IC_{50})=7.430+2.376B_{1o,m}-0.472L_m-0.674L_p+1.928\sigma_m \qquad (1\text{-}14)$$
$$n=18,\ \gamma=0.93,\ s=0.43$$

从式中可见，①邻位和间位取代基的最小宽度参数 B_1 增大可使生物活性增强，但间位取代基的长度参数 L 增大则使生物活性减弱；②对位取代基长度或者最小宽度增加均使生物活性减弱；③间位有吸电子基团，但是间位的取代基不能过大，而对位则不应有取代基。由此可以预测，一些在邻或间位引入硝基的化合物的生物活性较强，从而加以设计和合成。

通过 QSAR 研究，在指导药物结构优化中获得了很大的成就，以酶抑制剂为例，比如计算得到了二氢叶酸还原酶、胰蛋白酶、木瓜蛋白酶等酶的抑制剂的定量构效关系。

1.6.2　Free-Wilson 模型

Free-Wilson 模型（Free-Wilson model）是与 Hansch 方法几乎同时提出的另一种研究 QSAR 的数学模型。它不需要 Hansch 方法的一系列理化参数，只需将药物的化学结构进行组合，但结构参数缺乏物理意义，难以指导新化合物设计而受到限制。

1.6.2.1　经典 Free-Wilson 模型

Free-Wilson 模型假定分子的生物活性是母体化合物和取代基的活性贡献之和，不论其他位置取代基变换与否，每一取代基对生物活性的贡献是恒定的和可加的，与分子的其他部位的基团变化无关。同源系列中的每一个化合物的生物活性 $\lg(1/C)$ 是母体结构对生物活性贡献 μ 与取代基对活性贡献 a_{ij} 之和，如式（1-15）。

$$\lg(1/C)=\sum a_{ij}X_{ij}+\mu \qquad (1\text{-}15)$$

式中，X_{ij} 指取代基 X_i 在 j 位置上的有无。若有，X_{ij} 赋值为 1；若无，赋值为零。氢原子也作为取代基。取代基增加生物活性，a_{ij} 值为正；降低活性，a_{ij} 值为负。

为了使计算结果有统计学意义，化合物数目要多于取代基数目至少 5 倍；每个取代位置上某取代基出现的次数不应低于 2 次，且各取代基在某位置上出现的次数宜大体相同；为了用最少数目化合物作统计，取代基的组合要合理；统计结果不能引申到未研究的取代基。

1.6.2.2 Fujita-Ban 改良模型

Fujita 和 Ban 把所有位置的氢取代的活性贡献作为零，常数项 μ_0 应是未取代的母体化合物的生物活性。取代基各个位置的基团活性贡献 a_{ij} 都是相对于氢的贡献，如式（1-16）：

$$\lg(1/C) = \sum a_{ij} X_{ij} + \mu_0 \tag{1-16}$$

式中，a_{ij} 和 X_{ij} 意义同式（1-15）。由于所有取代基的贡献是以氢的活性贡献假设为零的基础上求得的，简化了计算，比经典法运算操作方便得多，所以目前基本上以 Fujita-Ban 改良模型代替了经典法。

1.6.2.3 Hansch 和 Free-Wilson 法混合模型

一般地说，Hansch 分析运用于取代基种类比较多而取代基位置不多的场合，Free-Wilson 模型运用于取代基数目较多且每一取代位置取代基变化不多的场合。有时可将两者混用，在 Free-Wilson 模型式（1-15）或式（1-16）的基础上，再加上 Hansch 分析中的一些理化参数和指示变量，成为 Hansch 和 Free-Wilson 法混合模型，可得到相关性良好的构效关系。

1.6.3 分子连接性法

分子连接性法（molecular connectivity）是在拓扑学上发展起来的一种方法。Randix 根据图论把分子内各原子相互连接状态的拓扑学性质用简单的字符串表示，将化学结构变成隐氢图，即化合物略去氢原子后的分子骨架图，然后把结构信息用字符表达出来，其中反映化合物分支程度的分支指数与化合物的某些性质呈线性关系。量子化学家 Kier 在此基础上建立起了分子连接性法，把分子连接性指数 χ 作为分子拓扑性质的描述符。化合物中各原子的点价 σ_i 等于原子的价电子数减去该原子所连的氢原子数目。碳原子的价电子数等于 4，氮原子等于 5，氧原子等于 6，而各种卤素原子和硫原子的价电子数是经修正后的非整数。根据化合物的点价可以计算出各个不同形式的子图项，再对所有子图项求和计算出分子连接性指数 χ。

分子连接性指数 χ 是以数值的形式反映了分子中原子的数目和状态，也反映了这些原子的排列，它与许多物理化学性质如沸点、疏水性参数、立体参数等有显著的相关作用，也与分子的生物活性相关，可用于定量构效关系研究。分子连接性指数 χ 只需靠计算就可以得到，不必做任何实验来获得理化参数，这对于文献中没有相应的理化参数可查，或者把不同结构类型的化合物综合在一起进行构效研究的情况是很有用的。但是分子连接性指数 χ 和 Free-Wilson 法所采用的结构参数一样缺乏明确的物理意义，因此所得的构效相关式对指导新化合物设计存在一定的问题。

以上三种研究定量构效关系的主要方法，尤其是 Hansch 方法，在定量药物设计上有许多成功的例子，一些药物就是应用 QSAR 法发现并在临床上应用的，例如诺氟沙星。我国在 QSAR 方面也进行了一定的研究，比如抗癫痫药物，芬太尼类镇痛剂，氨基嘧啶类和三嗪类 DHFR 抑制剂，氨苄青霉素类、林可霉素类等抗生素，缩氨基脲类抗消化性溃疡药物，溴代乙酸酯类抗日本血吸虫病药物，酪氨酸激酶抑制剂，以及青蒿素类抗疟药等。

参考文献

［1］ 赵建，蒋兴凯，译. 药物化学原理. 北京：中国医药科技出版社，2005.

［2］ 郭宗儒. 药物化学专论. 北京：人民卫生出版社，2012.

［3］ Patrick G. 医药化学. 北京：科学出版社，2003.

［4］ Silverman R B. The organic chemistry of drug design and drug action. 2nd ed. 北京：科学出版社，2007.

［5］ Smith H J. Smith and Williams' introduction to the principles of drug design and action. 4th ed，CRC Taylor & Francis，2006.

［6］ Kubinyi H. Strategies and recent technologies in drug discovery. Pharmazie，1995，50：647.

［7］ Drews J D. Drug discovery：a historical perspective. Science，2000，287（5460）：1960-1964.

［8］ Lombardino J G，Lowe J A. The role of the medicinal chemistry in drug discovery then and now. Nat Rev Drug Discov，2004，3：853-862.

［9］ Zheng W，Thorne N，McKew J C. Phenotypic screens as a renewed approach for drug discovery. Drug Discov Today，2013，18：1067-1073.

［10］ Swinney D C，Anthony J. How were new medicines discovered. Nat Rev Drug Discov，2011，10：507-519.

［11］ Paul S M，Mytelka D S，Dunwiddie C T，et al. How to improve R & D productivity：the pharmaceutical industry's grand challenge. Nat Rev Drug Discov，2010，9：203-214.

［12］ Overington J P，Al-Lazikani B，Hopkins A L. How many drug targets are there. Nat Rev Drug Discov，2006，5：993-996.

［13］ LaMattina J L. Drug Truths：Dispelling the myths about pharma R & D. New Jersey：Wiley，2009.

［14］ Bissantz C，Kuhn B，Stahl M. A Medicinal Chemist's Guide to Molecular Interactions. J Med Chem，2010，53：5061-5084.

［15］ Scott D E. Small molecules，big targets：drug discovery faces the protein-protein interaction challenge. Nat Rev Drug Discov，2016，15（8）：533-550.

［16］ Singh J. The resurgence of covalent drugs. Nat Rev Drug Discov，2011，10（4）：307-317.

［17］ Gadakar P K，et al. Enrichment of potent GSK-3 beta inhibitors from docking studies in the enzyme active site. Curr Sci，2007，93（8）：1100-1107.

［18］ Palomo V，et al. Exploring the binding sites of glycogen synthase kinase 3. Identification and characterization of allosteric modulation cavities. J Med Chem，2011，54（24）：8461-8470.

进一步参考和选读文献

［1］ 郭宗儒. 药物化学总论. 第3版. 北京：科学出版社，2010.

［2］ Erhardt P W. Medicinal chemistry in the new millennium. A glance into the future. Pure and Applied Chemistry，2002，74：703.

［3］ Krogsgaard-Larsen P，Stromgaard K，Madsen U. Textbook of drug design and discovery. 4th ed. Boca Raton：CRC Press，2010.

［4］ Wermuth C G. The practice of medicinal chemistry. 4th ed. Academic Press，2015.

（叶德泳）

各种科学彼此之间是有内在联系的，为了解决某一科学领域里的问题，应该借助于其他有关的科学知识。

阿尔弗雷德·贝恩哈德·诺贝尔
【瑞典化学家、工程师、发明家、炸药的发明者】

新药发现中的化学信息学和生物信息学

当前新药的研究和开发呈现两大特点。一方面，现代药物创新过程不断产生大量的生物学数据和化学数据，高效存储、管理它们并在此基础上进行有效的信息挖掘，是药物创新面临的极大挑战，这样的需求只能通过新的计算机技术和信息学方法得以实现。另一方面，现代新药研发与化学和生物学的结合也越来越紧密。化学信息学不仅为生物信息学提供了理论和技术，推动其发展；同时，化学信息学和生物信息学不断产生的新的理论、方法和技术在药物研究领域内已被广泛应用，而且越来越重要，已成为推动药物研究的两大支柱。

在新药研究中，为了探索和阐明药物的结构、理化性质和生物学性质，以及药物在体内作用的分子基础，离不开化学信息的解析。一般而言，化学信息学主要是处理小分子问题，生物信息学则主要研究生物大分子，如基因和蛋白质。但在研究小分子如何与蛋白质等大分子相互作用时，则是二者的交集，这一交叉领域正是新药研究中的核心内容之一（图 2-1）。

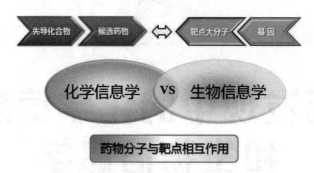

图 2-1　化学信息学和生物信息学的研究对象

正因如此，化学信息学和生物信息学在新药的研究和开发中发挥了越来越重要的作用。化学信息学尤其注重于有用信息的提取，可以对各种药物的化学分子信息进行搜集、储存、整理、计算和分析，最终为药学的发展提供全方位的支持和保证。通过化学信息学的运用，可以整合药学学科的相关知识，提高药学信息的获取、转化与共享的能力，加快信息、知识与智能的转化速度，从而为解决阻碍药学发展的瓶颈问题提供更多的方法和途径。

当前，化学信息学和生物信息学方法已越来越多地应用到新药的发现和前期研究，尤其是在药物先导化合物的识别和设计过程中，发挥着无可比拟的作用。在新药研发的整个流程中，生物信息学主要侧重于前期靶点的识别（target identification）和靶点的确证（target

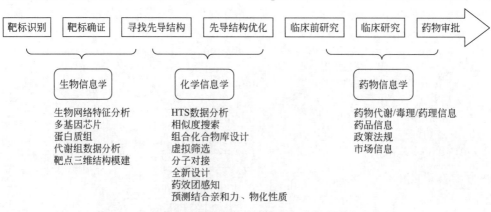

图 2-2　生物信息学和化学信息学在创新药物研究中的作用

validation)，而化学信息学的应用更侧重于药物发现中的先导结构寻找及其结构优化（图 2-2）。

在现代药物创新过程中，如何从大量实验数据中快速、准确地获取有指导价值的信息是当前生物信息学和化学信息学工作者面临的难题之一。一方面，数据挖掘技术可以提供关键的技术支撑平台；另一方面，只有将生物信息学和化学信息学数据融合在一起，才有可能发掘出更多有价值的信息。为此目的，国际上已经出现了一个新的研究领域：生化信息学（biochemoinformatics），主要内容即是研究如何将生物信息学和化学信息学进行整合，从而为药物创新研究提供全面的信息学支持。

2.1　药物研究中的信息处理 ▪▪▪

新药研发是一项高投入、高风险、效率低下的工作。主要难点有两个：一是与疾病相关的靶点生物大分子的识别和确证；二是具有特定功能的活性分子的设计和发现。传统的新药发现缺乏理论指导，主要依赖大量的随机筛选，时间长，耗资巨大。随着人类基因组计划和蛋白质组学计划的实施以及生物信息学的兴起，大量疾病相关基因和作用靶点的发现，为新药研究提供了新的理论和思路。

当前的创新药物研究通过化学信息学工具整合生物信息数据库进行药物设计，打破了传统药物开发周期长、效率低、耗资高的瓶颈，是提高新药研发水平的关键。

2.1.1　化学信息学在药物研究中的作用及应用

化学信息学（chemoinformatics）在小分子药物发现中的作用已十分明显。化学信息学是一门新的交叉学科，它以大量有机分子的结构信息为主要研究对象，在 20 世纪 90 年代随着互联网的出现而迅速发展起来。它利用计算机技术和计算机网络技术，对化学信息进行表示、管理、分析、模拟和传播，以实现化学信息的提取、转化、设计、创造与共享。简而言之，化学信息学就是一门应用信息学方法来解决化学问题的学科。它旨在揭示化学信息的实质与内在联系，提供一个以化学结构为框架的通用化学语言，来组织化学领域的全部知识。如今，化学信息学已经取得了巨大的成就，为化学家们提供了许多新的研究工具和手段（化学信息处理方法、应用软件、化学数据库等），其研究对象从传统的研究领域（合成设计、结构解析、定量构效关系 QSAR 等）逐步扩展到了一些新的领域（虚拟组合化学、虚拟筛选、ADME/T 性质预测、全新药物设计等），现已成为化学、药物和生命科学研究不可或缺的工具。

传统化学研究的核心是为了解决三大永恒性问题：未知化合物的结构测定（结构解析）、具备某种特定性质的化合物分子结构的预测（分子设计）和化合物的制备方法（合成路线设计）。由于化学体系的高度复杂性，这些问题只有借助计算机技术和信息学的方法才能对浩如烟海的化学知识进行有效的处理，对结构变化引起的属性变化进行系统的搜索，并用智能程序模仿化学家的思维活动进行高速的推理，从而获得理想的解决方案。目前已有多种计算机辅助系统能够帮助化学家进行结构解析、分子设计以及辅助合成路线设计（见图 2-3）。

尤其是在药物分子设计领域，传统的先导化合物发现方法是先通过大量合成，然后再逐个筛选。这一过程周期长、成功率低、代价昂贵，具有很大的局限性。而计算机辅助药物分子设计通过计算机模拟手段可以预测具有指定药效的分子的可能结构。它通过对分子结构进行系统的有规律的变化和模拟，寻找分子性质与结构变化之间的关系，从而建立结构-性质关系模型用以指导设计新分子，极大地提高了新药发现的概率。此外，化学反应体系的高度复杂性决定了合成路线的设计难于用纯理论方法进行解决，而计算机可以根据将要合成的目标分子结构，进行合理的逐级分拆，模拟产生可能的分子片段或较小分子，并在不计其数的已知反应中进行搜索和评估，直到在数据库中找到易于获得的、比较简单的、合理的起始化合物——合成原料为止，这实际上就是一个优秀化学家的思想方式，通过自动化过程，可以帮助化学家设计出最优秀的合成路线。

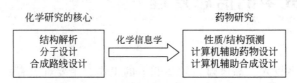

图 2-3　化学信息学在药物研究中的目标

当前，随着化学研究对象和数据信息的急剧增长，以及研究手段的不断丰富，分析和处理数据的时间已经远远超过了产生这些数据的时间。如何高效地从大量数据中进行有效的解析，发掘出有用的数值信息和准确的分子结构信息，从而获得更加具有针对性的信息服务，是当前化学信息学面临的主要任务。因此，化学信息学研究的核心就是如何更好地识别和表达有机小分子的信息，特别是与生物活性、毒性有关的结构信息，更深刻地发掘构效关系，更有效地从化学空间中选出类先导（lead-like）或类药（drug-like）结构，以便作为配体进行组合化学衍生和高通量筛选等，为新药发现提供更多高质量的候选活性分子。

2.1.2　生物信息学在药物研究中的作用及应用

生物信息学（bioinformatics）是在化学信息学的基本原理和技术基础之上发展起来的，通过对生物学实验数据的获取、加工、存储、检索与分析，进而揭示这些数据所蕴含的生物学意义。生物信息的源头是生物基因组的 DNA 序列信息。创新药物的发现通常是基于获得的蛋白质编码区信息，通过蛋白质空间结构模拟和功能预测，然后依据特定蛋白质的功能，进行天然生物大分子的改造和基于作用靶点的药物分子设计，如图 2-4 所示。

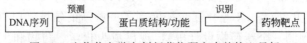

图 2-4　生物信息学在创新药物研究中的核心目标

从纷繁复杂的生物信息中寻找合适的药物作用靶点是生物信息学研究的核心目标之一。药物作用靶点是指具有重要生理或病理功能，能够与药物相结合并产生药理作用的生物大分子及其特定的结构位点。这些生物大分子主要是蛋白质，也有一些是核苷酸及其他物质。

通过对大量的基因和蛋白质数据进行分析和计算，可以发现新的功能基因或蛋白质结构，从而成为潜在的药物作用靶点。相应的计算方法和分析方法很多，主要有表达序列标签数据库搜寻、综合分子特征方法和结构生物学方法等。但是，要从这些候选药物作用靶点中确定哪些可能真正应用于临床有效，则必须对这些潜在的靶点蛋白质进行功能验证。目前药物研究的关键和主要瓶颈之一也就是如何从已发现的大量潜在靶点中筛选出真正有效的药物靶点。因此，生物信息学研究的重点自然而然地落在了对靶点的识别和确证上，通过分析靶点功能的获得和丧失所导致的影响，寻找出在疾病发生过程中发挥关键作用且具有较小不良反应的药效靶点。靶点识别的生物学实验方法主要有基因敲除、RNA干扰（RNA interference，RNAi）、蛋白组学方法、核酸酶法、免疫化学方法及转基因动物模型等。

然而，随着基因组学和蛋白质组学的迅速发展，目前的实验技术水平还远远满足不了如潮涌现的新基因解析的需求，有大量的蛋白质结构和功能不能及时地被实验方法解析出来。因此，利用生物信息学工具快速预测蛋白结构与功能特性，尤其是对那些难以通过实验手段测定结构的蛋白质而言具有重大的理论意义与实用价值。因此，预测蛋白质结构与功能也是生物信息学研究的另一个重要核心内容。

当前，开展新药研究已成为生物信息学研究的重要方向之一，可以帮助人们在药物开发过程中更早、更快地找到更佳的药物作用靶点，减少研发时间和降低临床试验的规模。此外，生物信息学通过对基因和蛋白质的研究，还能提供更多有关药物作用机制和作用过程的信息，广泛应用于药物作用机制、药代动力学及药物毒性的研究。可以说，药物研究已成为生物信息学用途最广、价值最高的应用领域之一。

2.1.3 数据挖掘在药物研发中的应用

随着信息技术、网络技术及数据库技术的迅猛发展，每天积累的数据大量增长，但在海量的信息面前，人们却日益面临数据丰富但知识贫乏的尴尬。当前，对数据的高效录入、查询和统计都已不成问题，但对隐藏在这些激增的海量数据背后的重要信息却难于揭示。而只有准确发现这些数据中隐含的关系和规则并加以利用，进而预测未来的发展趋势，这些信息才能转化成有用的知识，获得的数据才有存在的意义。面对这一挑战，数据挖掘（data mining，DM）技术应运而生。

数据挖掘是融合了数据库技术和人工智能技术的高级信息处理技术，它可以从大量的、不完全的、背景噪声大的、模糊的、随机的数据集中识别有效的、新颖的、潜在有用的以及最终可以理解的模式过程，从而达到发现或预测的作用。数据挖掘把对数据的应用从低层次的简单查询，提升到从中及时挖掘出有效的知识，不仅极大地提高了信息利用率，而且能够获得决策支持，显示出了强大的生命力和广阔的应用前景。

数据挖掘是基于知识发现为目的的，所以也称为知识发现。在对大量数据进行处理分析后，从中发现隐藏的、反映事物本质和预测事物发展趋势的有用知识和规律，然后将其表示为概念、规则、规律、模式、约束、可视化等多种形式，最终为决策提供服务。一般而言，数据挖掘主要有以下几个流程：首先通过数据清洗去除噪声数据和不统一数据，然后将多个数据源的数据汇总进行数据整合，根据当前要分析的主题从数据库中选取与其相关的数据进行筛选，并将数据转换成便于使用挖掘算法的形式。此时再进行核心的步骤进行数据挖掘，即使用智能化方法抽取出隐含的模式和规则，进一步通过验证新发现的知识来评估挖掘出的模式，最后将挖掘出来的模式以可视化的形式进行知识表示，如图2-5所示。

数据挖掘有多种方法，常用的有决策树（decision tree）、关联规则（association rule）、

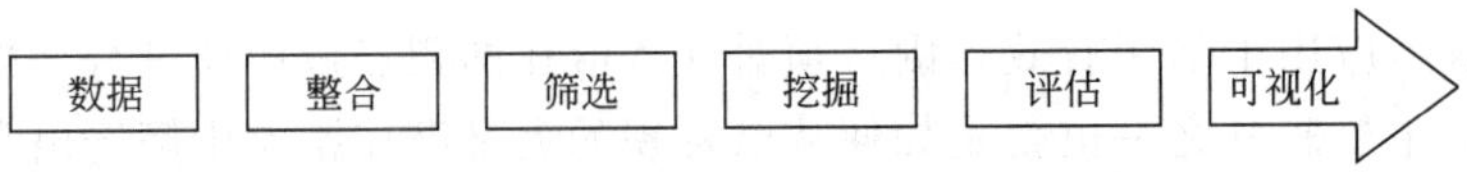

| 数据 | 整合 | 筛选 | 挖掘 | 评估 | 可视化 |

图 2-5　数据挖掘的一般流程

人工神经网络（artificial neural network，ANN）、粗糙集理论（rough set theory，RS）和遗传算法（genetic algorithm，GA）等。由于原理不同，各种方法所得结果有时并不一致，但都能够在不同侧面反映事物的本质。

早期的药物发现主要是从自然界和随机筛选中寻找，现在已转变为以机制和靶点结构为基础的发现与开发模式，这一过程也是药物研究从盲目发现到合理设计的转化。目前，大量疾病相关靶点及其潜在治疗药物已被发现，同时也积累了大量的生物信息数据。但这些药物、靶点信息大多是分散的，而且它们之间的相互关系错综复杂。因此，只有通过建立相应的数据库系统平台，将这些药物及其相关数据进行集中收集、管理、分析，从中挖掘出重要信息，才能增加在寻找新药过程中的主动性，真正做到有的放矢，最大限度地帮助创新药物的研究和开发。在这些方面，数据挖掘技术可以发挥重要的作用。

数据挖掘在新药研发中的作用就是要从化合物的结构数据库、生物活性数据库及基因靶点数据库中发现并找出药物的活性基团、生物活性目标、基因靶点以及这三者之间的对应关系，使药物研发人员能够较早预知药物功效，有目的地设计、构造新药物，并从更深层次了解、把握和描述药物的作用机理。这些数据库中的数据量非常庞大，只有借助数据挖掘技术才能从中找出有用和有效信息。

尽管数据挖掘技术尚不成熟，还处于发展之中，但它在药物研发中的应用优势是巨大且显而易见的。它能使药物研究人员更有效地收集和使用以往被淹没在大量数据中的知识，并提供增值的信息和知识。这些被挖掘出的知识和有用信息，能够帮助科研人员更好、更快、更有效地进行决策，从而提高药物研发水平，加快药物研发速度。

2.1.3.1　数据挖掘在药物蛋白质组学与药物发现中的应用

蛋白质组学是基因组和药物发现之间的桥梁。药物蛋白质组学研究不仅有助于发现治疗的可能靶点，也将明显提高药物发现的效率。基因组研究提示，人类至少有数万个基因和更多的蛋白，其中控制人类疾病的药物潜在靶点蛋白有 5000～10000 个，然而在过去 100 年中发现的药物靶点仅有 500～1000 个蛋白。当前，有近 1.5 万个蛋白的三维结构已经公开且可方便地使用，大量原始的数据和精细的同源性模型工具能预示大量的药物相关蛋白靶点的结构和潜在的配体结合位点及其物理化学特性。数据挖掘技术可以迅速转化这些有价值的信息，发现潜在的疾病治疗靶点。

现有的大量医学文献中，存在着许多有价值的不为人知的信息和知识，利用数据挖掘技术，完全可能从已有的文献中发现大量有价值的信息和知识，用于指导新药设计。

另外，广泛使用的高通量筛选和组合化学技术也产生了大量的药学数据，使用数据挖掘技术，能够仅仅依据较少的生物化学实验就从化合物数据库中发现药物靶点分子，从而降低药物开发过程中寻找类药性先导化合物的时间和成本。

类似地，数据挖掘技术也已开始应用于疫苗的筛选，可以降低由于人体免疫系统的复杂性带来的困难，为疫苗的开发带来了新的曙光。

2.1.3.2　数据挖掘在中医药现代化中的应用

中医药与计算机技术的结合是适应中医药信息化的必然结果。珍贵的中医药资源是我国历代医药学家经过千百年的医疗实践创造、总结的有效方剂的精华，其药效已得到了充分的证明，而且大都具有低毒低不良反应的优点。显而易见，相比其他方法，从中医药中寻找新的活性成分或先导化合物来开发新药，其命中率更高，风险更小，希望也更大。而且，对中医药而言，治疗同一病症的不同中药植物里面必定蕴含着对疾病认识和治疗的科学规律。发现这些隐藏的关系与规律，提炼出其中蕴藏的新理论、新方法，不仅可以对中医药经验进行有效的总结与传承，深化对其本质规律的认识和理论系统化，而且对于新药的创制具有十分重要的意义。数据挖掘为完成这些研究提供了新思路和新技术。

中药药性理论是中药配伍应用的核心内容之一。利用数据挖掘方法对中医药复方配伍历史数据进行智能分析，可以协助中药药性的完善研究，实现针对中医病症与复方配伍的本质规律认识，进而为有效进行复方精简和合理配伍提供理论支持。运用数据挖掘的分类方法可以依据药性特征的辨识结果，对未归类的中药进行分类预测；用决策树和关联规则分析可以自动对药物进行功效分类与其药性特征之间的关联模式或规则研究；粗糙集理论可以实现对药物分类的简化药性特征研究等。此外，数据挖掘技术还可以对中药复方中的化学成分结构、含量与已知药效之间的关系，复方成分结构与药理、毒理之间的关系等进行总结和提炼。

当前，数据挖掘已经广泛应用于中医文献整理；中药属性间关系的研究，如功能-药性关联规则，药性-药理作用等；中医病证与复方组方的关系，中医症候与现代医学临床表现之间关联的关系，中药指纹图谱和中药复方等许多领域的研究。

另外，与西药不同，中药具有"多靶点、多成分及低亲和力、低选择性、协同作用"的药效特点，完全按照西医西药单成分、单靶点模式进行研究显然并不合适，需要更合理的方式来解释和研究中药药效及其作用。随着基因、蛋白质组学和系统生物学的发展应运而生的网络药理学注重药物作用的整体结果，采用网络分析的方法观察药物对病理网络的干预与影响，其研究理念同中药发挥整体疗效的观点十分相似，为中医药的现代化研究提供了新的指导思想。运用网络药理学研究中医药可以系统地刻画中医药的整体性特征，目前已被广泛运用于中药药理、方剂配伍、中药药性与疗效等诸多研究领域中。在药物开发方面，网络药理学在全面地理解药物的靶点和脱靶点效应、药理作用、毒性和不良反应、药物靶点预测、药物组合预测等方面也具有重要作用。

网络药理学是基于系统生物学（system biology），尤其是从生物网络的角度研究疾病的发生发展过程，从而认识药物与机体的相互作用并指导发现新药。其基本思想认为通过干预疾病的病理网络，而非仅仅是与疾病相关的个别基因，才能达到综合的防治效应。其研究方式是借助高通量组学数据、分子网络数据以及计算机模拟分析，通过网络模型分析药物与靶点及疾病间的因果关系，认识生命活动规律以及药物对机体的作用机制，进而设计能够同时作用于多个靶点的创新药物。采用的主要计算方法有网络拓扑分析、靶点准则分析、分类分析、聚类分析以及回归模型分析等（参见5.3.4）。

在传统方剂和中成药的研究中运用网络药理学，可以有效地预测针对靶点网络的新药物组合，发现潜在新药。对中药分子成分数据基于系统生物学研究进行整合和建模，以此描述生物系统的结构及对特定干扰的应答，实现实验研究、数据处理和数学建模三位一体。运用网络药理学可以描述和计算中医药中分子与分子、细胞与细胞、系统与系统之间复杂的相互作用关系，并进一步预测和演绎在生理和病理条件下系统的发展趋势、演化过程与结果，进而发现新机制，开发新药物，提出新的防治措施。

在中药网络药理学的研究中，数据挖掘技术同样占据核心地位。无论是基于已知的数据库数据构建药物作用或相关疾病网络，还是基于组学数据构建的药物-靶点网络-疾病网络模型，数据挖掘技术都可以发现药物在此网络中与特定节点的相互作用关系，从而理解药物和机体相互作用规律，不仅可以明确药物作用机制和发现新靶点，也使得药物研究更具整体性。

利用数据挖掘技术研究中医药，从中医药历史文献及中医药现代研究数据中提取特征，寻找规律性信息，形成用数字描述和表达的中医药内容，是推动中医药研究现代化的核心内容。随着中药化学成分、药理、临床应用、毒性和代谢等数据的增加及其广泛交叉渗透，利用数据挖掘技术在网络药理学基础上探讨疾病-处方-中药-化合物-受体等多方面数据的相互关系，将为中医药信息的深度挖掘及现代化研究提供新的平台。

2.1.3.3 数据挖掘在药物设计中的应用

药物发现中一个重要的任务是鉴定获得的活性化合物特征。数据挖掘技术可以建立自动化的预测系统，能够有效地用于预测设计药物的分子生物活性，从而极大地提高工作效率。

定量构效关系（QSAR）研究是数据挖掘在药物设计中的重要应用。广泛和深入的研究已经揭示出药物分子越来越多的性质和生物活性，通过数据挖掘从一系列已知活性的化合物中找出它们之间的定量关系，建立起化学和生物学之间的桥梁，就可以用于预测新化合物的活性，指导定量药物设计和新药筛选。此外，数据挖掘还是构建生物活性与基因靶点、基因靶点与化合物结构之间桥梁的有效手段。

2.1.3.4 应用数据挖掘构建反应知识库

由于化学合成在很大程度上仍然是一个基于直觉和经验的过程，经典的方法以及计算机辅助合成设计都不能完全满足合成化学家的需要。随着高通量筛选和组合化学的普遍使用，化学家需要处理和应用大量的数据来设计更多和更专一的化合物。通过挖掘反应数据库，寻找显著的反应知识来构建通用的反应知识库，可以为化学家提供更为有用和经过组织的知识。

2.2 化学小分子的处理 ■■■■

2.2.1 化学结构的编码

数据的计算机化是任何学科进行信息学研究的第一步。对于以化学为代表的一些学科，其数据的复杂性使得寻找高效的计算机存储和搜索方式成为开启信息化研究大门的敲门砖。

化学结构的命名规则相当复杂，按其名字进行化学结构的检索十分困难，而按化学结构检索则方便简单。因此，化学结构的表征实际上是化学信息学研究的一项重要任务。

　　在传统的化学物质数据库中，多采用化学物质结构图片作为化学物质结构信息的储存和处理方法。这种方法具有明显的缺点：首先，作为平面图形的结构图片并不能完全反映化学物质分子结构的真实情况，因而在判断空间结构时容易造成偏差；其次，化学物质结构式图片的绘制方式和格式也没有完全统一，使得来源不同的结构式图片不尽相同；最后，结构式图片信息在数据库中的保存占用大量空间，造成检索效能低下。因此，为了让计算机能高效地"读写"化学结构，必须通过科学的、人为的语言对其进行描述，实现对化学结构的计算机编码，从而让计算机能识别和检索化学结构。

　　分子结构的编码是实现化学文件在计算机中进行存储和检索的基础。根据编码原则和方法的不同，现行的编码方法可分为系统命名码、碎片码、线性码、拓扑码、连接表等。这些编码各具特点，如图 2-6 所示。系统命名码中最著名的是 IUPAC（International Union of Pure and Applied Chemistry）系统码和美国《化学文摘》（CA）索引名码。但它们对化学结构只起到一个代号的作用，不包含任何结构信息，不便于计算机内部的编码和存储。碎片码是将分子结构分割成不同的片段，利用不同片段编码的组合命名的一种编码方式，基本上能满足计算机处理分子结构的需要，但对于没有被定为碎片的亚结构或子结构则不能用于检索。同碎片码一样，线性码也不能检索亚结构。拓扑码是直接描述分子中结构单元的性质及其相互位置关系的编码，连接表是分子结构单元及其拓扑的列表，这两种编码都比较适合用于计算机内的编码和存储，是目前主要的编码方式。

Representation	Name
Caffine	Common Name
trimethylxanthine coffeine, theine, mateine.	Synonyms
$C_8H_{10}N_4O_2$	Empirical formula
3,7-dihydro-1,3,7-trimethyl-1H-purine-2,6-dione	IUPAC Name
58-08-2	CAS Registry Number
T56 BN DN FNVNVJ B1 F1 H1	WLN Notation
CN1C=NC2=C1C(=O)N(C(=O)N2C)C	SMILES
1S/C8H10N4O2/c1-10-4-9-6-5(10)7(13)12(3)8(14)11(6)2/h4H.1-3H3	Inchl
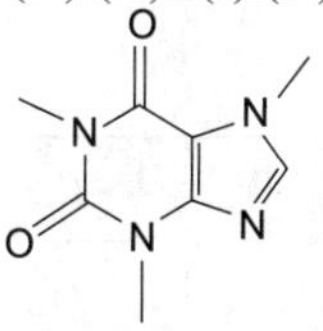	Markush Structure

	1	2	3	4	5	6	7	8	9	10	11
1	0	1	0	0	0	0	0	0	0	2	0
2	1	0	2	0	0	0	0	0	0	0	0
3	0	2	0	1	0	0	0	1	0	0	0
4	0	0	1	0	1	0	0	0	0	0	0
5	0	0	0	1	0	1	0	0	0	0	0
6	0	0	0	0	1	0	2	0	0	0	0
7	0	0	0	0	0	2	0	0	0	0	0
8	0	0	1	0	0	0	0	0	1	0	0
9	0	0	0	0	0	0	0	1	0	1	0
10	2	0	0	0	0	0	0	0	1	0	1
11	0	0	0	0	0	0	0	0	0	1	0

(Connection Table)

Representation	Name
[OH]c1cccc1	Fragment Code
0000100110100111	Fingerprint
5244987098423150	Hash Code

图 2-6　化学结构的几种主要编码

2.2.2 分子结构的计算机表示

2.2.2.1 分子结构的层次

化学分子结构可以分为三个层次，一维结构（1D）、二维结构（2D）、三维结构（3D）。如图 2-7 所示，1D 是指分子中原子的排列，2D 是指分子中原子的键连情况，即分子的拓扑结构；3D 除了分子的拓扑结构外，还包括分子中各原子的空间排列位置。

分子 1D 和 2D 的编码通常采用线性码和文本串的方法进行编码。前者是分子结构的一维表达方式，后者是分子结构的二维表达方式。

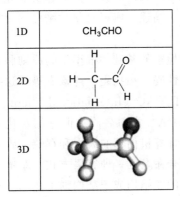

图 2-7 化学结构层次

2.2.2.2 线性码

线性码是一种用字母和数字的线性序列来表示化合物结构的编码方式。它将化学结构拆成碎片，用符号来代表，并连成长串。其中 SMILES（Simplified Molecular Input Line Entry System，简化分子线性输入系统）已被广泛用于化合物分子结构的存储和数据分析，并成为国际通用的技术和统一标准。SMILES 码用 ASCII 字符串来描述分子结构，可以很方便、紧凑地表示分子的化学结构信息，也能被大多数分子编辑软件导入并转换成分子的二维图形或三维模型；SMILES 算法还可以在结构式图和编码之间进行转换。因此，很多数据库都将 SMILES 码作为化学物质结构信息保存起来，既可以减少占用系统空间，提高服务器检索效率，也能够体现化学物质属性信息，方便查询分析。此外，SLN（Sybyl linear notation，Sybyl 线性标记法）也是一种很通用的线性编码。

在 SMILES 体系中，按化合价模型，每个原子被氢原子饱和；双键用"＝"表示；三键用"♯"表示；环化分子用闭合原子序号表示；芳香环中不饱和原子用小写字母表示，如表 2-1 所示。

表 2-1 SMILES 中的表示方法

甲烷	CH_4	C
水	H_2O	O
乙醇	C_2H_5OH	CCO
氰化氢	HCN	C♯N
环己烷	C_6H_{12}	C1CCCCC1
吡啶	C_5H_5N	n1ccccc1

如表 2-2 所示，在 SMILES 体系中，分子中分支用"（）"表示；用"／"和"＼"表示双键顺反异构；对映异构中的手性原子用"〔〕"表示，@表示反时针，@@表示顺时针。

表 2-2　SMILES 中的立体结构表示

异丁酸	$(CH_3)_2CHCO_2$ HCC(C)C($=$O)O
反式二溴甲烷	Br/C$=$C/Br 或 Br\C$=$C\Br
顺式二溴甲烷	Br\C$=$C/Br 或 Br/C$=$C\Br
L-丙氨酸	N[C@@H](C)C($=$O)O
D-丙氨酸	N[C@H](C)C($=$O)O

2.2.2.3　文本串

文本串是把分子式与连接表联系起来的扩展分子式，这种表示方法可以用图、矩阵或连接表来表示分子内部的连接。

当化学分子被简化成原子用点代表并用线连接为边（键）的图时，这种图称为拓扑图。它只表示原子之间的连接和键类型，不包含任何三维结构信息，如图 2-8 所示。

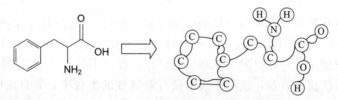

图 2-8　分子结构的图论表示

化学分子也可以表示为矩阵。具有 n 个原子就表示为一个 $n \times n$ 的矩阵。图 2-9 为 7 个原子组成的一个邻接矩阵。在这个矩阵中，给出了所有原子的连接，行列交叉处的原子如果相连则值为 1，否则为 0。邻接矩阵提供了分子结构的连接性，但没有提供关于原子类型和键的阶数信息，因此，还提出了其他几种矩阵，以表述分子结构中不同的原子和键的类型，如距离矩阵、关联矩阵、键矩阵和键-电子矩阵。这些矩阵分别提供了给定原子之间的最短距离信息、给定边与特定原子间的连接关系、相邻原子间键的阶数以及分子中所有原子的价电子数等信息。尤其是键-电子矩阵因为给出了分子中所有原子的价电子，包括成键和自由电子，因而也为化学反应的矩阵表达提供了基础。

由于用矩阵来表达分子图会使得其项数随着分子中原子数的平方递增，而理想的表达是项数与分子中的原子数目呈线性递增。对于分子而言重要的是区分每个原子和键，因此可通过列出原子及其对应的键，从而仅用一项来表示原先矩阵中由行和列两项共同表达的信息。这样的表达称为连接表（connection table，CT）。如图 2-9 所示，将任意标记的原子排列成原子列表，然后把表示相连原子的键的信息储存在第二张表里，对应的连接的键的阶数以整数代码存在第 3 列（1 为单键，2 为双键等）。在上述例子中，2 号原子（碳）和 3 号原子（氧）是以双键相连的，而 1 号原子（碳）与 4、5、6 号氢原子均以单键相连。

另外，连接表也可以通过加入其他的列表，如列出自由电子和/或分子中各原子所带的电荷而得到扩展。

2.2.2.4　分子结构的 3D 表示

化学分子的 3D 结构通常采用直角坐标法和内坐标法来描述分子中各原子的空间排列。

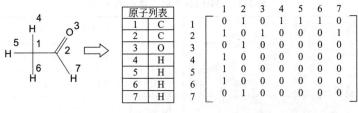

原子列表			1	2	3	4	5	6	7
1	C	1	0	1	0	1	1	1	0
2	C	2	1	0	1	0	0	0	1
3	O	3	0	1	0	0	0	0	0
4	H	4	1	0	0	0	0	0	0
5	H	5	1	0	0	0	0	0	0
6	H	6	1	0	0	0	0	0	0
7	H	7	0	1	0	0	0	0	0

原子列表		键列表		
		第一个原子	第二个原子	键级
1	C	1	2	1
2	C	2	3	2
3	O	2	7	1
4	H	1	4	1
5	H	1	5	1
6	H	1	6	1
7	H			

图 2-9　分子结构的矩阵表达

直接坐标法也称为笛卡尔坐标（Cartesian coordinate）。它直接以空间坐标的 3 个变量 $(x，y，z)$ 来表示一个原子的位置，每一个原子坐标用一行来表示，如图 2-10 甲烷分子的表示。此外，化学键信息一般以附加信息另外保存；也可不保存，在调用时可根据标准数据计算得到。这种方法比较直观，适用于表示没有对称性的大分子，其自由度为 $3N$，在结构优化时不会出现坐标耦合的问题。可以描述一组离散的分子，一般用于分子力学程序的输入数据文件。

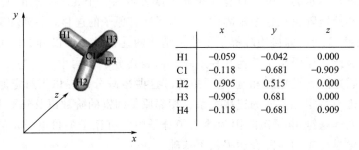

	x	y	z
H1	−0.059	−0.042	0.000
C1	−0.118	−0.681	−0.909
H2	0.905	0.515	0.000
H3	−0.905	0.681	0.000
H4	−0.118	−0.681	0.909

图 2-10　化学结构的直接坐标表示

内坐标法（internal coordinate）是基于一些内部坐标来描述相互连接的原子之间的空间排列。在内坐标中，每个原子的位置是以它与其他原子间的 3 个相对位置关系：键长（实际是原子间距）、键角、二面角来表示的，如图 2-11 所示。内坐标借助变量表示分子的对称性非常方便，大大节省计算时间，适用于描述一个分子内各原子之间的相互关系，因此在量子化计算中经常用到。但对于较大的体系，在结构优化时可能出现严重的坐标耦合。

分子的内坐标通常采用 Z-矩阵来描述。图 2-12 是乙烷的 Z-矩阵，其中每一行代表了分子中的一个原子，第 1、3、5、7 列表示分子中的原子号，第一行中的原子 1 表示位于原坐标系的碳原子，第 2 个碳原子与第 1 个原子间的距离是 1.52300Å（1Å＝0.1nm），通常位于主轴位置，即 x 轴。第 3 个氢原子与第 1 个碳原子间的距离是 1.11300Å，原子 3-1-2 之间的夹角是 110°。第 4 个氢原子与第 1 个碳原子间的距离是 1.11300Å，原子 4-1-2 之间的夹角是 110°，原子 4-1-2 组成的平面和原子 1-2-3 组成的平面之间的二面角是 109°。

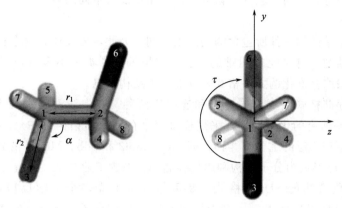

图 2-11　1,2-二氯乙烷的内坐标
r_1 和 r_2 为键长；α 为键角；τ 为扭转角

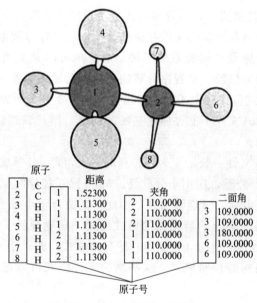

原子			距离		夹角			二面角
1	C							
2	C	1	1.52300					
3	H	1	1.11300	2	110.0000			
4	H	1	1.11300	2	110.0000	3	109.0000	
5	H	1	1.11300	2	110.0000	3	109.0000	
6	H	2	1.11300	1	110.0000	3	180.0000	
7	H	2	1.11300	1	110.0000	6	109.0000	
8	H	2	1.11300	1	110.0000	6	109.0000	

原子号

图 2-12　乙烷的 Z-矩阵

以上两种表示法是可以互相转化的。Z-矩阵完整描述了分子中原子的空间排列，所以通常作为量子化学计算中的输入文件。但与连接表不同的是，Z-矩阵中并没有直接关于分子连接性的信息。因此，如果需要比较不同分子在空间中的整体差异，不计算与分子对称性相关的信息，笛卡尔坐标要比内坐标好一些。

2.2.3　化学结构信息的存储

2.2.3.1　分子结构文件格式

分子的三维结构必须存储为一定格式的文件才能被计算机软件所正确识别，并进行相应的图形显示以及进行各种性质的计算。分子结构除了指分子中各原子的空间结构之外，也包括分子中各原子的电荷信息或电子结构。分子结构文件还可能包含分子的手性结构、物理化学性质、注释等信息，不同的软件会根据不同的用途加入不同的内容，使文件在格式和内容上有所变化。

　　由于不同的化学结构文件所包含的信息项不同，因此，要在任意两个化学软件之间毫无损失地传递化学结构信息是比较困难的。如果选取的文件类型不合适，就可能造成信息丢失。因此，必须采取标准化的文件格式来存储分子结构信息。

　　目前常见的存储格式主要有线性码和连接表两种，其中线性码主要为 SMILE 格式和 SLN 格式，而几乎所有的化学软件都采用连接表来存储化学结构。在众多的分子结构存储文件格式中，应用较广泛的主要有 3 种，即 mol、mol2 和 pdb。Mol 是由分子设计有限公司（MDL）提出的，已经成为分子结构和属性存储和交换的工业标准。在此基础上又扩展出可包含 1 个或多个化合物的 SDfile 格式，及可包含 1 个或多个化学反应的反应数据文件 RDfile。Mol2 文件格式是由 Tripos 公司推出的与 Tripos 分子力场对应的文件形式。蛋白质结构数据库的 pdb 文件格式主要用于存储生物大分子，如蛋白质和多核苷酸的 3D 结构信息，也可用于有机小分子的结构存储。此外，还有晶体图像信息文件 cif，是应用于晶体学的存储 3D 结构信息的文件格式。这些存储格式大多是以文本形式存储的。

　　Mol 文件格式是一种非常简单的文件存储格式，常用来存储数据库文件。它存储了一个分子的元素组成、原子坐标及连接关系等三种信息。单 mol 格式有三大缺点：首先，不能存储原子的电荷信息，如果想把一个程序计算的电荷信息读入另外一个程序中时，不能采用 mol 格式；其次，mol 格式仅保存原子的元素信息，当需要更为精确的原子分类定义时不能采用 mol 格式；此外，mol 文件不能存储氨基酸的信息，因此只适用于有机小分子的存储，不适合生物大分子的存储。

　　包含多个分子的 mol 文件一般定义为一种新的格式，即 sdf 格式。此外，Tripos 公司的 mol2 格式也可以保存多个分子，应用十分广泛。mol2 除了能够存储分子结构信息外，还可以方便地保存原子类型、电荷、键连等信息，因此，既适合于小分子也适合于生物大分子的存储，常常作为虚拟筛选中小分子数据库的格式应用于药物设计。一般而言，通常可采用 mol2 和 mol（sdf）作为小分子结构（数据库）的存储格式，而采用 mol2 和 pdb 作为生物大分子（蛋白质、核酸）结构的存储格式。这些结构文件格式可以被大多数分子模拟软件所接受。

　　Mol2 文件是纯文本文档，因此可以用任何文本编辑器来浏览其内容和进行编辑。图 2-13 是一个二肽的 mol2 文件。

　　Mol2 文件的开始部分以"♯"开始的行表示注释信息，包括分子名称、创建时间、修改时间等。以下主要分为四个部分，均以@＜TRIPOS＞字段开始。

　　第一部分@＜TRIPOS＞MOLECULE 介绍分子信息，包括分子名称 dimer，名称下一行中的数字"14 13 2 0 0"分别表示该分子结构中的原子数目、化学键数目、子结构数目、特征结构数目和原子集数目。接着是分子的类型和电荷类型信息，分别是大分子化合物（PROTEIN）和 UERER 电荷。

　　第二部分@＜TRIPOS＞ATOM 描述分子的三维坐标等信息，第 1 列为原子编号，第 2 列是原子名称，第 3~5 列是原子的三维坐标，第 6 列是原子类型，第 7~8 列表示原子所属的子结构，第 9 列是原子的部分电荷。

　　第三部分@＜TRIPOS＞BOND 描述分子的化学键信息。第 1 列是化学键的编号，第 2 和 3 列表示两个成键原子的编号，第 4 列是化学键的类型。

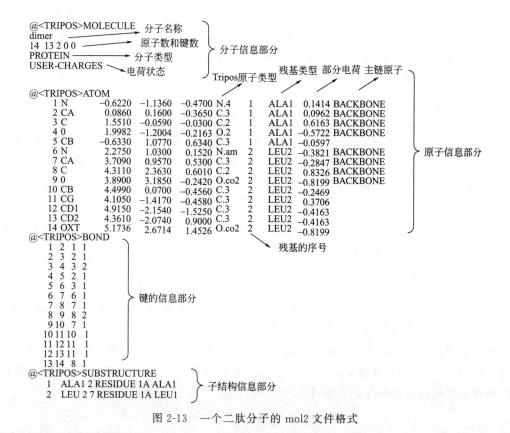

图 2-13　一个二肽分子的 mol2 文件格式

第四部分@＜TRIPOS＞SUBSTRUCTURE 描述子结构信息。该部分信息与第二部分的第 7～8 列相对应。

Mol2 文件格式中还可能包括其他附加信息，一般均由@＜TRIPOS＞字段开始。

2.2.3.2　分子存储格式及其相互转换

每种软件系统都有自己的分子存储格式，如 MDL 公司的 mol 格式（MACSS 格式），Tripos 公司的 mol2 格式，剑桥晶体数据库 CSD 的 fdat 和 cif 格式，蛋白质数据库 PDB 的 pdb 格式（ENT 格式）。不同格式的数据可以互相转换，但需注意的是，由于不同的格式支持的信息内容不同，各种格式之间的转换有可能造成信息的丢失，如有些格式不支持分子中原子电荷（如 pdb）或连接表的存储（如 mop），因此，需注意验证转化结果的正确性，仔细察看分子是否正确加氢、赋予电荷、给出连接表、是否保存了三维结构等。目前已有一些用于分子结构文件格式转化的工具可供利用，其中比较重要的有 babel、convert、ConSystant、VEGA、mol2mol 等。

此外，通过文件格式转换工具也可把编码翻译成结构式。RasMol（Rastering Molecules）是其中应用最广的工具。

2.2.4　分子性质的表示

确定化合物的性质是物质科学和药效学研究的根本目标，目前还不能直接根据分子的结构来预测其性质，需要采用间接的方法，即建立定量结构与性质之间的关系（QSAR），根据已有的实验数据（知识），将化学问题转化为数学问题，采用数理统计方法来揭示化合物活性或物理化学特征与其分子结构之间的定量变化规律。在模型中，首先需计算分子描述符，然后建立这些描述符与性质之间的数学模型来预测其关系，上述关系如图 2-14 所示。

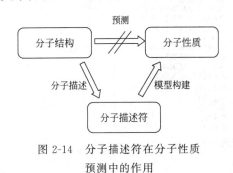

图 2-14　分子描述符在分子性质预测中的作用

分子描述符是指分子在某一方面特征的数学度量，既可以是分子的物理化学性质，也可以是根据分子结构通过各种算法推导出来的数值指标。分子描述符可以分为定量描述符和定性描述符。前者包括分子的物理化学性质（如摩尔折射率、脂水分配系数）、组成信息（如各类原子、氢键供体数、化学键计数）、分子场描述符、分子形状描述符和受体相关的描述符（结合自由能）、各种理论或实验光谱数据等。后者也称分子指纹，即将分子的结构性质、分子片段或子结构信息使用某种编码来表示。常用的分子指纹包括 Daylight fingerprints、MACCS keys、MDL public keys。

依据描述符计算所需的分子结构维数，分子描述符还可以分为一维、二维、三维等，列于表 2-3。针对不同的计算体系，分子描述符还有其他分类标准，如 Dragon 软件就根据描述符物理意义的差异划分为多个不同模块的描述符以代表不同的化学信息。

表 2-3　分子描述符的分类

描述符维数	描述符	示例
0D	原子数目	氢原子数,重原子数,原子数
	键数目	双键数,柔性键数
	分子量	分子量,平均分子量
	分子性质	脂水分配系数,酸性
1D	碎片数目	伯碳原子数,手性碳原子数,某官能团数
2D	拓扑描述符	连接指数,形状指数
3D	几何描述符	分子偏心率,回转半径
	表面性质	分子静电势,疏水势
	网格性质	CoMFA

分子描述符的计算是 QSAR 研究的基础，能否得到具有较高可信度和有效度的模型在很大程度上取决于所选择的描述符是否正确，因此，精确定义并且合理使用分子描述符非常重要。分子描述符的计算既可以通过专门的描述符计算软件实现，也可使用分子模拟软件包中有关描述符计算的模块。目前，各种软件提供的分子描述符已经超过 4000 种，而且各种分子描述符间可能存在较强的相关性，如何从中选择出与研究对象最密切相关的分子描述符是 QSAR 研究中首先要面对的问题。选择描述符的方法主要有逐步回归（SR）、主成分分析

（PCA）、因子分析（FA）以及偏最小二乘分析（PLS）等。需要注意的是，由于各程序采用的算法不同，即使是针对同一描述符，其结果也不尽相同。

2.2.5 计算机分子模型技术及结构显示

可视化是利用计算机图形学和图像处理技术，将数据转换为易于被人接受和理解的形式：图形或图像，通过在屏幕上显示出来，从而进行综合的交互处理的理论、方法和技术。

目前已有很多显示分子模型的方法，其中使用最为广泛的分子表征方法是二维结构图。其中一些显示类型是基于分子结构的，另一些则是通过表面和场来进行表征。

分子的结构模型按其类型可以分为三类：结构模型、表面模型和场模型。结构模型主要有骨架模型、棍状模型、球棍模型、CPK（空间填充）模型、带状模型等，这些模型显示了分子的三维结构。表面模型有等值面模型、范德华表面模型、分子表面模型等，显示了分子稳定状态下的作用面。这两种模型以实验数据为基础，对分子三维结构中原子的空间定位及其连接关系进行表达。尤其是对于蛋白质等生物大分子的表达，通过对 α 链、二级结构、模体（motif）等作合理抽象，将其表示为线、棍、球、范德华表面和条带，在帮助人们理解蛋白质空间结构及功能上起着重要作用，成为表达生物大分子的主要手段。

2.2.5.1 结构模型

结构模型在物理上是二维的，但通过增加一些光效果，可以获取三维信息，主要用于处理小分子化合物。图 2-15 是几种常用的结构模型。

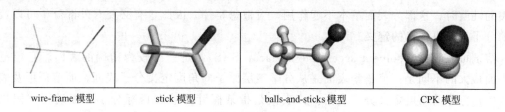

| wire-frame 模型 | stick 模型 | balls-and-sticks 模型 | CPK 模型 |

图 2-15　乙醛的几种计算机模型表示形式

线框（wire-frame）模型：最早用于表征分子结构的计算机模型，显示了每一个独立的化学键以及这些键所形成的角度。共价键用实线表示，共轭键一般用虚线表示。

细棍（stick）模型：只用细棍表示化学键，可以突出显示分子内原子的拓扑关系，对分子三维结构的表示要强于线框模型。

球棍（balls-and-sticks）模型：用来表现化学分子的三维空间分布。在此作图方式中，原子用球表示，键用细棍表示。棍的颜色和数量分别表示键的类型和性质，球的颜色表示原子属性，如原子的类型。

CPK（Corey-Pauling-Koltun）模型：是一种按原子的范德华体积大小显示分子外形的空间填充模型（space-filling model）。它是球棒模型的进一步发展，可显示更为真实的分子三维空间分布。实际工作中经常根据任意特征（诸如原子类型、基团类型、疏水性、静电势等物理化学特征）对不同原子进行着色，以观察这些特征在分子表面的分布情况。

2.2.5.2　生物大分子模型

在生物大分子如蛋白质、核酸中，由于要显示的原子数量较多，相互之间关系复杂，利用上面的这些模型就不能很好地显示出细节信息。因此通过简化模型，主要是通过二级结构或核酸骨架来进行表征。

圆柱体（cylinder）模型：主要用来表征蛋白质的二级螺旋结构。

带状（ribbon）模型：主要用来表征蛋白质的β-折叠结构。宽阔的带状模型主要应用于表示一个具有平行结构的缩氨酸键，另一些扁平的带状结构通过带有一些扁平的箭头来表征蛋白质的主结构序列。

管状（tube）结构：由一些小的管状物组成，也称为卷状结构或旋转结构。

2.2.5.3　分子表面类型

二维结构图和三维分子模型为描述许多化合物的化学和物理性质提供了结构基础，但是所有这些模型都是应用于表征分子的三维骨架模型，而不是实际的空间结构。分子实际上可看成是一个由分子表面覆盖着的物体，这个表面将三维空间分为由分子体积填充的分子内部和其他部分。通过对电子分布的着色，分子的表面能够表达分子的不同性质，如电势、原子电荷或疏水性等。以下是几种目前使用最为广泛的分子表面类型。

范德华表面（van der Waals surface）：是对分子表面的最简单表征，是由所有原子的范德华半径决定的。它是指当分子中暴露于表面的原子使用半径为范德华半径的理想球体表示时，由球体堆叠而产生的表面。其最大优点是形式简单，易于计算。但是可能引起所谓的"死体积"（dead space）。由于探针分子（一般为水分子）半径的限制，使其不能接触到死体积内的分子表面。死体积的大小随探针分子半径的增大而增大。在研究与两分子间表面接触有关的性质时，这部分表面基本不起作用，应被忽略掉。因此，有必要对外部分子可以接触到的分子进行更精确的定义。

溶剂可及表面（solvent accessible surface，SAS）：是一类较为精确的表面。它与范德华表面最大的不同是：范德华表面是从分子表层原子的角度定义分子表面，而溶剂可及表面是从探针分子的角度定义分子表面。该表面是指某探针分子在目标分子表面进行"假象滚动"时其球心形成的轨迹，因此，溶剂可及表面并不是目标分子的真实表面。在溶液中，探针分子一般指溶剂分子。

2.3　分子相似性搜索 ▪▪▪

2.3.1　基本概念

结构检索是维持化学数据库系统运行的基本功能。化学结构的检索可以分为全结构检索、子结构检索和结构相似性检索。在计算机辅助结构解析和分子设计研究中，相似结构检索极其重要。相似性规律指出，在化学与生物学体系中，结构相似的化合物通常具有相似的化学性质或相似的生物活性。因此，分子相似性的概念在现代药物设计中十分重要。

分子相似性可以简单地理解为两个分子在结构或性质上相似的程度，它是指分子的物理性质、合成途径、生物活性、结构、形状、三维分子场等方面的相似性。分子相似性可以用相似度和分子间距两种方式来表示，前者一般用于在数据库中搜寻相似的活性类似物，后者主要用于化合物数据库的多样性度量。分子相似性分析在分子设计、计算机辅助有机合成、计算机辅助波谱解析、化合物毒性预测等领域已广泛应用。

2.3.2　相似度计算公式

化学多样性的定量表达最常用的是用谷本系数（Tanimoto coefficient，又名 Jaccard coefficient）来计算两个对应实体 A 和 B 的相似度。Tanimoto 系数是基于定性描述符计算的，因此不能衡量实体间差异具体值的大小，只能获得个体间共同具有的特征"是否相同"这个结果，其值等于两个实体共同关联的特征数量除以两个实体分别关联的所有特征数量，也就是关联的交集除以关联的并集，用公式表示为：Jaccard $(X，Y) = X \cap Y / X \cup Y$，其值介于 $[0,1]$ 之间，如果两个用户关联的特征完全相同，交集等于并集，值为 1；如果没有任何关联，交集为空，值为 0。如图 2-16 所示。

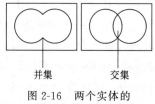

图 2-16　两个实体的交集和并集

对于两个实体分子 A 和 B，可以用化学空间中电荷和电势等描述符来计算比较不同分子的相似性系数。写出 Tanimoto 系数（T_c）计算公式为：

$$T_c = c / (a + b - c)$$

式中，a 为分子 A 中基础片段的描述符的数目；b 为分子 B 中基础片段的描述符的数目；c 为两个分子中共有的基础片段的描述符的数目。

相同分子 $T_c = 1$；分子没有共同描述符时 $T_c = 0$。

在进行虚拟筛选时，由于作用于相同的结合位点，命中物分子的形状也须具有一定的相似度，因此可用形状 Tanimoto 系数（Shape Tanimoto，ST）来定量表达分子形状的多样性。形状 Tanimoto 系数是关于形状相似性的基本定义描述，衍生于对象的最佳重叠。两个物体之间的失配量是一个真正的数学度量距离，遵循三角不等式关系，即三个物体 A、B、C，AC 之间的距离既不会大于 AB 间距离与 BC 间距离之和，也不会小于它们的差。而最佳的重叠导致更直观的形状 Tanimoto 系数，计算公式为：ST = overlap/$\sum$ self-overlap-overlap，即重叠区除以总自重叠与最佳重叠的绝对差的比值。其值从 1.0（完美重叠）到 0.0（无重叠）。如图 2-17 所示。

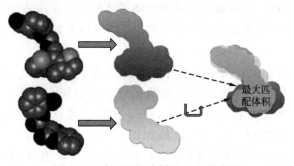

图 2-17　分子形状多样性匹配示意图

2.3.3 分子相似性搜索的应用

自 20 世纪 80 年代以后，药物设计进入了分子（酶）水平。高通量筛选、组合化学、计算机辅助药物设计（特别是虚拟筛选和定量构效关系）等技术为药物发现提供了飞速发展的可能。但是，组合化学合成的化合物却有着分子多样性差的缺点，成为发现药物先导化合物的一个重要瓶颈。因此，分子多样性已作为评估化合物数据库的一个非常重要的指标，其计算结果也可以直接用于数据库的搜寻以及高通量筛选的结果处理等。所以分子相似性也是分子多样性和分子聚类分析的基础。分子相似性计算是定量构效关系研究的依据和基础，其以分子描述符（descriptors）的计算为前提。根据相似性假设，结构相似的分子具有相似的分子性质或者分子指纹，因此可以利用各种途径得到的分子描述符来计算分子的相似性。在化学信息学中，用化学描述符来表示这一概念，即将化学结构转化为字符串，通过两字符串的比较来反映两化学结构的相似性。这种方法运算速度非常快，因此常作为数据库的一部分存储起来以加快搜索速度，如 Unity、ISIS/Base 等。常用的描述符计算软件有 Cerius2、Sybyl 等，描述符约 2000 个。

另外，除了用化学描述符来描述相似性外，由于图模型能够清晰直观地表示复杂结构，而化学结构图都可以看作以原子为顶点、以键为边的普通的图，因此可以根据结构图和拓扑图（结构特征）之间的相似性来处理复杂的化学结构信息，这里的相似性是指两个图形在拓扑结构上的近似度。但随着图结构数据库越来越大，以及图数据库的复杂性和特殊性，传统的搜索方法和优化算法已经不能满足复杂图查询的需要，必须对图进行预筛选、分类和编码，提取特征然后进行匹配，其中如何选择最有利的方法进行特征编码是一个难题。目前化学结构的图表示有矩阵和连接表两种，在化学信息学界被广泛接受的标准格式 mol 文件实质上就是连接表的表示形式。

除了用于寻找活性分子外，分子相似性搜索也可以用于预测有机小分子化合物的作用靶点，同样是因为结构或化学性质相似的小分子化合物通常对应于性质相同或相近的靶点。因此，通过比较给定分子与化合物数据库中已知作用靶点的小分子的结构或化学性质就可以预测给定分子的潜在作用靶点。用于进行相似性比较的描述符可以是一维、二维或三维的，其中二维描述符因其较高的计算效率而应用较广。

但是需要注意的是，尽管分子相似性可以给我们的研究以有力的指导，同时也要注意到，结构相似的分子并不一定总是具有相似的生物活性，尤其是在二维的尺度上。在分子设计中，三维结构的相似性更有意义，但是，由于分子的柔性，完全意义上的三维结构搜索难以实现。一般采取的策略是首先确定分子中的特征基团（潜在药效团），然后利用构象搜索确定各特征基团之间可能的位置关系，最后借助活性等信息来推测活性分子的药效团和叠合方式。

在对分子靶点预测方面，由于结构相似性搜索方法非常迅速，而且任何一个含有靶点注释信息的化合物数据库都可以用来对给定分子进行靶点预测，因此应用十分普遍。但是该方法也存在一些问题：比如如何从获得的大量预测结果中进行选择；出现频率高的靶点如何考虑其优势等。另外，结构相似性搜索方法仅考虑了小分子化合物的化学性质和结构信息，它们与靶点之间的相互作用信息并没有在相似性搜索中充分体现出来。

一般而言，化学多样性（chemical diversity）的数据库适用于先导化合物的发现，化学相似性（chemical similarity）的数据库适合于先导化合物的优化。而对于靶点预测，当参照分子与探针分子相似度很高时，采用二维描述符的预测成功率高于三维描述符。而对于与探针分子的二维描述符相似度较低的化合物，三维描述符则更适合。

2.4　合成反应信息处理和计算机辅助有机合成设计 ■■■

当前，化学反应的数量已相当庞大，然而化学家们仍然感到很难便捷地从中获得所需的有用信息，这主要是由于反应数据库基于结构的检索方法与化学家解决问题的方法相去甚远。化学家解决问题常常习惯于依赖自己的经验甚至直觉，而数据库往往只会基于结构进行刻板的查找，要么有结果，要么没有；另外，化学家往往采用渐进方式，每一个问题的解决过程很难在下一次重现，也就很难总结成易于为计算机利用的规则。为了适应化学家的这种跳跃式思考和迂回侧击解决问题的特点，并满足计算机检索的需要，通常需要对化学反应进行更精细的分类，获得更加精细描述反应知识的层次模型，才能对积累的大量资源进行更合理的利用。

一般地，可先将具有相同反应模式（反应中心）的特定反应归为一类。在这种分类中，通常将反应过程中发生了键断裂或/和生成的原子称为反应中心，而不考虑其真实的机理。删除了反应物和生成物中其他部分而只保留反应中心的化学反应式称为反应模式，将除反应中心外的其他部分用 R 基团表示的反应称为基型反应。

将反应中心及其直接影响反应的邻近环境称为反应核心，反应核心加上其余部分用 R 基团来表示的反应称为基核反应。通过二级分类来精细显示反应中心所处的不同化学环境（一个反应中心上可能连有几个不同的或相同的基团、反应中心在环上等不同情况）对反应影响的信息。

反应分类其实也就是结构的分类。像化学结构一样，反应分类的困难在于处理对象的难于参数化。相较于比较容易实现的第一层分类，第二层的精细分类就比较复杂。它需要以每一类基型反应的公共结构特征作为其分类的结构描述符，再进行更精细的分类以获得所需的基核反应。迄今为止，已有数百种各种各样的结构描述符，但大多是为了 SAR/QSAR 研究而发展的，因此，寻找到适合对反应进行分类的反应结构描述符是当前研究的重点和难点。

另一方面，对任何一个目标分子来说，总会有多个不同的合成方法，通过计算机辅助的有机合成（computer-assisted organic synthesis，CAOS）设计方法，可以帮助人们从漫无边际的合成树中找出一条合理的合成路线。1969 年，OCCS 系统第一次向人们展示了计算机在化学合成设计中的应用，当前的典型代表是 LHASA 系统。在该系统的知识库中存放的反应是以转换形式表达的，知识库中的一个规则表示的是一类合成反应的通式，这种转换的通式包含以下信息：①名称；②目标分子 TM 的关键子结构；③反应的应用范围与局限性；④反应条件和参考文献；⑤产生前体化合物所必需的结构变换语句等。将这些信息存入计算机辅助合成系统的反应知识库中，从中搜索并找出能与 TM 匹配的关键子结构，如果匹配成功，系统就会产生一个或多个与此转换相对应的前体化合物，而这些前体化合物就构成了下一步合成设计的目标分子。

2.5　生物大分子的信息处理 ■■■

　　蛋白质是组成生物体的基本物质，是生命活动的主要承担者，一切生命活动无不与蛋白质有关。蛋白质功能的确定有助于阐明生命体在生理或病理条件下的变化机制，并且对于疾病预防和药物开发等方面都有十分重要的推动作用。蛋白质的结构和功能是相统一的，因此，要研究蛋白质的功能就需要深入了解其结构。人类基因组计划的顺利实施带来了蛋白质数据库中海量的序列信息，面对浩瀚的蛋白质序列数据，通过实验方法测定蛋白质结构的传统方法已经远远不能满足人类的需求。因此，通过理论计算方法来预测蛋白质结构类别就显得尤为重要，这也是后基因组时代生物信息学的核心课题之一。

　　蛋白质的一级结构决定高级结构是进行蛋白质结构预测的理论基础。早在 20 世纪 60 年代，White 和 Anfinsen 进行的牛胰核糖核酸酶复性的经典实验表明：一方面，某些蛋白质在体外一定条件下解聚失活后可以自动折叠而恢复其原有的高级结构与活性，也即意味着蛋白质的氨基酸序列及环境决定其三维构象。另一方面，由于蛋白质的功能与其空间结构紧密相关，而目前利用传统的 X 射线晶体衍射方法测定蛋白质空间结构的速度比较缓慢，新兴的二维核磁共振技术现阶段也还只能应用于较小蛋白质分子的结构测定，因此，随着蛋白质工程技术的发展和人类基因组计划的顺利进行，从理论上对一个已知序列的蛋白质空间结构进行预测的问题变得日益紧迫和重要。

2.5.1　序列分析和比对

　　序列分析是分子生物学和生物信息学的重要核心内容。序列分析是指从核酸和蛋白质的序列中解析出它们的结构和功能信息，从而了解核酸和蛋白质在生物体中的作用，并研究它们的进化起源。面对庞大的序列数据库，如果仅仅根据序列信息就可以确定蛋白质的家族信息，无疑将十分有助于分析相似蛋白质的功能差异性，揭示蛋白质之间的相互作用原理。

　　聚类方法通过分析不同功能的蛋白质序列，可以帮助预测未知功能的蛋白质序列。蛋白质序列之间的相似度计算是蛋白质序列聚类分析中的重要步骤。相似度度量的准确性直接关系到聚类结果的好坏。相似度计算方法主要分为有比对和无比对算法两类。有比对算法在计算序列之间的相似度时依赖序列比对软件的结果，因而常常受到一些限制，比如对相似性较小的蛋白质序列，或序列过多、长度过大、复杂性过高的蛋白质都无法进行正确的聚类分析，对海量序列数据库的一一比对也不是很有效的方法。目前，不依赖于软件比对，而是直接依据序列本身信息计算相似度的无比对聚类算法由于具有准确、快捷等优点，吸引了更广泛的关注。

　　蛋白质的功能可能是由一个或几个结构域共同实现的，因此，蛋白质序列相似性的比较不仅要求获得局部的相似性，还应该比较其整体的相似性。

2.5.2　蛋白质结构预测

蛋白质结构预测是指如何从蛋白质的氨基酸序列预测出其三维空间结构。由于蛋白质的生物学功能在很大程度上依赖于其空间结构，所以蛋白质的结构预测对于了解未知蛋白的生物学功能具有重要意义。

蛋白质二级结构预测是蛋白质结构预测的关键。通常有三种预测方法：一是由已知结构统计各种氨基酸残基形成二级结构的构象趋势；二是基于氨基酸的物理化学性质，包括堆积性、电荷性、氢键形成能力等；三是通过序列比对，由已知三维结构的同源蛋白推断未知蛋白的三维结构。这些预测结果不仅有助于多维核磁共振中二级结构的指认以及晶体结构的解析，也有助于确定蛋白质空间结构与功能的关系，可帮助设计全新或突变的蛋白质。

蛋白质三维空间结构理论预测的方法主要有三种：同源模建（homology）、折叠类型识别（threading）和从头预测（ab initio）。同源模建方法根据序列同源性分析、调整已知结构来进行结构预测，是目前最为成功且实用的蛋白质结构预测方法，可在一定程度上用于解释实验数据、进行突变体设计和药物设计等，但需要满足一定的序列同源性。至20世纪90年代初，创造了蛋白质折叠类型的识别方法（也称之为穿针引线法或逆向折叠问题），这是蛋白质结构预测的一大突出进展。这种方法的主要贡献就是能对没有明显同源性但又具有类似结构的蛋白质进行结构预测。目前应用的主要还是基于序列的方法，基本思想是通过蛋白质序列和结构之间的匹配来预测目标序列的折叠类型以及相应的三维结构。从头预测方法是不依赖于已知结构的同源相似物信息，利用分子动力学原理直接从蛋白质序列预测和推断序列对应的蛋白质三维结构。目前大多数从头预测方法主要使用MonteCarlo、模拟退火和遗传算法等技术对蛋白质空间构象进行搜索，并对每个构象进行能量评估，以找到自由能最低的构象。

在实际预测中，一般是首先将目标序列（模建序列）与结构数据库中的数据匹配，如果模建序列与模板序列匹配后的序列同源性在30%以上，就可以用同源蛋白模建的方法来预测其三维结构；如果序列同源性小于30%，建立理想的同源模建模型就比较困难，这时可以利用折叠模式识别方法来寻找远源的同源性或类似的折叠模式；如果仍然找不到同源或类似结构，对于小分子蛋白则可尝试二级结构堆积计算或简化模型的从头预测方法。蛋白三维结构预测方法详见5.1.4。

2.5.3　蛋白质功能预测

蛋白质的序列决定其三维结构，而蛋白质特定的三维结构决定其功能，通常具有相似序列的蛋白质具有相似的功能。因此，常用的确定蛋白质功能的方法就是对数据库的序列信息进行相似性搜索，即通过特定的序列相似性比对算法，找出核酸或蛋白质序列数据库中与检测序列具有一定程度相似性的序列。对于新测定的碱基序列或由此翻译得到的氨基酸序列，通过数据库搜索，找到具有一定相似性的同源序列，可以推测该未知序列属于哪个基因家族，具有哪些生物学功能。尤其是对于氨基酸序列来说，有可能找到已知三维结构的同源蛋白质，从而推定其可能的空间结构。一般而言，一个显著的匹配至少具有25%的相同序列和超过 80 个氨基酸的区段。

目前基于 Web 界面的 BLAST 和 FASTA 是相似性搜索的常用工具。BLAST 搜索快速且容易发现匹配良好的序列，所以通常的策略是优先选用 BLAST 检索。只有当其不能提供相关结果时，才需要再运行比较耗时的工具如 FASTA。

一次数据库的搜索结果往往不太理想，有时会遇到那些与数据库中已知功能蛋白质无同源序列，或虽然找到了同源性蛋白质但其功能却不明确。此时，就需要对未知序列进行二次数据库搜索，分析未知序列是否含有某种已知特征的保守序列模体，进一步判断其功能。蛋白质序列二次数据库主要是序列模式或序列模块数据库，所含的信息是对一次数据库分析处理的结果。它通过多序列比对，将同源序列收集在一起，得到保守区域，而这些保守区域或基序通常具有一定的生物学意义，反映了蛋白质分子的一些重要结构功能。也可以说，蛋白质序列二次数据库实际上也是蛋白质功能数据库，因为从这些数据库中，可以获得有关蛋白质功能、家族、进化等信息。

比较常用的二次数据库有 InterPro 和 SMART。InterPro 代表了目前基于序列结构域研究的最完整的数据资源。可以通过关键词或蛋白质序列同时搜索其成员数据库，并输出统一的、无冗余的序列注释信息，能迅速找到某个蛋白质家族的详细信息；而 SMART 库具有其他数据库所没有的许多特质，在功能标注方面更胜一筹。

当前，随着蛋白质序列数据库中已知序列的数量不断增加，增大了针对一次数据库搜索就找到同源序列的可能性；同时，序列模式和结构模板数据库的容量也在不断增加，通过二次数据库和结构模板数据库搜索推断新序列可能的生物功能和折叠类型的可能性也不断增加。与此相比，蛋白质结构预测方法虽取得一些进展，但仍有很大的差距。

2.6 与新药研发相关的数据库

随着计算机技术和网络技术的全球性发展，各类数据库不断涌现。通常可将这些数据库大致分成文献、事实和结构三种类型，但大部分数据库都包含混合的数据类型，因而并不能进行严格的分类。按主题如化学、药学、结构、毒性或其他专业数据库来进行分类更为方便和合理。

对于药物研发而言，更需要建立综合生物信息学和化学信息学的网络信息平台，整合结构比对、数据统计、功能预测等多种功能，才能更有针对性地提供对药物研发的支持。

2.6.1 化合物数据库

2.6.1.1 结构数据库

结构数据库包含化学结构和化合物信息，化合物或结构图不是以图形存储，而是以连接表形式表达。在这种数据库中存储的结构信息可以实现子结构和全结构检索，检索结果可以用图形方式表示。表 2-4 和表 2-5 分别列举了一些主要的 2D 结构信息数据库和一些商业化的 3D 化学结构数据库。

表 2-4　一些主要的 2D 结构信息数据库

数据库	开发商	特点
FCD (Fine Chemicals Directory)	MDL	收载世界上 65 个精细化工产品供应商约 90000 个化合物和 20000 种化合物数据，包括化学系统名、俗称、分子式、分子量、供应商、价格、CAS 登录号、纯度等。可通过结构式或其他任何数据检索，数据库每两年更新一次
ACD (Available Chemicals Directory)	MDL	FCD 数据库加上可大批量供货的(>25kg)化学品信息。数据库两年更新一次。目前有 25 万个化合物
Aldrich	Aldrich	包括 Aldrich、Fluka、Sigma、Supelco、Rare 在内的共 10 万个化合物
Chapman & Hall	C & H	含有机化合物、药理活性化合物和天然化合物共 30 万
Chemical Abstract	CAS	收载 70 余万个化合物数据
CMC(Comprehensive Medicinal Chemistry Database)	MDL	7000 个以上商品化的化合物，含结构和生物活性数据
MedChem (Medicinal Chemistry Database)	Daylight Chemical Information Systems	3.5 万个医药化合物结构

表 2-5　一些商业化的 3D 化学结构数据库

数据库	开发商	特点
CSD	Cambridge	近 20 万个以上结晶的 3D 结构实验数据及相关数据
FCD-3D	MDL	FCD 2D 数据库的 3D 版本，包括 6 万种由 CONCORD 产生的 3D 模型以及 2D 数据库中的数据
MDDR-3D	MDL	MDDR 2D 数据库的 3D 版本，含有 1.6 万种由 CONCORD 产生的 3D 模型以及 2D 数据库中的数据。每年更新两次
SDF-3D	Chemical Design	Derwent 公司的 SDF 的 3D 版本，含 3.1 万种以上 3D 模型(由计算机图形分子模型技术软件系统 Chem-X 产生)，以及 2D 数据库中的数据
3D Dictionary of Drugs	Chemical Design	Questel 公司 DARC-CHCD 2D 数据库的 3D 版本，3D 结构由 Chem-X 软件产生，提供最低能量的构象和搜寻的构象关键码
3D Dictionary of Fine Chemicals	Chemical Design	12 万个化合物，取材自 CH 公司的 Dictionary of Organic Compounds
3D Dictionary of Natural Products	Chemical Design	取材于 CH 公司 Dictionary of Alkaloids、Dictionary of Antibiotics & Related Substances 和 Dictionary of Terpenoids 的 3D 数据库，共 5 万个化合物

2.6.1.2　组合化合物数据库

　　组合化学最初是为了满足生物学家发展的高通量筛选技术对大量的新化合物库的需求而产生的。传统的化学合成一次只发生一个反应，只生产一种化合物。如化合物 A 和化合物 B 反应得到化合物 AB，然后通过重结晶、蒸馏或其他方法进行分离纯化。而组合化学能够对化合物 A_1 到 A_n 与化合物 B_1 到 B_n 的每一种组合提供结合的可能，组合合成的范围非常广泛，如图 2-18 所示。然后采用药物高通量筛选（high throughput screening，HTS）技术进行生物活性评价。

　　组合化学库的合成主要使用固相或液相组合化学技术，能在短时间内合成数目庞大的有

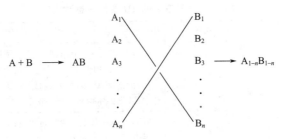

图 2-18　传统合成与组合合成

机化合物。这些库称为组合化学数据库、组合化合物库（combinatorial compound libraries）或组合库（combinatorial library）。

　　固相合成中重要的反应有偶联反应、环加成反应及偶极环加成反应等，已成功应用于多种组合库的建立，如甲亚胺叶立德及腈氧化合物库，以及一些杂环化合物库，如苯并二氮杂䓬酮及喹诺酮类组合库等。

　　相比而言，液相合成与传统的有机合成更接近，合成方法较为成熟，更适合于步骤少、结构多样性的小分子化合物库的合成。已有多种液相合成方法得以成功运用，合成了一些肽类化合物库，哌嗪和哌啶类化合物、哌嗪二酮、嘌呤、螺环吡咯烷等含氮杂环小分子化合物库，以及一些含氧、硫原子的杂环化合物库，如 2-氨基取代的噻唑化合物库等。

　　最近，又发展出了新的动态组合化学（dynamic combinatorial chemistry）。在动态组合化学中，其构件间的相互作用是可逆的，使得各化合物之间处于动态平衡中，在热力学控制条件下，库中各化合物所占的比例由它们的稳定性决定。当向动态组合库体系中加入靶点时，库中某分子与靶点结合而使平衡状态向生成分子的方向移动，形成富集库（enriched library）。当活性分子与靶点结合后平衡向生成该活性分子的方向移动，筛选信号得以放大，从而在库中筛选出生物活性分子。已有一些不同类型的生物分子，包括外源性凝集素、酶、多聚核苷等成功应用于该体系。如亚胺的形成和交换是一个水相中的可逆反应，因而可用于构建动态组合化合物库。

　　此外，虚拟化合物库（virtuai library，VL）是组合化学在药物设计中广泛应用的一个概念。库中的化合物并不真正存在，但需要时可以方便地进行合成。一般先由程序，如GENG 产生出大量组合，再用多个重原子（C、N、O、F、Cl、S）进行取代，根据价键规则以单键、双键、叁键连接，并保留化学合理的环和官能团，可以产生上百万个具有化学空间多样性的虚拟分子，主要用于虚拟筛选。

2.6.1.3　商品化合物数据库

　　EMolecules（http://www.emolecules.com/）：一个致力于"使购买化合物像买书一样简单"的商购化合物数据库，包括 800 多万个化合物。支持结构搜索和文本检索，支持SDF 文件上传和多化合物批量查找。结果信息中包括化合物的分子式、CAS 号、分子量、$\lg P$ 值等，并提供供应商链接，方便购买。

　　ChemExper 数据库（http://www.chemexper.com/）：ChemExper.Inc 提供的商品化合物的网络搜索库，包含 1000 多家商品供应商的信息，20 多万种化合物信息。该库搜索功能强大，可以通过化合物或供应商名称、分子式、CAS 号、结构式、SMILES 命名来搜索，还可以通过限定分子量、熔点、沸点、密度等物化性质的数值大小缩小搜索范围。结果包括化合物的氢键受体和配体数、可旋转键个数、lgP 等，以及供应商信息。化合物的结构文件和整个搜索结果都可以下载保存。

2.6.1.4　类药性化合物库

类药性是指化合物与已知药物的相似性。具有类药性的化合物并不一定是药物，但是具有成药的可能性。类药性的评估往往运用在化合物库的建立中，通过评估类药性可以首先过滤掉具有潜在失败倾向的化合物。通常采用三种方法进行评估：①排除法：基于一些可能导致毒性和降低生物利用度的分子特征来定义排除依据。这些依据往往是经验性的，如比较常用的 Lipinski 五倍律（RO5）。②模仿已知药物：利用已知药物结构中有利的特性对类似化合物进行评估。③预测性质：基于理论计算的方法预测某些性质。如溶解性、口服利用度、血脑屏障、代谢稳定性、毒性等。

百灵威 Target 筛选化合物库（www.jkchemical.com）：有上百万种筛选化合物，多符合 Lipinski 五倍律以及 Veber's Rule 等，具有较高的先导特征和类药特征。该库分子涵盖了 87% 以上的已知药效团。

Maybridge 数据库（www.maybridge.com）：库中包括约 1.5 万种类药性分子，均符合 Lipinski 五倍律。分子多样性也较好，Tanimoto 系数达 0.71。分子片段库（Fragment Librtaries）中包含 3 万余种中间体片段。库中片段遵循三倍律（RO3）原则，同时排除了含有不适合基团的化合物。

SPECS 数据库（http://www.specs.net）：荷兰 SPECS 化合物数据库，收集类药性分子共 150 万种。所有化合物经 LC-MS 和 ^{1}H NMR 验证，样品纯度大于 90%，绝大部分大于 95%。

PubChem（http://pubchem.ncbi.nlm.nih.gov/）：由美国国家卫生研究所（NIH）建立的关于小分子生物活性的公共数据库，数据量庞大。它包括 3 个初级数据库 Pcsubstance、Pccompound、PCBioAssay，分别包含了 7000 多万种物质信息、约 4000 万个独立化合物的结构信息和约 2000 种生物活性信息。支持文本检索和结构检索，检索结果除分子式、SMILES、2D 和 3D 结构、分子量、脂水分配系数、氢键受体和供体数目、可旋转键数目、互变异构体数目等基本的结构信息和物化性质外，还能获取该化合物作为药物的剂型和商品信息、药理性质、毒性、生物活性检测等信息，并可以查看相关文献。但不提供专门的药物及其靶点信息。

ChemBank（http://chembank.broadinstitute.org/）：哈佛大学与麻省理工学院研究院合作建立的小分子生物活性数据库，同时也是一个基于网络、开放的公共数据库，每个季度更新 1 次。包含 170 万个化合物信息，120 多万个独立的小分子结构，涵盖 1000 多个蛋白质，500 个细胞系和 70 个物种。除了提供与其他数据库相似的化合物基本信息，如名称、结构、分子量、氢键供体和受体数、可旋转键个数等，ChemBank 最大的特点是还能提供约 3000 个高通量筛选生物活性的实验结果和约 600 个小分子微阵列活性信息。支持多种检索途径。小分子可以通过名称、结构、计算分子描述符、生物功能、化学家名字进行检索，也可以通过实验名称、项目名称、实验机构等检索某一具体筛选实验，还能以小分子和蛋白质作为对象进行检索。

DrugBank 数据库（http://www.drugbank.ca）：包含药物结构、药效、作用靶点等信息的综合数据库。广泛应用于计算机辅助的药物靶点的发现、药物设计、药物分子对接或筛选、药物活性和作用预测等方面。包含约 7000 种药物，其中 30％以上的药物是美国食品和药品管理局（FDA）批准的药物，60％以上是处于实验阶段的药品。还包括了 4000 多个非冗余蛋白（药靶、酶、运载蛋白、载体蛋白）。支持结构和文本检索，也可以分类浏览数据库的内容。

ChEBI：由欧洲生物信息研究所建立的主要关于小分子生物活性的公共数据库。包含 1 万多个生物活性分子。每条记录都能通过链接的数据库获取相关的生物活性信息，包括小分子与靶点的结合、功能和 ADME/T 等信息。支持文本检索和结构检索（包括精确检索、子结构检索和相似性检索），化合物结构可以以 mol 格式下载。

ZINC 数据库（http://zinc.docking.org/browse/subsets/）：是一个可供免费使用和下载的小分子数据库，专为虚拟筛选和分子对接设计。该库包含 70 多万个化合物分子，检索时可以限定净电荷量、可旋转键数、氢键供体和受体数等参数范围，检索结果是与输入结果相类似的一系列化合物，这对于药物的虚拟筛选及药物设计很有帮助。此外，还提供化合物的重要性质，如溶解度、氢键给体和供体数目，以及二维和三维结构等。化合物的相关信息可以表格形式下载，使用十分方便。

ChemBridge 数据库（http://www.chembridge.com/index.php）：其特色的 building blocks 库包含有 1 万多种产品。该库分子创新性较好，绝大部分从未被其他商业目录（如 ACD）收录，并通过 NMR 和 LC-MS 两种方法的检测，保证纯度大于 95％。可以为从阳性到先导（Hit-to-lead）、先导优化（lead optimization）以及药物化学合成提供较优的化合物分子。其筛选化合物库和 EXPRESS-Pick 化合物集包含 70 万种小分子筛选化合物，可以为高通量合成（HTS）提供多样性筛选化合物库、针对性筛选化合物库、预置筛选化合物库。为药物研发初筛及针对 CNS、离子通道、激酶、G 蛋白偶联受体和片段筛选等药物研发提供多样性类药化合物库。

Asinex 数据库（http://www.asinex.com/）：拥有 60 万种化合物，具有很好的结构多样性和类药性，包含 2000 多种新颖的先导骨架，可能避免主要的 ADME/T 问题。尤其是针对不同疾病领域提供具有针对性的小分子化合物，包括抗菌化合物库、中枢神经化合物库、大环分子库、GPCR 类分子库等。

ChemDiv 数据库（www.chemdiv.com/）：该公司拥有全球最大的小分子化合物库，目前库存超过 125 万种并以每年约 15 万种新化合物的速度递增。该库中化合物具有高度的多样性和合理的结构类似物，其化合物母核类型超过 1.4 万种；同时绝大多数筛选化合物也具有较好的类药性，不包含明显不稳定或有毒、致癌、致突变的化合物，并通过了 Lipinski 五倍律和 Veber 三倍律的评估。

Enamine 数据库（http://www.enamine.net）：其实体库能提供 1000 万种小分子化合物，其中通过 Lipinski 五倍律评估的分子有 700 多万种，去除毒性等不良基团的类药分子有 400 万种，多样性库中包含 10 万种以上小分子化合物。拥有最大的 HTS 筛选库，包含 190 万种小分子化合物，纯度大于 90％。

2.6.1.5 天然产物数据库

天然产物是新药发现的重要源泉。由于生物代谢的多样性和生态环境的复杂性，来源于天然产物的化合物一般都具有丰富的结构多样性，并且大多具有较好的生物活性。据统计，基于天然产物的药物占药物总数的 51％。1981～2014 年的 30 多年间，FDA 共批准了 1562

个 NCE（new chemical entity）作为药物，其中 1211 个为小分子药物，而基于天然产物的药物占 65％。尤其是在抗肿瘤药物领域，天然产物具有更加重要的地位。1940～2014 年的 70 多年间，FDA 共批准 246 个 NCE 作为抗肿瘤药物，含 136 个小分子抗肿瘤药物，其中基于天然产物的药物占总数的 83％。

天然产物化学成分实物库和数据库的建设对天然产物的研究与开发具有重要意义。但目前国内外对实物库的建设还不多，建立较多的主要是信息数据库。

NPL（Natural Product Library）数据库（http://www.actimol.com/）：包括 800 多个实物化合物，主要来源于植物。其中符合 Lipinski 五倍律的超过 85％。以 Tanimoto 系数 0.3 将化合物分为 261 类，具有丰富的多样性。

DNP（The Dictionary of Natural Products）数据库（http://dnp.chemnetbase.com/intro/index.jsp）：包括约 13 万个天然化合物的信息，是天然产物方面信息资源的引领者。

中国天然产物数据库 CNPD（http://www.neotrident.com/neotrident _ def4 _ 1.htm）：由中国科学院开发建立，是一个首次将中国的天然产物、生物活性数据、植物来源和中药传统应用融合在一起的信息整合平台。收集了 37 个类别的近 6 万个天然产物，其中 70％的分子是类药性分子。提供的数据包括天然产物的 CAS 登录号、名称、分子式、分子量、熔点等理化性质，以及生物活性、自然来源和参考文献信息。对于原植物或同属中药，还收录了对应的中文名、拉丁文名、性味、归经及功能主治信息。甚至可获得二维分子结构及利用分子力学方法优化得到的三维分子结构。CNPD 支持结构搜寻，可以比较方便地将三维分子结构与生物活性数据相结合，用于探索分子结构和活性间的相互关系。此外，由于天然产物的结构通常具有较大的差异性，除用于虚拟筛选寻找活性化合物外，也是一个非常有效的组合化学化合物数据库的数据源。

上海有机化学研究所的药物和天然产物数据库（http://202.127.145.134/scdb/main/sea _ introduce.asp）：是上海有机所化学专业数据库系统的一部分，包括化合物标识信息、药物理化性质、药理毒性、用途，天然产物的应用、开发状况、毒性实验数据等。可检索相关的药物信息、天然产物信息以及专利信息等。

2.6.2　化学信息数据库

2.6.2.1　化学信息综合平台

化学学科信息门户（http://chemport.ipe.ac.cn/index.shtml）是中国科学院知识创新工程科技基础设施建设专项"国家科学数字图书馆项目"的子项目，提供权威和可靠的化学信息导航，其前身为中国科学院过程工程所建立的 Internet 化学化工资源导航系统 ChIN。其中与药物设计有关的数据库（http://chemport.ipc.ac.cn/ListPageC/L74.shtml）提供了大量的相关链接，其中很多数据库能够免费获取。

中国科学院化学专用数据库（http://202.127.145.134/scdb/）：由中国科学院上海有机化学研究所承建的服务于化学化工研究和开发的综合性信息系统，可以免费提供化合物有关的命名、结构、基本性质、毒性、谱学、鉴定方法、化学反应、医药农药应用、天然产物、相关文献和市场供应等信息。数据库可分类浏览，并提供包括专利、文献、制药、化工、分析等相关数据库的网络链接，可进入相应的数据库进行查阅。

2.6.2.2 合成反应信息数据库

合成反应最重要的数据库首推 Beistein 和 Scifinder。Scifinder 数据库是 CAS（美国化学文摘社）产品《化学文摘》（CA）数据库的网络版，依使用用户不同分为 Scifinder 和 Scifinder Scholar 两个数据库系统。前者主要提供给一般用户使用，后者是针对学校和科研机构需要而提供的专门设计的数据库系统。但这两个数据库的使用费均较为昂贵。

英国皇家化学会（Royal Society of Chemistry，RCS）数据库是国际权威的化学数据库。其中 Journal finder 数据库中包括 40 种期刊和信息载体，RSC SiteSearch 库中包含 7 个数据库，涉及分析化学、化学化工、活性物质、天然产物、合成方法等。

MDL 数据库集成研究平台 Discovery Gate（https：//www. discoverygate. com/iss/servlet）：通过单一接口直接搜寻包括 Beilstein、Gmelin、MDL Compound Index（内含 17 种化学数据库）等重要化学研究相关数据库，具备强大的网络型探索环境，能整合、索引并相互链接各类科学信息，可立即存取化合物及相关数据、反应、原始期刊文章与专利，以及合成方法学的权威参考数据。使用费较为昂贵。

WebReactions（http：//www. webreactions. net/）是一个免费的化学反应库。它不像常规反应数据库系统通过反应子结构搜索，而是通过一个定制的针对反应中心的反应相似搜索。只需画出一个完整的反应，系统搜索将会自动发现任何反应中心，然后从数据库中获取大约 12 个最相似的反应供使用者参考。

有机化学门户（http：//www. organic-chemistry. org/）：很专业的数据库，支持关键词搜索，提供的参考文献比较全而且较新。

MDL ISIS 数据库：合成方面的文献也很全，并且支持结构式检索，使用方便。

化学反应/合成方法库网络版 SPRESI web（http：//www. spresi. com/）。

有机合成手册 Organic Synthesis 在线版（http：//www. orgsyn. org/）：支持结构搜索，提供的文献均能重复。

上海有机化学研究所的化学数据库（免费）（http://202. 127. 145. 134/scdb/）。

免费的经典有机反应数据库（http://www. chempensoftware. com/organicreactions. htm）。

有机合成试剂百科全书 e-EROS（electronic Encyclopedia of Reagents for Organic Synthesis）（http://www. mrw. interscience. wiley. com/eros/）。

有机合成方法 Methods in Organic Synthesis（MOS）（http://www. rsc. org/is/database/mosabou. htm）。

保护基团数据库 Protecting Groups：（http://www. accelrys. com/chem _ db/protect-grps. html）。

免费的合成化学数据库 Synthetic Pages（http://www. syntheticpages. org）。

药物合成数据库 Synthline（http://www. prous. com/databases/synthline/synthline. htm）。

ChemWeb. com，可检索 InfoChem 中的结构和反应（部分免费），检索化学反应引文索引 ReactionCitationIndex，检索有机合成文摘库 ChemInform。

有机合成方法数据库 ChemKey Search Database（http://euch6f. chem. emory. edu/）。

2.6.3 药学信息综合平台

发现新药的最有效方法是从老药出发。收录广泛、数据准确的药物数据可以为药学研究人员提供新的研究思考。

DrugFuture 药物在线（http://www.drugfuture.com/Index.html）：综合性的免费药物信息数据库，跟踪全球药物研发进展，提供最新的国内、国外药物研发信息。可以查询《中华人民共和国药典》和 FDA 药品数据库，并提供专利信息检索和全文打包下载等。并提供了几个十分有用的专业数据库，其中药物合成数据库检索系统（http://www.drugfuture.com/synth/synth_query.asp），提供近 7000 种已上市或在研药物的药物合成相关的信息，如药品名、结构式、化学名、CAS 登记号、分子式、分子量、化学活性、开发阶段、研究机构等，最大的优点是能够快速检索合成路线，并获取参考文献来源，检索条件支持模糊查询；化学物质毒性数据库（http://www.drugfuture.com/toxic/），收载了约 15 万个化合物（包括大量化学药物）的有关毒理方面的数据，如急性毒性、长期毒性、遗传毒性、致癌与生殖毒性及刺激性数据等，并提供数据来源；有机人名反应数据库（http://www.drugfuture.com/Organic_Name_Reactions/index.html），包含 400 多个有机合成人名反应；化学物质索引数据库（http://www.drugfuture.com/chemdata/），包含大量具有药理活性及生物活性物质的性质信息数据。

国家食品药品监督管理总局信息中心（http://www.sfdaic.org.cn/sfdaic/jsp/index1.jsp）：建有诸多有关医药内容的数据库，包括中国医药文献数据库。该数据库收录了我国公开发行的药学、医学、化工、植物、微生物杂志及医药院校学报等 300 余种期刊中有关中西药学理论、综述、药物的科研、药理临床试验、药物评价、新药介绍等信息。

国家食品药品监督管理总局网站（http://www.cfda.gov.cn）：最权威、最丰富的药品数据库。

中国科技文献数据库（中国科技情报研究所北京市万方数据库）：国家科委信息司主持联合国家部委及中国科学院系统近 20 个信息机构共建的权威性文献数据库，共有 20 个子库，包含医药文献数据库。

药智网医药数据（http://db.yaozh.com）：能方便地查到国内外几乎所有的药品标准全文，以及标准红外光谱图、药品说明书、药材标准信息等。

丁香园药学系列数据库（http://dxy.cn）：可方便查到药品注册信息、药品说明书等。

中国医药经济信息网（http://www.menet.com.cn/）：在线提供各种专业数据库的查询；但是实行收费的会员制。

医药卫生科学数据共享网药学中心（http://pharm.ncmi.cn）：包括药用天然产物数据库、中国天然产物化学成分库及药物靶点数据库等，专业性很强。

Thomson Reuters Pharma：综合性的全球药物信息平台，包含有 26000 多种药物信息（每月新增约 150 种药物），可在药物研发的不同阶段（包括研发、临床、上市等）提供非常全面的、有价值的个性化的专业信息。基于这些信息，研发人员可以对药物的研发过程和现状进行全面的了解，也可以对研发工作的最新进展进行紧密跟踪，还可以对某治疗领域所有药物进行比较和分析。此外，还提供最新、最前沿的化学信息。该平台包含 300 多万个化合物（每月增加约 5000 个化合物），并且通过化合物，可以链接到引用此化合物的所有药物报告，可以研究重要的 ADME/T 数据（吸收、分布、代谢、排泄和毒性）；对于已注册的药物可链接到文献、新闻报道和 DRUGEX 信息。除了以上几个方面以外，还提供大量文献和新闻、药物靶点、基因序列、药物临床试验以及制药公司之间的交易信息等。这些信息可以满足工作在药物研发不同阶段的人员的信息需要。

IMS 医药研发数据库：IMS HEALTH 公司的产品。该数据库偏重药物的商业信息，信息来源于药物公司调研、高层访谈和官方发布的资料，还包括一些医学期刊、国际会议、科学论文和专利文献等。数据库内容包括每种药品的属名、药厂编号、CAS 注册号、化学名称、同义词、治疗说明、专利文摘、发展历史、世界范围发展的最新阶段、商业潜力、公司活动、科研进展和专利信息。

Pharmaproject 药物综合信息数据库：著名的 PJB 出版公司的产品。该数据库的信息来源包括非公开渠道和公开渠道，非公开渠道来自与药物公司相关人员的访谈、国际会议和各种调研活动；公开渠道包括期刊、学术资料和会议论文等文献。数据库内容包括正在研制的药品和已经广泛投放市场的药品，以及由于毒性或商业而终止发展的药品数据。数据记录包含行业名称、化学名称和同义词、治疗说明、药学机理、发行公司与登记号、发展状况等。

美国食品药品管理局 FDA（http://www.fda.gov/）：拥有大量药物方面的信息和数据库，包括药物数据库（Drugs@FDA），不良反应报告系统数据库（Adverse Event Reporting System，AERS），可用于仿制药参考的橙皮书（Approved Drug Products with Therapeutic Equivalence Evaluations，Orange Book），上市后研究评价数据库（Postmarketing Study Commitments）等。

美国药物信息全文库（Drug Information Fulltext，DIFT）：是一个收录广泛、评价客观的药物信息数据库，不仅收录了目前美国市场上所有的分子药物的信息，也是全球收录循证信息最多的药学数据库。其评价信息由全球顶尖药剂师撰写并通过逾 500 位药学界专家的评审，免除药物生产商及其他商业影响，为读者提供客观公正、经过严格测试和证实的药物信息，是目前最获普遍承认的顶尖药物参考资源。DIFT 由 2 个独立的子库组成：药物信息数据库（AHFS）和静脉注射药物手册。

药学数据库（SEDBASE 荷兰）：全文型数据库，收集近 5 年来已出版的有关药物不良反应的文献报道，每季更新，是药品质量及其不良反应的总结。

荷兰医学文摘（EMBASE）：每周更新，书目型数据库。收录了全世界出版的 3500 多种生物医学杂志的文摘和引文，以收录药品及对药品的毒性和药性研究而闻名。每年新增 35 万条记录，并对记录逐项附以索引。

HAEN 药物数据库（De Haen's Drugs Data）：双月更新，包括 4 个数据库：有发展前景的药物，使用中的药物，研究中的药物，药物的不良反应与药物间相互作用系统。

药学网点（http://www.pharmweb.net/）：专门提供药学信息服务的机构，所设有关药学的站点 160 多个，可以根据需要直接连接、查找所需信息。

2.6.4 药物靶点数据库

药物靶点的研究是现代新药研发的源头，但同时，药物靶点的发现和确证也是创新药物研究的瓶颈。药物靶点数据库将分散在不同文献或相关数据库中有关靶点的结构信息、药品信息、配体信息及相互作用信息、疾病信息等数据，按一定的标准融为一体，全面、系统地展示药物靶点的相关内容，可以为重大疾病的防治提供重要信息。这些收集整理的靶点信息可以是已证实的药物靶点，也包括潜在的药物靶点。

Therapeutic Target Database，TTD（http://bidd.nus.edu.sg/group/TTD/ttd.asp）：收集了2000多个靶点信息，包括已有药物上市的药物靶点，正在研究的、处于临床试验阶段的，以及已停止研究的靶点信息。支持在线检索。

BindingDB（http://www.bindingdb.org/）：包括近百万个靶点-配体结合信息，其中有6000多个蛋白质靶点，及其已报道的配体的结构和生物活性信息。

CARLSBAD（http://carlsbad.health.unm.edu/carlsbad/）：该库整合了不同数据库的近90万条靶点、配体的生物活性数据，并采用数据挖掘及归一化处理，使得每个配体的活性数据值是唯一的（以$-\lg M$值表示），减少了数据的冗余性及不确定性。但提供的信息只涉及人和小鼠、大鼠的靶点数据。

SuperTarge（http://bioinf-apache.charite.de/supertarget_v2/）：包含30多万条药物-靶点相互作用信息，该数据库分为Drugs、Targets、Pathways、Ontologies、CYP450s 5个检索项目。

DrugTarget Database，DTD（http://pharmdata.ncmi.cn/drugtarget/）：中国医学科学院药物研究所建立，包含近500个靶点信息，按疾病分为15个类型。涵盖了所有已确证的药物靶点信息，对靶点功能域进行了详细分析，能给出药物与靶点结合的相关信息，包括靶点相关的药物信息、配体信息，以及疾病信息等。提供开放式基于超文本的检索入口，包括靶点名称、Swiss-Prot检索号、PDB检索号、疾病分类、药物名称、药物分类等，同时提供与PDB、PubMed等数据库的一对一的链接。

Potential Drug Target Database，PDTD（http://www.dddc.ac.cn/pdtd/）：中国科学院上海药物研究所药物发现与设计中心建立的蛋白靶点数据库。共包含1207个条目，其中841种为已知和潜在的药物靶点，收录的靶点都已有PDB的蛋白晶体结构，并按疾病及生物化学分类。可通过Web访问，支持PDBID、名称搜索及相关疾病的分类浏览。每个记录的药物靶点都可链接到其他数据库，如DrugBank等。

2.6.5 中药数据库

目前国内已建立起多个具有不同特色的中药数据库，代表性的有上海创新中药研究中心的SIRC-TCM中药化学信息系统；中国中医研究院与浙江大学合作建设的中医药数据平台，中国科学院过程工程研究所的中药化学数据库，北京东方灵盾公司开发的传统药物专利数据库，中国科学院上海药物研究所与创腾科技公司合作开发的中药数据库（CNPD）等。

中医药文献数据库（中国中医研究院中医药信息研究所）：我国最大的中医药文献检索系统，收录1984年以来国内公开出版的生物医学期刊中有关中医、中药、中西医结合、保健等方面的资料。

国家中药品种保护审评委员会（http://www.zybh.gov.cn）：查询中药保护品种的权威网站。

2.6.6 药效团数据库

PCDB（PharmaCoreDB）：由北京大学联合上海药物研究所、创腾科技有限公司和中国医学科学院药物研究所、四川大学及华东理工大学，共同推出的一个具有自主知识产权的，面向生命科学和药物研发领域的药效团数据库。提供超过 2300 个基于靶点结构或活性小分子的药效团，并按照靶点类型、蛋白来源、相关疾病、治疗领域、生化类型等方面进行了分类，其中的大多数药效团都经过检查并根据需要进行手工修正，具有很高的可靠性。可以应用于活性分子筛选、多靶点多配体结合研究、中药多组分协同作用机理研究等药物研究的热点领域，同时在发现现有药物的新用途方面也有很好的应用前景。

HypoDB：包含分属于 187 个独立靶点的 1846 个药效团模型，可以应用于化合物毒性和不良反应评价或虚拟筛选。完全整合于 DS。

PharmaDB：包含基于 scPDB（2010）中 7028 个复合物晶体结构构建的 117423 个药效团模型，并根据不同的靶点类型进行了分类，是目前市场上最大的受体-配体复合物药效团数据库。结合 PharmaDB、DiscoveryStudio 可以快速有效地进行反向找靶、中药有效成分的确定以及化合物毒性和不良反应评价。

2.6.7 分子生物学数据库

迄今为止，各类生物学数据库已超过 500 个，主要可分为 4 大类：基因组数据库，核酸和蛋白质一级结构数据库，生物大分子三维空间结构数据库，以及由上述 3 类数据库和文献资料为基础构建的二级数据库。由美国国家生物技术信息中心 NCBI 开发的 Entrez 是最著名的分子生物学数据库查询系统，包括了核酸序列、蛋白质、基因组、蛋白质结构、生物医学文献摘要、系统分类、基因信息等多个不同类型的数据库，通过关键词查询和超文本链接，可以从一个数据库直接进入另一个数据库，十分方便。法国生物计算中心的蛋白质序列分析服务器 NPS（Network Protein Sequence Analysis）也提供了许多常用的蛋白质分析工具。

2.6.7.1 基因组数据库

基因组数据库包括人类基因组数据库 GDB 和线虫基因组数据库 AceDB；在核酸序列方面，国际上主要有 3 大数据库：NCBI 的 GenBank 数据库、欧洲生物信息学研究所 EBI 的核酸序列数据库 EMBL 和日本信息生物学中心 CIB 的 DNA 数据库 DDBJ，三个数据库相互合作，数据可交互。

2.6.7.2 蛋白质一级数据库

SWISS-PROT 和 PIR 是国际上两个主要的蛋白质序列数据库，在 EMBL 和 GenBank 数据库上均建立了镜像（mirror）站点。

SWISS-PROT 数据库（http://www.expasy.org/sprot, http://www.expasy.org/expasy_urls）：由日内瓦大学医学生物化学系和欧洲生物信息学研究所（EBI）共同维护，包括了从 EMBL 翻译而来的蛋白质序列，这些序列都经过检验和注释，能保证准确性，但同时也使得数据更新滞后。为了解决这一问题，建立了 TrEMBL（Translated EMBL）数据库（http://www.expasy.org/sprot），包括了所有 EMBL 库中的蛋白质编码区序列，提供非常全面的蛋白质序列数据源，但其注释质量不如 SWISS-PROT。

PIR 数据库（http://www-nbrf.georgetown.edu/pirwww）：由美国国家生物医学研究基金会（National Biomedical Research Foundation，NBRF）、日本国家蛋白质信息数据库（the Japanese International Protein Sequence Database，JIPID）、德国慕尼黑蛋白质序列信息中心（Munich Information Centre for Protein Sequences，MIPS）共同收集和维护。根据注释程度（质量）分为 4 个等级。

ExPASy 数据库（http://www.expasy.org）：由瑞士生物信息学研究所（Swiss Institute of Bioinformatics，SIB）创建的蛋白质分析专家系统（Expert protein analysis system，ExPASy），涵盖了上述所有的数据库。我国北京大学生物信息中心（www.cbi.pku.edu.cn）设立了 ExPASy 的镜像站点。

2.6.7.3 蛋白质结构数据库

蛋白质结构数据库（protein data bank，PDB）：http://www.rcsb.org/pdb（美国），http://www.ebi.ac.uk/pdb（欧洲）。由美国纽约 Brookhaven 国家实验室创建，是国际上最主要的收集生物大分子（蛋白质、核酸和糖）三维结构的数据库，储存由 X 射线和核磁共振（NMR）确定的结构数据。下属的 PDBsum 数据库是基于网络的 PDB 注释信息综合数据库，提供对 PDB 数据库中所有结构信息的总结和分析。每个总结给出了与 PDB 库中条目相关的简要信息，如分辨率、R 因子、蛋白质主链数目、配体、金属离子、二级结构、折叠图和配体相互作用等。同时，它将 RasMol 等分子图形软件综合在一起，具有分析和图形显示功能。

另外，在蛋白质结构分类方面的数据库还有 SCOP 和 CATH；二级数据库有蛋白质序列二次数据库 Prosite、结构数据库 DSSP 等。

2.7 信息计算新技术 ▪▪▪▪

从 20 世纪 40 年代世界上第一台电子计算机诞生至今，计算模式在经历了单机、终端-主机、客户端服务器等几个重要时代的变迁之后，进入了互联网时代。互联网时代信息与数据的爆发式增长，科学、工程和商业计算领域大规模海量数据的处理对计算能力的需求激增，为解决这些问题，先后涌现出集群计算、网格计算和云计算等新的计算模式。

在这些不同模式中，集群计算主要关注的是计算资源；网格计算则对存储、网络和计算资源进行了集成。集群通常包含同种处理器和操作系统；网格则可以包含不同供应商提供的运行不同操作系统的机器。集群和网格计算是相互补充的。很多网格都在自己管理的资源中采用了集群。随着网络功能和带宽的发展，以前采用集群计算很难解决的问题现在可以使用网格计算技术解决了。

与当前蓬勃发展的云计算不同，网格计算主要应用于科学领域，专门针对比较复杂的科学计算，着眼于需要由多个组织协同完成的大型应用项目。其目的是聚合分布资源，提供分布式协同科学研究等较高层次的服务，它强调的是一个由多机构组成的虚拟组织，各组织拥有的计算资源在虚拟组织内共享和协同，从而提供一个更为强大的高性能计算资源。网格大多是基于某一个特定任务的需要而构建的，因而才会出现生物网格、地理网格、国家教育网格等各种不同的网格项目。而云计算主要提供底层资源，是面向大众用户服务的，而且云计算支持 Web，通用性更强。简言之，网格计算是"多为一"，由多台计算机构成网格，服务于一个特定的大型计算；而云计算是"一为多"，由互联网上的单个整合资源对大众形成规模化的服务。此外，网格计算着重于管理，用户通常需要基于某个网格的框架来构建自己的网格系统，并对其进行管理，执行计算任务，这个过程相对是比较复杂的。而云计算着重于服务，用户只需要使用云中的资源，不需要关注系统资源的管理和整合。

2.7.1　集群计算

当前许多研究领域的进展都直接依赖计算机的性能，这一点在科学计算和工程领域表现得尤为突出。为了满足日益增长的高速计算要求，并行计算已成为科学计算中的中流砥柱。集群计算（cluser computing）是利用并行处理概念组成计算机集群系统进行计算，即将互联网中的 PC 机或工作站（节点机）连接起来提供廉价的高性能计算资源。集群中的每个用户可以使用不同的编程工具，开发、调试、测试、描述、运行和监控自己的分布式程序。

在集群中，系统通信将信息预处理成一定的格式，随后向系统中的每个节点通过广播的形式发送。同时，控制中心实时监测各个节点的动态负载、运行情况，并以此为基础信息制订各个节点的任务。计算机进程通过对任务分配的分析，分配各个节点的任务。节点在完成对任务数据的检验后进行任务，随后将结果汇至数据库。这一过程，通过平衡软件来协调控制各个节点。

20 世纪 90 年代后，相继产生了 Beowulf、BerkeleyNOW、HPVM、SolarisMC 四大集群环境。其中 Beowulf 是最普及的实现方式，它以运行 Linux 操作系统和免费软件的 PC 计算机作为节点来实现并行处理，可以通过添加机器的数量使性能成比例地提高，实现可扩展性，从而能够构造"最佳"性价比的集群系统。

集群系统采用的操作系统主要有 VM、UNIX、WindowsNT 和 Linux 等。UNIX 运行稳定、安全性较好，是服务器或工作站上普遍使用的操作系统，许多大型公司都采用基于 UNIX 的集群系统解决方案；WindowsNT 操作系统在稳定性、大型并行计算上与 UNIX 系统存在较大差距，主要应用在中小型系统上。Linux 在普通 PC 机上提供了对高性能网络的支持，而且是免费系统，也是一个较好的选择。

高性能计算集群综合了多台计算机或节点的计算能力，提供了一种经济高效的替代超级计算机的解决方案，因此，集群系统就是未来的超级计算机。计算机集群系统的实现，将超级计算机从神坛上请了下来，是实现低成本高性能计算的一种有效途径。使用集群系统进行的并行计算现已在学术界和工业界广泛运用。

2.7.2　网格计算

尽管超级计算机系统运算能力十分强大，但使用昂贵，不能满足快速增长的大型计算需求；同时，其使用也存在许多现实和技术问题的困难，比如待处理的数据资源和所需的特殊设施常常并非分布在本地。为了解决这些问题，20世纪80年代末期提出了网格计算的概念。

网格计算，又称格点计算（grid computing），它通过特定的网格软件，首先将一个庞大的项目分解为无数个相互独立的子任务，然后交由各个计算节点进行计算。在这种系统中，即便某个节点数据出现问题，或者突然崩溃，其所承担的计算任务也能够被任务调度系统分配给其他的节点继续完成，不会影响整个项目的进程。

因此，所谓的网格就是一个集成的计算资源环境。它将网络上的各种远程资源，包括超级计算机、大规模存储系统、个人计算机、各种设备等组织在一个统一的框架下，形成一个"虚拟的超级计算机"，其中每一台参与计算的计算机就是一个"节点"，而整个计算系统是由成千上万个"节点"组成的"一张网格"。通过这种计算模式，普通用户就可以获得一种随处可得且可靠、标准且经济的超强的高端计算能力，能够以非常方便、高效的方法来解决各种重大的科学应用问题，诸如分子动力学模拟、生物学、生物化学等诸多领域内的复杂问题。

网格计算的体系结构主要有两种，集中式系统和分布式系统。前者由一台计算机统一调度任务，而在后者中，其任务的加载和运行控制由网格中的每台计算机自行完成。由美国阿尔贡国家实验室（ANL）与南加州大学信息科学学院（ISI）合作开发的Giobus Toolkit分布式任务管理系统是最流行的网格系统，已经成为网格计算事实上的标准。

目前，网格研究受到世界各国和组织的高度重视，IBM、Microsoft、Sun等公司已在全球建立了多个大型的网格，美、英等国也都提出了各自的网格战略。我国也建立了由中科院计算所牵头的"织女星网格"（VegaGrid），国家高性能计算中心提出的"中国国家高性能计算环境-网格研究计划NHPCE"及其他一些网格计划。

2.7.3 云计算

科学研究现已进入"数据密集型科学"模式。在此模式中，大量数据通过仪器获取或通过模拟产生、运用软件进行处理和分析、研究结果或知识用计算机进行存储。云计算正是典型的数据密集型计算模式，是解决巨量信息存储与处理的有效手段。

云计算（cloud computing）的概念最早可以追溯到20世纪Sun和Oracle提出的"网络就是计算机"，而后Google公司第一个把云计算作为一个概念正式提出。简单来讲，云计算就是把软件放在远程的服务器上，就像天边的云，无需理会，一旦有需要时，只要通过网络就可以使用。之所以称为云是因为它具有云的特征：更大，动态伸缩，边界模糊，飘忽不定，无法确定位置。在云计算时代，使用者不用再为铺天盖地的病毒烦恼，也不用频繁地安装应用软件和下载系统漏洞补丁，甚至不必知道资料储存在哪里，只需拥有一台能连接互联网的终端，云就会即时满足使用者的所有要求。

因此，云计算实质是一种基于互联网的超级计算模式，一种新的产生和获取计算能力的方式，但它的核心并不是计算而是服务。云计算把各种软硬件资源、数据和应用高效整合起来，作为共享服务通过网络进行按需提供，人们无需购买复杂的软件和硬件，只需按使用流量付费即可，快捷、方便、价廉。这种模式对于大型计算而言，具有极高的性价比，可能只需花费数千元和几天时间，就能完成以前超级计算机需要耗费数十万元和数月时间才能完成的任务。

云计算的载体是互联网，它提供的服务与用户具体的操作系统平台无关。云计算的物理实体是远程的数据中心，在那里成千上万台计算机和服务器连接成一片电脑云，发送至云端的数据经过处理分析后，再通过云端返回，因此，它所有的服务和应用都是基于网络提供的。也正因如此，只要有网络存在，云计算的服务就是永远可用的。

为了将各种计算及存储资源充分整合和进行高效利用，云计算应用了一个关键技术：虚拟化，它是云计算的核心和基础。虚拟化技术通过对 CPU、内存、IO 等资源的虚拟化，屏蔽了不同物理设备的异构性，将基于标准化接口的物理资源虚拟化成逻辑上也完全标准化和一致化的逻辑计算资源（虚拟机）和逻辑存储空间，从而有效地分离了硬件与软件。通过虚拟化技术，一台物理计算机上可以同时运行多个虚拟机，每个虚拟机运行不同的操作系统和应用程序，相互独立而不干扰，从而大幅提升了数据中心 IT 实施的灵活性，有效提高了资源利用率，降低了运行成本。同时，在虚拟化技术之上，可以方便地根据不同需求建立一个随需而选的资源共享、分配、管控平台，形成一个以服务为导向、可以弹性扩展的云计算服务，实现不同的服务需求。

从这个角度考虑，云计算也可看成一种处理大规模密集型数据的并行分布式计算技术，是网格计算和虚拟化技术的融合：即利用网格分布式计算处理的能力，将 IT 资源构筑成一个由大量计算机构成的资源池（即云），再通过虚拟化技术方便用户根据需求访问计算机和存储系统，进行实时的监控和资源调配。

这种全新的、革命性的互联网应用模式，已成为解决高速数据处理、海量信息存储、资源动态扩展、数据安全与实时共享等问题的有效途径，展示了强大而又独具特色的发展优势，代表了信息技术发展的先进理念，是现代计算技术发展的必然产物。当然，云计算也不是万能的灵丹妙药，目前仍存在着一些亟待解决的实际问题，尤其是数据主权与数据隐私问题、数据安全问题等，但随着其关键技术和研究问题的解决，云计算必将对未来社会的生产和生活方式产生深远影响。

2.7.4 信息计算新技术在医药行业中的应用

云计算在医药行业中的应用已成为了一种趋势。在学术研究上，也出现了一些开源云计算框架和全球化的云计算实验平台。其中比较成熟的开源云计算平台有 Hadoop、Enomalism、Nimbus、10Gen、Eucalyptus 等。

分子动力学（molecular dynamics，MD）模拟利用计算机数值求解分子体系运动方程，模拟研究分子体系的结构与性质，在解决药物设计中的一系列难题中，发挥了越来越重要的作用。它可以预测药物与靶点蛋白、DNA 的相互作用模式与结合自由能，获得理论上的解释；验证对接、药效团等虚拟筛选的结果，提高命中率；优化同源模建的结构，提高同源模型的合理性和准确性；还能研究蛋白-蛋白相互作用。但 MD 所需计算量十分巨大，因而利用云计算平台有着较高的研究意义和实用价值。目前，已有一些研究利用 Hadoop 云平台来运行分子动力学模拟，但总的来讲，应用还不多。

"分子对接"在分子水平上模拟小分子化合物和靶点分子的相互作用，能够快速筛查成百上千个可作为药物的小分子以发现药效最佳的候选分子，从而节省大量的研究经费和时间。为了提高筛选的准确性，这类算法必须模拟小分子尽可能多的药效构象以及和靶分子的多种结合方式。利用云计算平台可以满足对接算法对硬件设施和大运算能力都极高的要求，从而防止因时间和运算能力受限而导致的准确性下降和假阳性（或假阴性）。著名的 Schrod inger 公司将其研发的 Glide 对接程序放在云计算上，提高了将海量遗传信息应用于药物研发的效率和准确性。

云计算技术在药物高通量筛选中也已开始应用。如 IDBS 公司提供的 E-WorkBook 为包括辉瑞、葛兰素史克、罗氏等许多著名的国际大公司提供计算和存储实验数据的服务；其正在开发 ActivityBase 高通量筛选实验数据管理和分析的云计算平台，将可以为众多从事高通量筛选研究的医药企业和研究机构提供巨大的帮助。

IBM 等多家公司合作开发的基于云计算的解决药学实验室自动化的服务平台 Biotracker TM Lite SaaS，为单个研究者或由多个区域组成的大实验室提供了快速、简易、高度灵活的解决方案，除可用于新药发现、药品生产的数据管理、分析和报告，还能应用于其他多个行业的数据和信息管理。

参考文献

[1] ［德］伦盖威尔. 生物信息学：从基因组到药物. 郑珩，王非，译. 北京：化学工业出版社，2006.

[2] ［德］约翰·加斯泰格勒，托马斯·恩格尔. 化学信息学教程. 梁逸曾，等译. 北京：化学工业出版社，2004.

[3] 钱宗玲. 网络药学信息检索. 第 2 版. 上海：东南大学出版社，2008.

[4] 张文娟，王永华. 系统药理学原理、方法及在中医药中的应用. 世界中医药，2015，(2)：280-286.

[5] 刘赟娜，刘娜. 网络药理学在中药研究领域的应用进展. 北方药学，2015，(4)：88-89.

[6] Thackston R，Fortenberry R C. The performance of low-cost commercial cloud computing as an alternative in computational chemistry. J Comput Chem，2015，36 (12)：926-933.

[7] Shukla D，Lawrenz M，Pande V S. Elucidating Ligand-Modulated Conformational Landscape of GPCRs Using Cloud-Computing Approaches. Methods Enzymol，2015，557：551-572.

[8] Moghadam B T，Alvarsson J，Holm M，Eklund M，Carlsson L，Spjuth O. Scaling predictive modeling in drug development with cloud computing. J Chem Inf Model，2015，55 (1)：19-25.

[9] Lawrenz M，Shukla D，Pande V S，Cloud computing approaches for prediction of ligand binding poses and pathways. Sci Rep，2015，(5)：7918.

[10] Horri A，Dastghaibyfard G. A novel cost based model for energy consumption in cloud computing. Scientific World Journal，2015，2015：724524.

[11] 宋阔魁，毕天，展晓日，李志勇，王俊文，何巍，童元元，李彦文. 网络药理学指导下的中药有效成分发现策略. 世界科学技术-中医药现代化，2014 (1)：27-31.

[12] 方巍，郑玉，徐江. 大数据：概念、技术及应用研究综述. 南京信息工程大学学报，2014 (5)：405-419.

[13] Omer A，Singh P，Yadav N K，Singh R K. An overview of data mining algorithms in drug induced toxicity prediction. Mini Rev Med Chem，2014，14 (4)：345-354.

[14] Ko K D，El-Ghazawi T，Kim D，Morizono H. Predicting the severity of motor neuron disease progression using electronic health record data with a cloud computing Big Data approach. IEEE Symp Comput Intell Bioinforma Comput Biol Proc，2014，2014.

[15] Hammann F，Drewe J. Data mining for potential adverse drug-drug interactions. Expert Opin Drug Metab Toxicol，2014，10 (5)：665-671.

[16] Chung W Y，Fong E M. Seamless personal health information system in cloud computing. Conf Proc IEEE Eng Med Biol Soc，2014，2014：3658-3661.

[17] Bajorath J. Improving data mining strategies for drug design. Future Med Chem，2014，6 (3)：255-257.

[18] 邹复民，蒋新华，胡惠淳，朱铨，庄孝昆. 云计算研究与应用现状综述. 福建工程学院学报，2013，11 (3)：231-242.

［19］ 张建华，吴恒，张文博. 云计算核心技术研究综述. 小型微型计算机系统，2013，34（11）：2417-2424.

［20］ 张博，李慧颖，李梢. 网络药理学：中医药与转化医学研究新途径. 转化医学研究（电子版），2013，3（3）：1-11.

［21］ 闫冠韫，程伟，杨寄，王立波. 中药现代化研究中的网络药理学方法及可视化工具. 哈尔滨医科大学学报，2013，47（3）：287-290.

［22］ 王永华，杨凌. 基于系统药理学的现代中药研究体系. 世界中医药，2013，8（7）：801-808.

［23］ 王昌芹，刘辉，陈兰英. 基于神经网络的网络药理学研究探讨. 江西中医学院学报，2013，25（6）：45-48.

［24］ 宋成龙，邹辰，王文珂，李思昆. 分子结构与基因序列数据综合可视化方法研究. 计算机工程与科学，2013，35（12）：26-33.

［25］ 彭涛，孙连英，周家驹. 基于分子指纹的中药化合物数据库的层次聚类分析. 计算机与应用化学，2013，（6）：575-581.

［26］ 赖新梅，陈梅妹，周常恩，杨雪梅. 基于 SMARTS 和 SMILES 编码的化学结构分类方法. 计算机与应用化学，2013，（10）：1232-1234.

［27］ 蒋永生，彭俊杰，张武. 云计算及云计算实施标准：综述与探索. 上海大学学报（自然科学版），2013，19（1）：5-13.

［28］ Bressan N，James A，McGregor C. Integration of drug dosing data with physiological data streams using a cloud computing paradigm. Conf Proc IEEE Eng Med Biol Soc，2013，2013：4175-4178.

［29］ 彭涛，孙连英，刘海波，周家驹. 基于分子指纹的化学结构相似度检索系统的研究. 计算机与应用化学，2012，29（3）：291-293.

［30］ 呼万秀，陆涛，焦强. 数据挖掘技术在制药行业中的应用. 信息安全与技术，2012，3（10）：63-67.

［31］ 梁婷，焦强，陆涛. 新一代分布式计算技术在药物筛选中的应用. 药学进展，2011，35（4）：162-168.

［32］ 胡志帅，曹慧，马金刚，李传莉. 计算机科学在中药信息化建设中的应用进展. 中国实验方剂学杂志，2011，17（13）：263-266.

［33］ Garg V，Arora S，Gupta C. Cloud computing approaches to accelerate drug discovery value chain. Comb Chem High Throughput Screen，2011，14（10）：861-871.

［34］ 钟武，肖军海，赵饮虹，李松. 药物信息学在新药发现中的应用和研究进展. 中国医药生物技术，2010，05（4）：241-245.

［35］ 王波，高映新，袁煦. SMILES 编码技术在化学物质数据库中的应用. 中国石油和化工，2010，（9）：41-42.

［36］ 孟均平，陈莉，马文宁，李华. 图数据库中的相似性搜索算法研究与应用. 计算机应用研究，2010，27（5）：1813-1815，1819.

［37］ Wolf A，Shahid M，Kasam V，Ziegler W，Hofmann-Apitius M. In silico drug discovery approaches on grid computing infrastructures. Curr Clin Pharmacol，2010，5（1）：37-46.

［38］ Okuno Y. In silico drug discovery based on the integration of bioinformatics and chemoinformatics. Yakugaku Zasshi，2008，128（11）：1645-1651.

［39］ Bullard D，Gobbi A，Lardy M A，Perkins C，Little Z. Hydra：a self regenerating high performance computing grid for drug discovery. J Chem Inf Model，2008，48（4）：811-816.

［40］ Jonsdottir S O，Jorgensen F S，Brunak S. Prediction methods and databases within chemoinformatics：emphasis on drugs and drug candidates. Bioinformatics，2005，21（10）：2145-2160.

［41］ Nicholls A，McGaughey M C，Sheridan R P，et al. Molecular Shape and Medicinal Chemistry：A Perspective. J Med Chem，2010，53：3862-3886.

［42］ Newman D J，Cragg G M. Natural Products as Sources of New Drugs from 1981 to 2014. J Nat Prod，2015：629-661.

进一步参考和选读文献

［1］ Begam B F，Kumar J S. A Study on Cheminformatics and its Applications on Modern Drug Discovery. Procedia Engineering，2012，38：1264-1275.

［2］ Lusher S J，et al. Data-driven medicinal chemistry in the era of big data. Drug Discov Today，2014，19（7）：

859-868.

[3] Muchmore S W, et al. Cheminformatic Tools for Medicinal Chemists. Journal of Medicinal Chemistry, 2010, 53 (13): 4830-4841.

[4] Alexander Chuprina O L, Robert Demoiseaux, Alexander Buzko, Alexander Shivanyuk. Drug- and Lead-likeness, Target Class, and Molecular Diversity Analysis of 7. 9 Million Commercially Available Organic Compounds Provided by 29 Suppliers. J Chem Inf Model, 2010, 50 (4): 470-479.

[5] Ghose A K, et al. Knowledge-based chemoinformatic approaches to drug discovery. Drug Discov Today, 2006, 11 (23-24): 1107-1114.

[6] Keller T H, Pichota A, Yin Z. A practical view of 'druggability'. Current Opinion in Chemical Biology, 2006, 10 (4): 357-361.

（楚 勇）

一切伟大的科学理论都意味着对未知的新征服。

3

有关理论计算、技术和设备

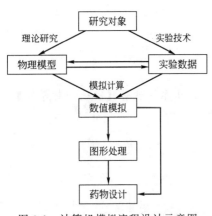

图 3-1　计算机模拟流程设计示意图

近年来由于理论计算技术、X 射线晶体学、核磁共振等结构生物学测定技术、靶点的识别与确证技术以及计算机硬件的飞速发展，计算机辅助药物设计（computer-aided drug design，CADD）已广泛用于药物研发的早期阶段。药物、生物大分子以及药物-生物大分子复合物的三维结构能以实验方法测定得到，也能以理论计算方法预测得到，进而利用药物设计和分子模拟程序包中图形界面模块显示分子的三维结构和作用模式，最终进行药物分子设计和作用机制研究。计算机模拟流程见图 3-1。近年来，CADD 方法已成为国际上十分活跃的研究领域，大大加快了药物发现的速度。

为学习计算机辅助药物设计，应对上述技术作基本了解。下面对有关的常用计算类型、理论计算、技术和实验方法作概念性和结论性的介绍，而不深入详细讨论理论计算过程和具体的数学推导模型。

3.1　常用的计算类型 ▪▪▫

分子的结构决定分子的性质，已知分子的三维结构即可计算出分子体系的所有化学性质。

3.1.1　势能面

分子体系的总能量是由动能和势能两项组成的，分子的势能是指在无外场时单个分子体系的势能，即分子内部运动的势能。总势能与原子在空间的排布有关，是原子坐标等参数的函数，可以用一条曲线或一个多维表面表示。一维势能函数的图像称为势能曲线，一个体系中能量的变化反应为多维表面上的变化，将参数多于一个的势能图像叫做势能面（potential energy surface）。势能面上每一个点对应于一个特定的分子几何构型，势能面上有一些特殊性质的重要的点，包括全局最大值、局域极大值、全局最小值、局域极小值以及鞍点。极大值是一个区域内的能量最高点，向任何方向的几何变化都能够引起能量的减小。在所有的局域极大值中的最大值，就是全局最大值；极小值也同样，在所有极小值中最小的一个就是具有最稳定几何结构的一点。鞍点（Saddle point），亦称驻点，最受关注，鞍点为势能面上能量对坐标的一阶导为 0 的点。它是在一个方向上具有极大值，而在其他方向上具有极小值的点。一般而言，鞍点为连接两个极小值的过渡态。

由于电子的质量远小于原子核的质量，分子模型中 Born-Oppenheimer 近似将原子中核和电子的计算分开处理。假设当分子中的电子体系处于基态时，分子的能量仅为核坐标的函数。在这种假设下，核的位置改变，分子的能量随之改变。

势能面的概念在计算化学和分子模拟领域有着广泛的应用。一个化学反应体系沿着反应坐标方向的能量变化称为化学反应势能面［图 3-2(a)］。反应坐标不单是指某个键长或键角，而是一组内坐标（inner coordinate）的变化。一般的热化学反应通常沿着基态反应势能面进行。当两个分子靠近时，它们之间的相互作用能会随着距离而变化，称为分子间相互作用势能面。

为便于理解，将含有多个极小值的多维曲面以二维的多重极小图示意［图 3-2(b)］，一般分子力学优化方法只能找到分子起始构象附近的极小值，即局部低能构象（local minimum conformation）。通常需要通过分子动力学模拟和模拟退火等构象搜寻方法得到分子的全局低能构象（global minimum conformation）。

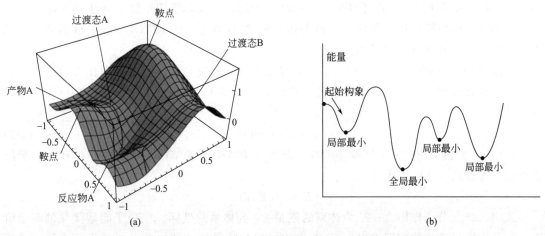

图 3-2　反应势能面示意图（a）与势能面的二维多重极小示意图（b）

3.1.2　单点能

单点能计算是指对于给定分子的几何构型或构象进行能量及其相关性质的计算，在势能面上只是一个点，因此叫单点能（single point energy）计算。在势能面全局最小处计算单点能得到最稳定构象的信息，在局域最小处计算单点能得到较稳定构象的信息。单点能可作为分子构象优化前对分子结构检查的一个参数，可用于分子基本信息的计算，作为分子构型优化前对分子结构的检查，也可用于由低精度计算得到的优化结果上进行高精度的计算，或是在当前计算条件下，体系只能进行单点能的计算。单点能的计算可以在不同理论等级采用不同基组进行。对于一个给定构型的分子，可计算其单点能、分子轨道、轨道能、电荷分布和偶极矩等性质。量子化学程序 Gaussian 是一个普及的计算程序，可在不同理论精度，如 HF、DFT、MP2 及 MP4 等采用不同基组如 6-31g* 进行单点能计算。

3.1.3　几何优化

分子在三维空间的几何构象是一种无张力低能量的稳定构象态，使分子结构趋向该状态的过程为分子的几何优化。分子几何构型的变化对能量有很大的影响，由分子几何构型而产生的能量变化为势能面。在进行分子模拟时，希望得到分子的低能构象，即分子势能面上的极小值，这可用几何优化的方法得到。为了确定分子低能构象，就需要求解与其相对应的分子势能面上的极小值，这一过程称为几何优化，又称为能量优化（energy minimization）。

几何优化从本质上讲是数学上求解极值的过程。几何优化由初始构型开始，计算能量和梯度，然后决定下一步的方向和步长，其方向总是向能量下降最快的方向进行。几何优化中常用的算法有最陡下降法（steepest descents method，SD），共轭梯度法（conjugate ingredients method，CG），牛顿-拉普森方法（Newton-Raphson method）和 BFGS 方法（Broyden-Flecher-Goldfarb-Shanno algorithm）等。最陡下降法和共轭梯度法是利用一阶导数求极值的方法，而牛顿-拉普森方法和 BFGS 方法是利用二阶导数求极值的方法，BFGS 方法是对牛顿-拉普森方法的改进。牛顿-拉普森方法在能量优化过程中容易失稳，且每次都要对 Hessian 矩阵求逆计算，计算耗时长、花费高。因此，一般都采用最陡下降法和共轭梯度法对分子的几何构型进行初步优化后，再采用牛顿-拉普森方法或 BFGS 方法进行精确收敛的优化。以下就这几种方法作简单介绍。

最陡下降法（SD）：它是一种求解一阶导的方法，利用当前位置的导数作为直线搜索的方向，进行直线搜索求势能面的极小值。它由方程式(3-1)从当前构象（对应坐标）计算新构象结构。

$$x(\text{new}) = x(\text{old}) + \lambda s \tag{3-1}$$

式中，s 是搜寻方向；λ 是搜寻步数，即每一步我们改变结构多大。而作用在每一个原子上的力通过式(3-2)计算：

$$F = -\mathrm{d}E/\mathrm{d}r \tag{3-2}$$

式中，F 为分子作用力；E 为体系的能量；r 为体系的坐标。在分子能量优化的起始阶段，分子中原子所受的作用力强，SD 在优化的初始阶段是一种快速有效的优化方法，它能迅速降低分子的高能量，调整扭曲的分子结构。但在优化到局部低能构象附近时，该方法的收敛性较差，不能进行较好的优化。

共轭梯度法（CG）：CG 也是求解一阶导的方法。它通过力和当前搜寻方向的计算，能很好地预测下一步的搜寻方向。与 SD 不同，CG 在优化到局部低能附近时收敛性较好，但 CG 要求有较合理的起始结构。因而在用分子力学方法优化时，先选用 SD 法迅速优化扭曲不合理的结构，使能量降至局部低能附近，进而再用 CG 优化，使其优化至收敛，得到合理的低能构象。

牛顿-拉普森方法：它是一种求解二阶导的方法，利用这种方法，能量对原子坐标的一阶导和二阶导都需要计算。它的精度比只求解一阶导的 SD 和 CG 方法要高，但所需的计算资源大大增加。近几年随着计算机的迅猛发展，该方法已广泛运用到能量优化的计算中。

BFGS 方法：它是对牛顿-拉普森方法的改进，牛顿-拉普森需要求二阶导数 Hessian 矩阵及相应的逆矩阵，这使得计算的变量大大增加，花费的时间增长。BFGS 方法从每次迭代的一阶导获得信息，近似地计算 Hessian 矩阵，因而计算速度比牛顿-拉普森方法快，精确度和收敛性比 CG 好。实际上，近年来计算机的迅猛发展，牛顿-拉普森方法所需的计算量已不再是限制该方法使用的因素，因此，分子力学计算中仍广泛使用牛顿-拉普森方法。

3.1.4 分子性质计算

量子化学、分子力学和分子模拟可计算各种分子性质。量子化学中价键理论和分子轨道理论用来计算分子的电子结构。价键理论不适合大分子的计算，而分子轨道理论主导这些体系电子结构的计算。不过对一些问题的解决，如化学键的形成与断裂，价键理论的计算结果比分子轨道理论更为精确。量子化学可计算各种分子性质，除了热动力学与电子结构的计算外，量子化学还可以计算与电子分布相关的性质。量子化学使用 HF、DFT、MP2、CI、CCD、QCISD 方法求解各种单电子性质，分子能量和结构、过渡态的能量和结构、电子密度分布、热力学性质、振动频率、红外和拉曼光谱、NMR 化学位移、极化率和超极化率、电子亲和能、电离势、Mulliken 布居分析、多极矩和静电势等。分子力学可以给出体系特定构象态或组态的能量，可根据实验数据拟合力场参数计算体系的生成热。计算机模拟技术可用于各种简单的热动力学性质的计算，还可以提供体系中构象变化的结构信息。以下介绍常用的分子性质的计算。

3.1.4.1　热力学和结构性质

分子的能量为体系的势能和动能总和，势能由体系的电子能量和核排斥能组成。生成热可定量地和实验值相比较，生成热就是从总能量中减去原子化热和原子的电离能。生成热定义为在一定温度和压力下，由最稳定的单质生成 1mol 纯物质的热效应。标准状态下（即各单质与生成的纯物质皆处于标准状态）的生成焓称为标准生成热，因此，标准生成热又称标准生成焓。量子化学从头计算法中 Hartree Fork 方法由于未考虑电子相关校正，因此生成热计算结果不精确。电子相关校正的加入能显著降低计算的误差，然而这种计算耗时长，只能进行简单体系的计算。结合能量优化算法，量子化学和分子力学均可计算体系的能量，进行分子几何优化。量子化学计算的结构和波谱法、电子光谱、电子衍射实验结果相近。量子化学也可以计算构象的相对能量以及构象间的能垒。对于较简单的体系，实验数据可给出相对能量及构象之间的能垒，通常情况下，量子化学计算结果和实验结果能够较好地吻合。

分子力学使用力场计算热力学性质，分子力学程序对于体系的任意构象态可计算出能量值，该能量为体系的"立体能"，对应于体系在无任何张力状态下所对应的零点能的相对能量。需要注意的是，计算该能量时无需知道体系相对于完全无张力状态下处于零点的实际值。分子力学也可计算体系的生成热，为此需要计算分子中形成键的能量，将其与立体能相加。键能通常是拟合实验测定的生成热并将其拟合成力场中的参数而获得的。通常情况下，分子力学可精确地预测生成热，其计算数值与实验值接近。值得注意的是，对于一个给定的结构，分子力学程序计算的立体能与程序的力场有关，如果力场较完美的参数化，其计算的数值接近实验值。

计算机模拟也用于计算各种简单的热力学性质。对于一些性质的预测，计算模拟的精度通过与实验值相比来校正。此外，计算模拟还可计算出实验方法难以获得的数据。计算模拟可以提供体系中分子构象变化的结构信息，通常模拟给出的性质是在正则系综条件下计算得到的。计算模拟很容易获得体系的内部能量，求算体系的热容、压力和温度等热动力学数据。此外，计算模拟可计算体系的径向分布函数（radial distribution functions，RDF）。以下简单介绍径向分布函数的概念及物理意义。

径向分布函数通常指的是给定某个粒子的坐标，计算其他粒子在空间的分布概率，即离给定粒子的远近程度。径向分布函数是用来描述某个所研究粒子周围其他粒子分布情况的物理量。它既可以用来研究物质的有序性，也可以用来描述电子的相关性。一个以原子核为中心、半径为 r、微单位厚度为 dr 的薄球壳内的体积为 $4\pi r^2 dr$，核外电子出现在该球壳内的

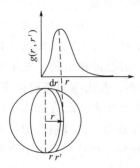

图 3-3 径向分布函数示意图

概率，用 $g(r,r')$ 来表示，可作 $g(r,r')$ 对坐标 r 的曲线，如图 3-3 所示。对于 $|r-r'|$ 比较小的情况，$g(r,r')$ 主要表征的是原子的堆积状况及各个键之间的距离。对于长程的性质，由于对于给定的距离找到原子的概率基本上相同，所以 $g(r,r')$ 随着 $|r-r'|$ 的增大而变得平缓，最后趋向于恒值。一般而言，对于有序的结构，径向分布函数可看到长程的峰，而对于无序的物质，则径向分布函数一般只有短程的峰。

3.1.4.2 电离势

电离势（ionization potential）是指在气态中电中性基态原子失去一个电子转化为气态基态正离子所需要的能量，单位为电子伏特（eV），电离势愈小，表示愈易失去电子。根据 Koopman 定理，一个轨道中电子的能量为移除电子形成相应的离子所需要的能量。此定理基于两个假设：①假设离子态的轨道和中性分子的轨道相同，实际上离子的轨道不同于非离子的轨道的，结果是离子态的能量比实际值要高。②如采用 Hartree-Fock（HF）方法进行计算时，一方面，由于该方法未包含电子校正效应，非离子态含有更多的电子，因而电子相关校正效应的结果是非离子态计算的能量高于离子态；而另一方面，电子相关效应也抵消了非离子态轨道近似的影响，两者综合的结果是对很多体系的计算，HF 计算结果与实验结果一致。

3.1.4.3 偶极矩

分子呈电中性，但因空间构型的不同，正负电荷中心可能重合，也可能不重合。前者称为非极性分子，后者称为极性分子，分子极性大小用偶极矩 μ 来度量。偶极矩（dipole moment）可用以表示一个分子中极性的大小，是正、负电荷中心间的距离 r 和电荷中心所带电量 q 的乘积：$\mu=qr$，方向规定为从正电中心指向负电中心，单位是 D（德拜）。根据讨论的对象不同，偶极矩可以指键偶极矩，键偶极矩越大，表示键的极性越大。偶极矩也可以是分子偶极矩，分子偶极矩可由键偶极矩经矢量加法后得到，其数值越大，表示分子的极性越大。实验测得的偶极矩，可以了解分子中电子云的分布和分子对称性，从而判断分子的空间构型。

量子化学和分子力学均可计算分子的偶极矩。大量的计算偶极矩和实验偶极矩数值比较结果表明，量子化学中所采用的基组和电子相关效应对偶极矩的精度有显著的影响。通常情况下，计算的误差是系统误差，简单的拟合因子可用于拟合实验值或大基组的计算值。

3.1.4.4 静电势

电子密度可用静电势（electrostatic potential）等势图来显示，等势图的表面将电子密度相同的点连接而成。静电势的定义是将正电荷从分子周围空间某点处 r 移到无穷远处电场力所做的功 $\phi(r)$。而静电相互作用能是位于某一点 r 处的电荷与静电势的乘积 $q\phi(r)$，静电势有来自于核和电子双方面的贡献，而电子分布仅反映电子的贡献。

分子之间的非键相互作用经常发生在两个原子相互接触的范德华半径范围内，因此经常计算分子表面的静电势。它对分子识别过程特别是长程静电作用为驱动力的分子结合特别有效，静电势随空间位置的改变而变，它可被计算和显示。图 3-4（见文前）展示了蝎毒神经毒素 marotoxin 和电压门控型钾离子通道 kv1.2 的静电势图，该图清晰地显示了神经毒素和钾离子通道结合的过程是以静电力为驱动的相互吸引过程。

3.1.4.5 电子密度与分子轨道

分子轨道中的电子密度分布可以测出来并作图显示。化学反应中最常参加反应的轨道是最高占据轨道（the highest occupied orbital，HOMO）和最低空轨道（the lowest unoccupied orbital，LUMO），图 3-5（见文前）显示了 5-羟色胺分子的 HOMO 和 LUMO 电子密度图。

3.1.4.6 布居分析

每个原子核外有很多电子围绕，布居分析（population analysis）对核外电子密度进行配分，计算每一个核的原子电荷。目前已发展了多种布居分析方法，马利肯（Mulliken）布居分析是最广泛使用的一种分析方法。Mulliken 布居分析使用一组平衡的基组，相应的基函数用于描述分子中的每一个原子。原子净电荷可由量子化学从头计算法算出，也可从经验算法得到。净电荷计算方法有：①Mulliken 方法，为基于量子化学波函数计算；②静电势拟合方法，在 Mulliken 方法基础上的量子化学计算，以静电势拟合点电荷的方法求点电荷；③Del Re 方法，应用定域分子轨道理论的量子化学半经验计算方法计算饱和分子中原子的 σ 电荷；④Gasteiger-Marsili 方法，根据原子电负性和电荷的关系求得原子净电荷的经验算法；⑤Hückel 方法，根据 Hückel 分子轨道理论的半经验量子化学计算，求得组成 π 轨道原子的原子净电荷；⑥Gasteiger- Hückel 方法，为方法④和方法⑤的综合，即用 Gasteiger-Marsili 方法算出原子的 σ 电荷，用 Hückel 方法算出原子的 π 电荷，总净电荷为两者之和；⑦Pullman 方法，为方法③和方法⑤的结合，即用 Del Re 方法计算原子电荷的 s 电子，用 Hückel 方法计算电荷的 p 电子，总净电荷为两者之和。

3.1.5 构象分析

构象分析（conformation analysis）是研究分子构象及对分子性质影响的一种方法。分子的物理、化学和生物性质完全取决于分子的三维结构，即它所采取的构象。分子中原子在不改变其化学键的情况下，可组成多种空间排列方式，每种排列方式对应一个构象。柔性分子可存在着千万个构象，柔性分子与受体结合时不一定采用全局低能构象，有时甚至也不是局部低能构象（local minimum conformation），药物分子与受体的三维结构相匹配或相结合的构象称为分子的药效构象。计算机辅助药物设计就是寻找分子所有可能存在的构象，进而逐一限制构象数目，最终找到符合设计要求的构象，如药效构象、活性构象、失活态构象和激活态构象等。构象分析是计算机辅助药物设计中的一个重要方法，药物和生物靶受体结合时，药物分子改变其构象而使分子更好地契合到受体的结合口袋中，因此，药物的生物活性还取决于其活性构象与低能构象的能量差。对于一个给定的分子构象，其低能构象存在的概率高，寻找全局极小构象和局部低能构象是药物设计中的重要思路。无论是寻找药效构象，还是全局极小构象及其他研究的构象，均采用构象搜寻方法，寻找出所有可能的构象，再针对具体的问题和已有的知识筛选出适合的构象。

以下介绍几种主要的构象搜寻方法。

3.1.5.1 系统搜寻法

系统搜寻法也就是系统地搜寻整个构象空间，来寻找能量最低点。该法在搜寻条件的参数内不会遗漏一个构象。最基本的系统搜寻法是网格搜寻（grid search），也称树状搜寻（tree search）。该法在构象空间以小间隔变量逐点搜寻，在可变二面角空间中，设置每一个旋转键的步长，每个可旋转键将从 0° 到 360° 扫一遍。只要变量足够小，就可能搜寻到全部可能的构象，但可想而知其计算量大得惊人。比如一个仅含 10 个可变二面角的小分子，步长取值 60°，其可能的构象数就会高达 10^7。在实际搜寻中，可加入某些限制，这样可减少计算量。其他系统搜寻法还有刚性网格搜寻、优化网格搜寻、链闭合搜寻和角翻转搜寻等。此外，还有一种片段连接法，是系统搜寻法的延伸。它把几个三维结构片段连接起来组成一个完整的分子来进行构象分析，与传统的系统搜寻法相比，其组成的结构片段的数目相对少了很多，这对于一些环状体系比较有效。

3.1.5.2 距离几何法

距离几何法的基本思想是根据分子中原子之间的距离构造距离矩阵，进而对矩阵进行变换和求解，得到分子坐标，即分子构象。一个含有 N 个原子的分子中共存在 $N(N-1)/2$ 个原子间距离，因此可构建 $N \times N$ 矩阵。而事实上，矩阵中许多元素是相关的，一些距离的组合在几何结构上是不可能的，因此，该方法采用一些限制条件：首先构造距离限制矩阵，对于原子间的距离，可根据化学原则加以限制，如两个原子之间的最短距离为两个原子的范德华半径之和，最长距离可设为一个较大的数值。确定了矩阵中每个元素的最小值和最大值后，就在最小值和最大值之间随机取一个数值作为两个原子之间的初始距离产生分子构象，进而进行分子力学优化，再重新产生初始距离，此过程循环下去即可得到一系列低能构象。

3.1.5.3 随机搜索方法

随机搜索方法通过改变分子的笛卡尔或内坐标产生新的构象。随机搜索方法中采用了 Boltzmann 分布选取构象，如果新产生的构象比以前的构象能量低，则接受该构象；如果能量比以前的构象高，则根据 Boltzmann 因子进行取舍。随机搜索方法也可采用非模拟 Boltzmann 分布选取构象。随机搜索一个较大的问题是很难在有限的搜索时间内找到能量最佳的构象。

3.1.5.4 蒙特卡洛法

蒙特卡洛原为地中海沿岸国家摩纳哥的一个世界闻名的大赌城。蒙特卡洛法（Monte Carlo method）是一种统计抽样方法，就像掷骰子一样，要不断靠随机产生的数字来作出决定。蒙特卡洛方法的随机抽样特征，在它的命名上得到了充分体现。它的基本思想是在求解的空间中随机采样并计算目标函数，以在足够多的采样点中找到一个较高质量的最优解作为最终解。蒙特卡洛方法不受解的空间结构和分布的影响，在采样数趋于无穷大，即概率为 1 时收敛到全局最优解。但事实上不可能无限地求解空采样点，因此，利用体系倾向于能量较低的稳定状态的性质，采取重要性采样的方法。比如在分子动力学计算全局优化低能构象时，以经验势函数随机抽样，不断抽取体系构象，使其逐渐趋于热力学平衡。这一方法的优点是程序结构简单，对各种问题的适应性很强，特别是求解多维问题，但必须大量采样才能得到较精确的结果，因此收敛速度较慢，需要相对较长的计算时间，求解精度不很高。

3.1.5.5　模拟退火算法

模拟退火算法（simulated annealing algorithm）是模拟固体退火的求解组合优化的算法。退火是将金属或其他固体材料加热至熔化，再非常缓慢地冷却的过程。缓慢冷却是为了凝固成规则的处于最稳态的坚硬晶体状态，而快速冷却则容易得到处于亚稳态的脆性固体。晶体的形成是一热力学过程，固体在高温熔化时，粒子强烈地热运动，系统处于无序的均匀状态，消除了原先固体内可能存在的非均匀状态，随着温度的降低，粒子热运动渐弱，并渐趋有序，变为绕晶格的微小振动，熵值减小，系统自由能随之降低，形成规则的晶格。

Metropolies 等提出用蒙特卡洛抽样方法模拟退火过程中固体在恒定温度下的热平衡，进行迭代的组合优化计算，设组合优化问题中的一个解及其目标函数分别对应于固体的一个微观状态及其能量，随计算进程递减的控制参数 t 对应于固体退火过程中的温度 T。对于每一 t 时的迭代计算，对应着某一温度下固体的热平衡。逐渐减少控制参数 t 的值，重复执行计算，最终在 t 趋于 0 时，求得组合优化的近似整体最优解。模拟退火算法中用蒙特卡洛方法引入了随机性，使算法进程方向呈现跳跃性，从而避免了局部最优。

模拟退火算法用于分子动力学计算时，可有效地求得分子的全局优势构象。其过程为：先使体系升温，在高温下进行分子动力学模拟，使分子体系有足够的能量，克服柔性分子中存在的各种旋转能垒和顺反异构能垒，搜寻全部构象空间，在构象空间中选出一些能量相对极小的构象；然后逐渐降温，再进行分子动力学模拟，此时较高的能垒已无法越过，在极小化后去除能量较高的构象，最后可以得到相应的能量最小的优势构象。

模拟退火法的优点在于它能够翻越通常分子动力学条件下不能翻越的能垒；取舍构象时既考虑能量下降的变化，同时也接受部分能量上升的变化，因而能寻找到能量最低点。此外，该方法不依赖于起始构象，消除了人为直觉的偏差。

在极限条件下，用蒙特卡洛步骤的数目无限大，而温度的减小量无穷小的时候，模拟退火将找到全局最小值。但这样计算量将会达到无限大，这显然是不可能的。因此，成功的退火依赖于冷却参数的设定，包括初始（最高）温度和最终（最低）温度，温度的减小值以及蒙特卡洛步骤的数目。

3.1.5.6　遗传算法

受达尔文进化论的启发，将从最简单的低级生物发展到万物之灵的人类这一自然选择和优化的进化过程引申到科学计算的优化过程中，得到了进化算法（evolutionary algorithms，EA）的思想。进化算法主要有遗传算法（genetic algorithm，GA）、进化规则（evolutionary programming，EP）和进化策略（evolution strategies，ES）。

遗传算法是最常见、应用最广的一种，常见的遗传算法流程图见图 3-6。它把待解决的问题化解为一个寻优问题，利用编码方式把寻优问题表达成一个二进制串，经选择、交配和变异三种操作，不断产生新群体，解决组合优化问题。

其步骤如下：①用一定比特数的二进制串对自变量进行编码，将优化问题表达为基因链。②随机产生由多个个体组成的初始群，代表着优化问题的一些集合，其目的是要从这些种群出发，进行进化操作。③以适应函数评价每个种群的适应度。④按优胜劣汰的规则，从

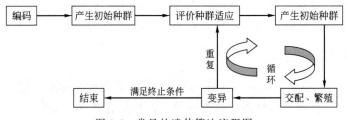

图 3-6　常见的遗传算法流程图

种群中淘汰适应性差的种群，挑选优秀的个体作为父代进行繁殖。⑤对于选中的父代个体，进行有性繁殖，随机地选取双亲的基因链相互杂交，产生新的个体，新个体中组合了双亲个体的特征。⑥以一定概率从种群中挑选若干个体，模拟生物进化过程中偶然的基因突变现象，将基因链取反运算，即由 1 变为 0，由 0 变为 1。⑦对产生的新一代种群重新评价、选择、交配和变异，如此循环往复，使种群中适应度不断提高，直至群体的平均适应度不再提高或最优个体适应度达到某一限值，得到全局最优解。

　　遗传算法处理的是集合的编码，而不是参数本身，并且只需要一个适应函数，而不要其他辅助信息，所以有广泛的应用面，能够解决各种组合优化问题。由于遗传算法同时处理空间中的许多点，因此能大量、快速地全局收敛，得到全局最优解。在解决组合优化问题时，比传统的蒙特卡洛、模拟退火等方法具有更多的优势。

3.1.5.7　分子动力学法

　　分子动力学是用来研究分子特别是蛋白质构象变化的一种应用广泛的模拟计算方法，主要用来研究蛋白质结构和功能之间的关系（参见 3.2.4）。

3.2　理论计算基础 ▪▪▪

　　计算机辅助药物设计的基础理论计算方法主要有 3 种：量子化学（quantum chemistry，QM）、分子力学（molecular mechanics，MM）和分子动力学（MD）。凡是计算中需要考虑到电子效应的影响都应用量子化学方法解决，与之相应的是，处理的问题中不需要考虑电子效应的则用分子力学方法解决。量子化学和分子力学的理论基础完全不同，量子化学是基于求解电子运动的薛定谔（Schrödinger）方程 $\hat{H}\psi = E\psi$，它可精确计算分子和电子的性质和能量；而分子力学则是基于经典力学方法，它可计算出分子的静态性质，如结构和分子能量，能量中不涉及电子能量项；QM 涉及精确求解电子运动方程，所需要消耗的计算资源较大，不能处理生物大分子，因此，近年来发展了将量子化学与分子力学结合起来的 QM/MM 方法的研究，催化中心用精确的 QM 方法计算，而催化中心周围的体系主要由生物大分子组成，原子个数较多，主要用 MM 方法计算。除以上静态计算方法外，近年来一种计算体系动态性质的另一重要方法分子动力学也广泛地应用于计算机辅助药物设计领域，它可计算分子的动态性质，如分子的运动轨迹，也能计算出分子体系的热力学性质，如焓、熵和自由能。本节主要介绍量子化学、分子力学、分子动力学和自由能微扰能量计算方法。

3.2.1 量子化学

量子化学应用量子力学的原理和方法研究分子的微观结构，是研究分子结构和性质的最重要的方法之一。在 20 世纪 20 年代，科学家用量子力学（quantum mechanics）方法来处理氢分子，奠定了量子化学的基础。随着量子化学计算方法不断发展，计算量及计算速度不断提高，所计算的体系越来越复杂，现在可以计算有机分子甚至较大分子量的生物分子。运用量子化学计算方法借助计算机可以计算出分子的各种参数，比如分子结构、电子结构、系统总能量和各个轨道的分子信息。利用量子化学计算，可以揭示药物的结构和生物活性的关系，也能研究药物和受体的相互作用，为合理药物设计提供依据。

量子化学精确地求解薛定谔方程，不借助于任何经验参数，计算体系全部电子的分子积分，计算结果精度高、可靠性大，但是计算量极大，消耗计算机时太多，只适用于中等大小的分子体系，对于一些复杂的体系就难以处理。近 30 年来，量子化学计算方法有了很大的发展，随着计算机科学和技术的迅猛发展，量子化学计算方法计算的体系越来越大，计算精度也越来越高。现在一般小分子药物，原子数不超过 100 个，均可用从头计算法或考虑电子相关性的密度泛函方法计算；含有 100～500 个原子的药物分子或生物多肽，可用半经验量子化学计算方法计算；500 个原子以上的生物大分子可用分子力学或分子动力学方法计算。

3.2.1.1 量子化学基本理论

量子化学计算主要发展三种理论：分子轨道理论、价键理论和配位场理论。分子轨道理论计算结果与实验值较好的符合，且易于在计算机上操作，近年来得到广泛地发展，本节主要介绍分子轨道理论。根据量子力学基本假设，分子的电子结构由薛定谔方程求解：

$$\hat{H}\psi(r) = E\psi(r) \tag{3-3}$$

式中，$\hat{H}$ 为体系的哈密顿（Hamilton）算符，它是一个对应于能量的微分算符；ψ 为描述体系状态的波函数，是笛卡尔坐标和自旋坐标的函数；E 为该状态的能量本征值。

类似于经典力学，能量算子 $\hat{H}$ 由动能项和势能项组成：

$$\hat{H} = \hat{T} + \hat{V} \tag{3-4}$$

其中，动能算符 $\hat{T}$ 为：

$$\hat{T} = -\frac{h^2}{8\pi^2} \sum_i \frac{1}{m_i} \left(\frac{\partial^2}{\partial x_i^2} + \frac{\partial^2}{\partial y_i^2} + \frac{\partial^2}{\partial z_i^2} \right) \tag{3-5}$$

对所有粒子 i 求和；m_i 是第 i 个粒子的质量；h 为普朗克常数。

势能算符 $\hat{V}$ 为：

$$\hat{V} = \frac{1}{2} \sum_i \sum_j \left(\frac{e_i e_j}{r_{ij}} \right) \tag{3-6}$$

势能对所有相互作用的粒子对（i，j）求和，第 i 个和第 j 个粒子的电荷分别为 e_i、e_j；r_{ij} 为第 i 个和第 j 个粒子之间的距离。

为使 Schrödinger 方程处理多原子体系时方程可求解，必须简化 Hamilton 算符。为此，分子轨道理论作了三大近似处理：非相对论近似、Born-Oppenheimer 近似（又称绝热近似、核冻结近似）和分子轨道近似（又称单电子近似）。

（1）非相对论近似 电子在核外必须保持高速运动才能不被原子核俘获，根据相对论原理，电子高速运动的质量近似等于电子的静止质量，即认为电子的质量恒为 1 个原子单位。如果全部采用原子单位制（atomic unit，a.u.），即长度、质量和电荷分别为 Bohr 半径、电子静止质量和电子所带电荷 e 为单位，由此得到能量单位为 hartree（1hartree = 27.2107eV）。这样可以简化 Schrödinger 方程，但该方程依然复杂，为此进一步引入 Born-Oppenheimer 近似。

（2）Born-Oppenheimer 近似 电子在核外保持高速运动，原子核质量远远大于核外电子质量，而电子的运动速度远远大于核的运动速度，这样分子中的电子可以及时调整其运动和分布，以适应新的核分布，可以将电子看成是在一个固定原子核场中的运动。根据这种思想，Born 和 Oppenheimer 把分子分成两部分，即核与电子，核与电子的运动方程分别用量子力学处理，这种近似称为 Born-Oppenheimer 近似。

在 Born-Oppenheimer 近似下，分子体系的 Schrödinger 方程为：

$$\hat{H}^{elec}\psi^{elec}(r,R)=E^{elec}\psi^{elec}(r,R) \tag{3-7}$$

这一方程将电子当作固定核场中的运动，式中，ψ^{elec} 是电子运动波函数，它是电子坐标 r 和核坐标 R 的函数；电子的 Hamilton 算符 $\hat{H}^{elec}$ 对应于固定核产生的场中运动电子的能量算符，它也是由动能算符 $\hat{T}^{elec}$ 和势能算符 $\hat{V}^{elec}$ 两项组成的：

$$\hat{H}^{elec}=\hat{T}^{elec}+\hat{V}^{elec} \tag{3-8}$$

（3）分子轨道近似 分子轨道近似又称为单电子近似。对于多电子体系，由于 Hamilton 算符中包含了电子间排斥作用而不能严格求解，为了近似求解多电子体系，Schrödinger 方程引入了分子轨道近似。轨道近似认为 N 个电子体系的波函数 $\psi(1,2,\cdots,N)$ 可以近似表示成 N 个单电子波函数的乘积：

$$\psi(1,2,\cdots,N)=\psi1(1)\psi2(2)\psi3(3)\psi4(4)\cdots\psi N(N) \tag{3-9}$$

薛定谔方程引入这 3 个近似后的表达形式为哈特里-福克-鲁特汉方程（Hartree-Fock-Roothaan Equation，又称 HFR 方程），HFR 方程是计算量子化学的基础。进行从头计算需选用原子轨道作为基函数，最常用的基函数是斯莱特型原子轨道（Slater-type orbital，STO）和高斯型原子轨道（Gaussian-type orbital，GTO），简化了量子化学计算所必需的积分，并简化了量子化学程序化的过程。HFR 方程的求解采用迭代的方法即自洽场（self-consistent field，SCF）方法，并把对函数迭代转化为对分子轨道组合系数的迭代，得到分子体系的分子轨道、轨道能和波函数，并进一步由波函数计算得到分子体系的其他性质，如平衡几何构型、电荷密度分布、偶极矩、内旋转和反转势能垒、力常数、势能面和与电子运动有关的能谱等。求解 HFR 方程的困难是计算量极大，需要极大的计算机内存和计算时间，计算量随基函数数目的 4 次方递增。

（4）从头计算误差及校正方法 量子化学引入三大基本近似使得求解多电子体系 Schrödinger 方程成为可能，但这些近似给计算结果带来了一定的误差。

非相对论近似中，电子的运动质量近似为静止质量，与运动速度无关，因此，运动速度较高的电子计算的误差就较大。内层核电子靠近核区，运动速度大，相对论效应比价层电子显著，计算电子结构和能量时需作相对论校正。值得注意的是，化学反应进行主要是外层价电子反应，内层电子未参与，因此认为反应前后相对误差影响不大。Born-Oppenheimer 近似中固定了核而忽略了核的零点振动能，这个误差容易校正。分子轨道近似中完全没有考虑两个电子之间的相关性，特别是自旋相反的两个电子，因此需要作相关能校正。相关能校正方法主要有组态相互作用方法（configuration interaction，CI）和多体微扰理论方法（Møller plesset Perturbation theory，MPT）。CI方法计算量大，目前限于处理较小的体系。多体微扰理论是一种在Hartree Fock自洽场基础上应用微扰理论获得并考虑相关能的多电子体系求解方法，近十年来随着计算机运算速度的迅速发展而得到广泛应用。

3. 2. 1. 2　量子化学计算方法

量子化学计算方法主要分为从头计算法，密度泛函理论和半经验量子化学计算。现代计算化学中，量子化学计算通常使用一套基函数进行计算。对于求解体系的Schrödinger方程而言，分子结构本身就可以提供充分的求解条件。因此，进行量子化学计算时，首先要提供分子的结构，对于一个具体体系的计算，需要选取合适的理论方法和基组。基组是用来表征体系波函数的一组基函数，基函数是指用来构建分子轨道的原子轨道，也可以说基组是体系分子轨道的数学描述。从头计算法和密度泛函方法的量子化学计算中需要针对体系的特点和原子的数目选取合适的基组，而半经验计算中基组已用拟合的参数进行计算，无需选取基组。

（1）从头计算法　量子化学从头计算法根据量子力学的基本原理，利用Planck常数、电子质量和电量这3个基本物理常数以及元素的原子序数，不借助于任何经验参数，计算体系全部电子的分子积分，求解Schrödinger方程。从头计算法计算结果精度高，可靠性大，但是计算量极大。量子化学计算中只有H2+分子获得了Schrödinger方程的精确解，一般分子要得到体系状态的波函数和能量，需作一些近似。其中最成功的一种近似解是Hartree-Fock自洽场方法（HF）。从头计算中多电子体系Schrödinger方程求解在引入以上介绍的三个近似后，原则上只要合适地选择基函数，自洽场迭代次数足够多，就能得到接近自洽场极限的精确解。因此，从头计算法在理论上和方法上都是比较严格的，计算结果的精确性和可靠性都远远优于半经验的一些计算方法。

从头计算法的核心是Hartree-Fock-Roothaan（HFR）方程，该法首先提出了一个单电子近似模型，假设 n 个电子体系的每个电子都在其余的 $n-1$ 个电子所提供的平均势场中运动。这样体系中每一个电子都得到一个单电子薛定谔方程，称为Hartree方程，进而使用自洽场迭代方法求解这个方程可得到体系的电子结构和性质。该Hartree方程未考虑电子自旋相关效应，后来该方程发展为考虑Pauli原子的自洽场迭代方程Hartree-Fock方程。Pauli原理要求，体系的总电子波函数要满足反对称化要求，采用Slater行列式波函数的完全波函数正好满足反对称要求。为解决Hartree-Fock方程求解困难，后来提出分子轨道（molecular orbital，MO）是原子轨道（atomic orbital，AO）的组合，即分子轨道是原子轨道的线性组合（LCAO-MO）。这样Hartree-Fock方程发展为Hartree-Fock-Roothaan方程，简称HFR方程。

从头计算法的主要计算方法有Hartree-Fock theory（HF），考虑电子相关（electron correlation）的SCF方法，Møller Plesset微扰方法（MP perturbation：MP2，MP3，MP4），二次组态相互作用方法（quadratic configuration interaction，QCI）和耦合簇方法（coupled cluster）。

（2）密度泛函理论　密度泛函理论（density function theory，DFT）是用电子密度取代波函数作为研究的基本量，其将电子能量分为几个部分，动能、电子-核相互作用、库仑排斥，以及其余部分的交换相关项，所有项只是电子密度的函数。DFT 将能量视为体系粒子密度的泛函，将分子体系的能量和电子密度一一对应，其中分子的电子密度仅为位置 (x, y, z) 的函数。DFT 不用考虑求解复杂的含有 $3n$ 个电子坐标的波函数，使求解 n 个粒子体系的 $3n$ 自由度问题转化为 3 个自由度的密度问题，从而使问题大大简化。DFT 作为处理多电子体系的理论方法在构建了能量和密度关系的方法后具有可行性并逐渐完善。与从头计算法相比，DFT 计算量相对小，可适用于大型分子体系的模拟计算。最广泛应用的梯度修正相关泛函是 Lee、Yang、Parr 提出的 LYP 泛函。这两个方法的结合，就是 Gaussian 程序中的 BLYP 和 B3LYP 方法。Perdew 也提出了重要的泛函，如 Perdew86 和混合泛函 B3PW91。

量子化学从头计算法和密度泛函理论的主流计算软件有 Gaussian、SPARTAN 和 Turbermol 等。

(3) 半经验计算法 量子化学半经验计算法（semiempirical methods）的基本原理与从头计算法相同，只是在求解 HFR 方程时，忽略一些双电子积分或采用实验值拟合的经验参数计算积分值，在计算时仅计算价电子，而将内层电子加入到有效势能中去。虽然这样的处理在理论上不够严密，但大大提高了计算速度，比从头计算法快 100 倍以上，所需的磁盘空间和计算机内存也较小。因此，半经验计算法可以用于计算较大的分子体系，只是计算精度较差。

半经验计算法主要分为：①完全不考虑双电子作用的单电子近似方法，如 HMO、EHMO法等；②以零微分重叠（zero differential overlap，ZDO）近似为基础的，忽略积分值很小且运算复杂的双电子积分的近似计算方法，如 CNDO、INDO、NDDO、MINDO、MNDO、AM1 和 PM3 等。

HMO 方法（Hückel molecular orbital method，休克尔分子轨道方法）由 Hückel 于 1931 年提出，作了多种近似，为最简单的半经验计算，此方法在理论研究中一直起到重要作用，能很好地处理平面的共轭分子。

EHMO 方法（extended Hückel molecular orbital method，扩展的休克尔分子轨道方法）由 Hoffmann 在 1963 年提出，该法是 HMO 方法的扩展，可用于非共轭体系，处理中考虑全部价电子和所有原子间的相互作用，但完全忽略电子之间的相互作用，没有双电子积分。该法能成功地处理单电子效应占主导地位的问题。

CNDO 方法（complete neglect of differential overlap method，全略微分重叠方法）由 Pople 于 1965 年提出，采用微分重叠近似（Neglecting differential overlap，NDO）方法，即不管原子轨道属于分子轨道中的哪一个原子，全部采用 ZDO 近似。按照参量化方案的不同又可细分为 CNDO/1、CNDO/2、CNDO/SW、CNDO/BW 和 CNDO/S 等。CNDO/1 计算出的键长与实验值偏差较大，现已弃用。CNDO/2 可成功地计算平衡键长、键角、偶极矩和电子密度，但成键能、电离势的计算结果偏差较大。CNDO/SW 和 CNDO/BW 适用于计算含杂原子分子的成键能。CNDO/S 用于计算芳香化合物的电子光谱。

PCILO 方法（perturbation configuration interaction using localized orbital，定域轨道微扰组态相互作用）由 Diner 于 1969 年提出，类似于 CNDO，采取微扰组态相互作用的方法，选取合理的定域轨道作近似处理，主要用于计算生物分子。

MCNDO 方法（modefied complete neglect of differential overlap method，改良的全略

微分重叠方法），为 Wiberg 对 CNDO 法的改进，使键角计算值正确性提高；由 Whitehead 和 Boyd 提出的 CNDO 改良方法使成键能计算得到改善。

INDO 方法（intermediate neglect of differential overlap，简略微分重叠方法）由 Pople 于 1976 年提出。该法与 CNDO 法类似，作 NDO 近似，但不忽略单原子微分重叠。INDO 计算结果类似于 CNDO/2 法，适用于计算键长、键角和偶极矩，INDO 更适宜于计算单电子性质的自由基。

MINDO 方法（modified intermediate neglect of differential overlap，改良的简略微分重叠方法）由 Dewar 于 1969 年提出，最初为 MINDO/1，后又继续提出 MINDO/2 和 MINDO/3。MINDO 法保留全部单电子排斥积分，能很好地计算分子基态性质，如生成热、键长、键角、偶极矩和第一电离势等。

NDDO 方法（neglect of diatomic differential overlap，忽略双原子微分重叠方法）由 Dewar 提出，只忽略双原子微分重叠，与原始 HFR 方程最为接近，从理论上并经实验证明计算误差较小，但需计算很多单电子积分，使应用受到限制。

MNDO 方法（modified neglect of diatomic differential overlap，改良的忽略双原子微分重叠方法）由 Dewar 提出的基于 NDDO 的方法。对生成热、键长、键角、偶极矩和第一电离势的计算误差比 MINDO 法等均较小，但对立体拥挤的分子、氢键和高价化合物等的计算值不理想。

AM1 方法（Austin model 1，奥斯汀模型 1）由 Dewar 在 1985 年提出，是对 MNDO 法的改良，使用大量实验数据作参量化，对基态分子性质的计算明显改善，能正确预测和计算氢键，活化能计算较准确。但计算含磷键、过氧键等误差较大。

MNDO/PM3 方法（modified neglect of diatomic overlap，parametric method number 3，可简记为 PM3，参数方法 3）是由 Steward 于 1989 年提出的又一 MNDO 的改良方法。采用新的参量化方法，可以依据生成热、电离热、偶极矩的实验值和计算值分别得到实验与理论参数函数。对基态分子的计算比 MNDO 和 AM 1 有较大改进，计算氢键和过氧键误差较小。

由 MINDO、MNDO、AM1 和 PM3 四种半经验计算方法编制成的程序 MOPAC 和 AMPAC 在量子化学半经验计算中运用非常广泛。半经验计算法中各方法的选用，可以根据具体计算体系的要求，并综合考虑计算精度、计算时间和计算条件等因素来确定。

3.2.1.3　量子化学计算在药物设计中的作用

量子化学为研究药物的电子结构提供了一个有效的方法，能求出一系列药物分子的各种参数，从中找出与药物的生物活性相关的参数，由此得知有关受体的结构、构象及反应性等方面的信息。量子化学参数在 QSAR 中的应用已在 1.6.1 的定量构效关系中讨论过。从量子化学提供的分子的电子性质和立体结构参数可得知药物分子的构象图像，进而推导受体的图像，再由受体的图像来合理设计新的药物分子。

例　从 α-肾上腺素受体激动剂可乐定（clonidine）（图 3-7）的量子化学计算得到的药物构象与 X 射线衍射结果及 NMR 测定结果基本吻合。在中性分子中，C═N 键基本以亚胺形式存在，而质子化可乐定分子中约有一半的正电荷位于 C(7)，其余电荷均匀分散在胍基的 3 个氮原子上。六元环平面和五元环平面间二面角 ϕ 的 PCILO 法计算值（$\phi = 74°$）与 X 射线衍射法的测定结果一致（$\phi = 76°$）。

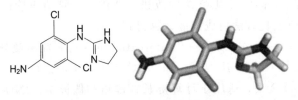

图 3-7　可乐定的结构式与构象

从以上计算结果和一些其他实验结果推断，可乐定类药物与 α-肾上腺素受体的结合方式为：①胍基和 α-受体的负电荷部分以静电作用相结合；②芳核与 α-受体的缺电子部位以疏水键相结合；③环外 NH 与 α-受体以氢键相结合。药效团模型与图 3-7 相类似。

根据量子化学计算得到的药物的构象为分子在真空状态下的构象，而药物在体内于体液中呈现活性，因此需要计算包括溶剂效应在内的体系的构象。目前没有准确处理药物分子的较为实用的方法，量子化学计算一般也没有考虑到反应的熵变。另外，对于大分子的药物，计算量极大而不实用。由于生物大分子受体是复杂的，人们对它的认识未完全彻底，量子化学及其计算方法也还处于发展阶段，因而不能以此来解决药物设计中的一切问题。

3.2.2　分子力学

分子力学，又称为力场方法（force field method），是基于经典牛顿力学方程的一种计算分子的平衡结构和能量的方法。分子力学将分子看作是一组靠弹性力或谐振力维系在一起的原子的集合，其中每个化学键（相当于弹簧）都有"自然"的键长和键角标准值，分子要调整它的几何形状（构象），必须使其键长值和键角值尽可能接近标准值，同时使非键作用处于最小的状态。如果原子或基团在空间上过于靠近，便会产生排斥力；如果过于远离，又会使键长伸长或键角发生弯曲，引起能量相应升高。实际上每一个真实的分子结构是上述相互制约着的作用力的折中表现。因而通过分子力学计算和能量优化，可对化合物的空间结构加以确定。在药物研究中，当受体结构已知时，分子力学方法可以用来计算药物-受体结合的能量；若受体结构未知时，该方法可通过确定药物分子的药效构象来反映与药效团相互作用的受体结构特征。

分子力学研究已成为当今药物分子设计的发展方向之一。在天然产物结构或构象平衡、糖类、核酸、多肽以及蛋白质的构象计算或模拟方面正在开展广泛的研究，也开发了不少分子力学计算软件便于应用。

3.2.2.1　分子力场及能量表达形式

分子力学主要是用分子力场来处理分子进行计算，建立分子力学计算方法的第一步是构建力场，即确定设置的能量项及其具体形式。力场计算结果的准确性和可靠性主要取决于势能函数和结构参数的取值，称为力场的参数化。参数的标准值一般取自 X 射线晶体学、电子衍射或其他光谱学实验数据，有时取自量子化学的计算结果。根据各个参数，可以计算出单个分子固定构象的势能，并可绘制分子在各个自由度的能量图。分子力场是分子力学计算时采用的一套参数和方程进行体系总能量的计算。分子力场用经验势函数描述分子的势能面，计算的准确性和可靠性主要取决于势能函数和结构参数的取值，称为力场的参数。分子力场的能量函数［式（3-10）］表达形式主要包括两项：成键相互作用（bonded interaction）和非键相互作用（non-bonded interaction）。成键相互作用是指少于三个化学键所连接的原子之间的相互作用，而非键相互作用

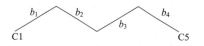

图 3-8　正戊烷的 C1～C5 非键相互作用

是指没有相连的原子之间（如多肽链上两个残基上的原子）或者为多于三个化学键相连（如正戊烷的第一个和第五个碳原子）的原子之间的相互作用（图 3-8）。

$$\text{Energy} = \left(\frac{1}{2}\right)\sum_{\text{bonds}} K_b(b-b_0)^2 + \left(\frac{1}{2}\right)\sum_{\text{angles}} K_\theta(\theta-\theta_0)^2 +$$

$$\left(\frac{1}{2}\right)\sum_{\text{dihedrais}} V_\phi[1+\cos(n\phi-\delta)] + \sum_{\text{non-bond pairs}} 4\in\left[\left(\frac{\sigma}{r}\right)^{12} - \left(\frac{\sigma}{r}\right)^6\right] + \frac{q_1 q_2}{Dr} \quad (3\text{-}10)$$

（1）成键相互作用　成键相互作用由化学键（bond）、键角和二面角（dihedral angle）三项组成（图 3-9）。因而力场势函数由键伸缩能、键角弯曲能和二面角扭转能组成。

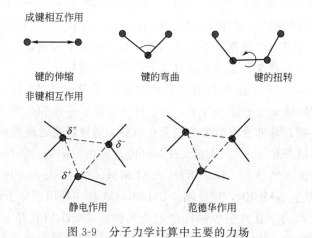

图 3-9　分子力学计算中主要的力场

键伸缩能：它是指形成化学键的 2 个原子进行简谐伸缩振动时沿键轴方向所引起的能量变化。实际上这些化学键的键长并非恒定不变的，而是在平衡位置附近如弹簧一样做简谐振动，描述这种作用的势能称为键伸缩能。其数学表达式见能量函数中第一项成键项［式（3-10）］。

键角弯曲能：与化学键相似，通过化学键相连的连续 3 个原子所形成的键角在平衡位置附近做简谐摆动，类似于挂钟。键角弯曲能所采用的函数形式同样也采用谐振子模型，见能量函数中第二项键角弯曲项［式（3-10）］。

二面角扭转能：分子中连续连接的 4 个原子可形成二面角，分子中的二面角较易扭动，描述二面角扭转的势能项称为二面角扭转能。它的属性表达式见能量函数中第三项［式（3-10）］，用 cos 函数描述。

（2）非键相互作用　非键相互作用主要包括范德华相互作用和静电相互作用（图 3-9）。

范德华相互作用是分子力学中非常重要的作用类型，用 Lennard-Jones 势函数描述两个中性原子之间的相互作用模型，它主要由排斥项（12 指数项）和吸引项（6 指数项）描述［图 3-10，公式（3-11）］。图中，ε 为势阱深度，反应两个原子间相互吸引作用的强弱，σ 为作用势为 0 时两个原子之间的距离，r 为任意两个范德华相互作用的原子之间的

距离。

$$V_{LJ} = 4\varepsilon \left[\left(\frac{\sigma}{r} \right)^{12} - \left(\frac{\sigma}{r} \right)^{6} \right] \quad (3\text{-}11)$$

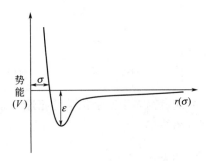

图 3-10 Lennard-Jones 势函数

静电相互作用是生物体系中非常重要的作用类型，它是由分子体系中任意两个非键原子之间形成的静电作用。静电作用可用库仑作用势表示，见能量公式(3-10)中最后一项。式中，q 为原子所带的电荷，D 为介电常数，r 为两个带电粒子的距离。在分子相互作用中静电作用占重要地位。因此在可调参数中，静电作用能为十分重要的一项。分子的静电作用由原子的净电荷计算得到。原子净电荷可由量子化学从头计算法算出，也可从经验算法得到。

对于更精确的力场，式(3-8)可加入一些交叉项，如键伸缩-键弯曲振动交叉项、二面角-键伸缩交叉项，对于非键相互作用，可加入氢键作用能（hydrogen bonding energy），表示分子间或分子内氢键的能量；偶极作用能（dipole energy），表示分子间或分子内偶极-偶极相互作用的能量。分子力学计算还能得到其他参数，如分子表面积、分子体积、分子的晶体堆积能等。所有这些可调参数及其常数总体上习惯称为力场。

较早的分子力场有用于计算非共轭体系和共轭体系分子的 MMI/MMP。后来发展的 MM 2 则扩大到含有离域 π 电子体系分子，可以计算线形、平面和三维力场；MM 3 除了可计算以上力场外，还能计算部分化学影响因素；MM 4 能较好地处理经典力场和电负性或超共轭等化学影响；AMBER（assisted model building with energy refinement）计算精度较高，可计算大分子量的生物分子，较常用；CHARMM（chemistry at Harvard macromolecular mechanics）类似于 AMBER，精度高。CHARMM 是一种用于分子动力学的分子力场，采用这种力场的分子动力学软件包也采用了这个名称。CHARMM 是一个被广泛承认并应用的分子动力学模拟程序，用于生物大分子的模拟，包括能量最小化、分子动力学和蒙特卡洛模拟等。哈佛大学的 Martin Karplus 教授发展了分子动力学模拟程序 CHARMM 程序并建立了 CHARMM 力场。目前，一种并行化效率很高的分子动力学模拟程序 NAMD 亦采用 CHARMM 力场，该力场可以为用户提供处理各种小分子、大分子（包括蛋白质、核酸和糖）的经验化能量计算，包括相互作用能及构象能量、局域最小化、旋转势垒、与时间相关的动力学行为、振动频率等。模拟过程提供了有关分子结构、相互作用、能量等信息。OPLS 基本方法同 AMBER，多用于计算蛋白质和核酸等生物大分子；ECEPP 用于计算多肽和蛋白质的力场；CFF 91-93 和 MMFF 94 类似于 MM 3，计算有机分子时精度高，也可用于计算配体-靶点复合物的相关特性。

每个分子都有其特有的力场，用量子化学计算和实验拟合两种方法建立力场参数，建立的这套力场参数具有较强的通用性，可对结构相似的一类分子进行计算。对于所有分子，优化出一套通用的力场参数是不可能实现的，但对于特定类型的一套分子优化出一套合适的参数是可行的。根据分子体系的不同，力场参数主要分为两类：处理有机小分子和处理生物大分子的力场参数，小分子力场参数使用较精确的势函数，生物大分子则采用较简单的势函数。不同的分子力场采用不同的函数形式和不同的力场参数。

3.2.2.2　能量函数的约束和限制

在分子力学计算中，为了适应体系的特定条件，往往对能量函数作修饰处理，处理方法有约束和限制两类。

① 约束是在计算中固定某些自由度，以简化目标函数，达到减少计算量和计算时间的目的。常用的约束条件有固定原子、分子刚性化和扭转空间计算。

固定原子法是最简单的约束，操作时固定某些原子于空间中，以减少自由度。在药物研究中，可以把远离受体活性位点的原子加以固定，这样可节省很多计算量。

分子刚性化是冻结分子内部运动，仅作分子整体平移和旋转操作。此法有效地应用于药物与受体的对接中。在对接中如不考虑药物分子和受体分子的柔性运动，只计算两者之间的相互作用，可极大地减少计算量。

扭转空间计算即固定分子内各化学键的键长和键角，只改变二面角的运动，有效地减少了自由度，特别适用于计算生物大分子的优势构象。

② 限制是在能量函数上加上某些不固定的值，以控制能量函数偏向某一方向。此法并不减少计算量，但可控制体系的倾向。主要的限制有扭转角的扭转限制和原子间距离的距离限制等。

3.2.2.3　能量优化方法

我们得到势能函数和力场参数数据后，即可通过力场方法模拟分子的三维结构，计算分子的性质。在进行分子模拟时，希望得到分子的低能构象，即分子势能面上的极小值，这可用能量优化的方法得到。为了确定分子低能构象，就需要求解与其相对应的分子势能面上的极小值，这一过程称为能量优化。势能面是含有多个极小值的多维曲面〔为便于理解，以二维的多重极小图示意，见图 3-2(b)〕。通常分子力学优化方法只能找到分子起始构象附近的极小值，即局部低能构象。通常需要通过分子动力学模拟和模拟退火等构象搜寻方法得到分子的全局低能构象。当药物分子与受体相互作用时，药物与受体互补并结合时的构象称为药效构象。值得注意的是，分子的全局低能构象不等同于药效构象，但全局低能构象有可能是药效构象。药物分子在体内的药效构象一般不采取能量最低的构象，而是处于能量较低的局部低能构象。一般认为和最低能量构象相差 $12.5 \sim 33.4 kJ/mol$ 之内的构象都有可能成为药物分子的活性构象。此外，药物分子的晶体结构不一定是其低能构象，而其与蛋白复合物晶体结构中的构象也并不等同于其药效构象，晶体结构反映的是固体晶格中的分子构象。分子力学中常用的能量优化算法有最陡下降法（steepest descent）、共轭梯度法（conjugate gradient），牛顿-拉普森（Newton-Raphson）方法和 BFGS 法等，参见 3.1.3。

3.2.3　量子力学与分子力学相结合的方法（QM/MM）

量子力学和分子力学都用于研究分子结构，二者的区别在于：①量子力学主要处理对象为电子，其运动服从量子力学规律，可以研究反应过程，如键的形成和断裂、电子转移过程等；而分子力学是经验力场模型，以原子为质点，服从经典力学运动规律。②量子力学计算复杂，从头计算法的耗机时间与分子轨道的 4 次方成正比，即使使用半经验的量子力学方法，耗机时间也至少与轨道数的 2～3 次方成正比；而分子力学的计算仅与原子数目的平方成正比，因此，分子力学计算特别适用于研究大分子体系，尤其是生物大分子体系。③分子力学在概念上较量子力学易于被理解，分子总能量被分解成键长伸缩、键角弯曲、二面角扭转和非键合作用等，比起量子化学的抽象概念更直观。④分子力学是在实验数据的经验匹配体基础上建立起来的，必须依赖于大量的实验数据，在对某种分子计算之前，必须要有一定量的此类化合物的实验结果作为依据，导致当前感兴趣的许多新类型的分子还不能进行计算。由于两种方法的特点不一，它们所适用的范围也就不同。分子力学适用于复杂分子及生物大分子的构象分析，预示化合物的稳定性、预测多种构象间的构象平衡与能量分布并进行生物活性分子的活性构象分析；而量子化学计算则适用于与电子运动有关的性质，如化合物的电子结构、光谱性质、轨道的相互作用和键的断裂等反应能力的研究。

然而在许多情况下，量子力学和分子力学联合协调使用能相辅相成。在研究受体-配体相互作用时，有时要牵涉到化学键的生成和断裂，比如酶催化反应和某些抗癌药物与 DNA 的结合，必须以量子化学的计算方法来模拟和计算。但对于酶和 DNA 这么大的体系，因受到量子化学方法计算条件的限制，目前还不能处理。用量子力学与分子力学相结合的方法，即 QM/MM 方法，可研究受体-配体的相互作用和溶质-溶剂的相互作用（即溶剂效应）。用量子力学方法处理体系中发生化学变化或电子转移的区域，用分子力学方法处理体系中的其他区域。QM/MM 模型计算中将研究体系分为量子力学（QM）区域、分子力学（MM）区域和边界区域（图 3-11）。该方法的基本思想是用精确的量子力学（QM）处理体系中发生化学变化的部分，可以是受体的受点或配体，也可以是溶质分子，这是计算的核心部分，这个区域的原子采用原子核和电子表达，保证有一定的计算精度，如酶和底物的结合位点，该部位划分为 QM 区域。MM 区域则为受体的其他部位，也可以是溶剂分子，采用分子力场方法简化计算，如酶以及其他溶液环境区域用经典分子力学来处理。边界区域考虑体系的周围环境，采用周期性或随机性的边界方式处理。体系的总能量可以定义为 $E_{QM/MM} = E_{QM} + E_{MM} + E_{QM-MM}$，即体系能量等于 QM 区域能量、MM 区域能量以及 QM 区域与 MM 区域相互作用能量之和。QM/MM 方法目前较多地应用于生化反应的研究，而用单纯的量子力学方法和分子力学方法是无法处理的。

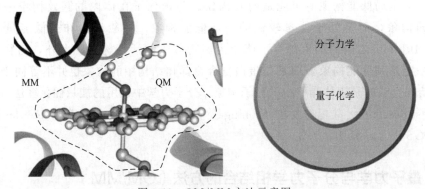

图 3-11　QM/MM 方法示意图

QM/MM 跨边界上的共价键处理对于 QM/MM 方法来说是个很棘手的问题。而对于大多数生物体系来说，为了减少计算量把整个系统分成不同计算水平的子系统，切断共价键是不可避免的。目前经常使用的边界处理方法主要有以下两种：连接原子方法和局部键轨道方法。连接原子方法通过把 QM 区原子连接到一个增加的原子（通常是氢原子），或者连到一个悬空的键上来使得它的价态饱和。一些连接原子的方法使用参数化的半经验哈密顿函数，或者一个参数化的虚拟核心势能函数来模拟被切除键的性质。局部轨道方法将连接原子替换为固定的局部轨道，比如，局部键轨道（SLBOs）或通用杂化轨道（GHO）。这种方法没有连接原子法应用广泛。

在实际应用中，为了减少体系的计算量，对 QM 区域通常使用半经验的量子化学方法，如 AM1、MNDO、PM3 等。此外，半经验方法中比较重要的是 SCC-DFTB 方法。它是一种基于 DFT 产生的半经验方法，用以 DFT 计算处理的代价增加了半经验方法的精度。此外，利用赝势的平面波方法，也是一种比较常用的方法。

3.2.4 分子动力学模拟方法

分子动力学是基于经典力学的一种分子模拟方法。与分子力学不同，分子动力学求解的是随时间变化的分子的状态、行为和过程。该方法模拟分子运动的过程，它按照分子瞬时的运动状态，求解每一个原子的牛顿运动方程和每一个原子的位置和速度，并从这一运动轨迹中计算得到各种性质。如果在所研究的模拟时间内能正确地选取分子体系的力场函数形式及其参数，分子动力学就可成为解析分子运动性质的一种强大工具。

蛋白质的结构和功能密切相关，蛋白质不同的构象对应不同的生物功能，所有的生物大分子在生理状态下都是动态的，蛋白质是动态的存在和发挥功能的，生物体内的一系列生物事件的发生是依靠蛋白质的动态构象变化来调节的，药物与蛋白结合或离解的过程也是动态变化的。蛋白质的构象变化，小到局部的残基侧链的位置变化，大到整个结构域的运动，时间尺度从飞秒（fs）到毫秒（ms）甚至秒（s）有很大的波动范围。研究蛋白质的动态性质，对进一步认识蛋白质的结构功能关系和通过结构功能关系知识进一步了解和控制生命过程具有重大意义。如钾离子通道可以调节自身的构象为打开和关闭两种构象，当钾离子通道打开时，钾离子进入或流出细胞，当细胞内的钾离子浓度适合细胞的需要时则及时关闭通道的大门，因此，钾离子通道的开闭态用来调节细胞内的钾离子浓度，维系正常的生理活动。

研究蛋白质的动态性质通常采用两种模拟方法：分子动力学模拟方法和构象空间搜寻方法。分子动力学模拟是 20 世纪 80 年代在分子力学的基础上发展的运用牛顿力学规律研究分子体系随时间演化的动态构象变化的一种模拟方法。分子力学存在着容易陷入初始构象附近局部低能构象的缺陷，且不能研究化学或生物体系的动态行为，而要寻求更多的局部低能构象或全局低能构象可采用分子动力学模拟方法。如果模拟时间足够长、取样足够充分，模拟轨迹的结果也可以统计地用来描述分子体系的热力学性质。构象空间搜寻方法是搜寻全局能量最小值的一种方法，如蒙特卡洛（Monte Carlo）方法，它通过随机地探测构象来确定分子体系的能量分布，但不研究时间演化的动态构象变化，构象搜寻法详见 3.1.5。

分子动力学将原子看作是一连串的弹性球，原子在某一时刻由于运动而发生坐标变化。在运动的任一瞬间，通过计算每个原子上的作用力和加速度，来测定它们的位置和运动速度。由于一个原子的位置相对于其他原子的位置不断变化着，同时力也在变化，可用适当的力场方法通过评价体系的能量，计算出任一特定原子的力。分子动力学模拟可作瞬时的，通常为皮秒（10^{-12} s）级的分析，由此模拟计算而获得以一定位置和速度存在的原子的运动轨迹。

分子动力学是在分子力学的基础上描述分子运动随时间演化的方法。分子动力学属于经典力学的范畴，体系内的所有粒子的运动遵循牛顿第二运动方程，即

$$F = ma \tag{3-12}$$

$$\ddot{x} = a = \frac{\mathrm{d}v}{\mathrm{d}t} = \frac{\mathrm{d}^2 x}{\mathrm{d}t^2} \tag{3-13}$$

$$F = \mathrm{d}E / \mathrm{d}x \tag{3-14}$$

$$v = \mathrm{d}x / \mathrm{d}t \tag{3-15}$$

式中，F 为体系所受外力；m 为体系质量；a 为体系加速度；x 为位置；$\ddot{x}$ 为位置二阶导；v 为速度。与分子力学不同，分子动力学求解的是随时间变化的分子的状态、行为和过程，可使分子构象跨越较大的能垒。它将原子看作是一连串的弹性球，在运动的任一瞬间，通过牛顿运动方程计算每个原子上的作用力和加速度，来测定它们的坐标位置和运动速度，并从这一运动轨迹中计算得到各种性质。一个长时间的分子动力学模拟能够提供分子构象的柔性信息，告诉我们哪些构象态是可及的，同时能够告诉我们构象波动的时间周期等重要信息。

分子动力学模拟起始于一个合理优化的分子结构，使用牛顿方程给出体系如何随时间演化。模拟开始进行时，给分子体系中每一个原子一个推力，在所研究体系的温度下（通常选用室温 300K），随机指定给体系中每一个原子一个初始的符合 Maxwell-Boltzmann 分布的速度。作用于每个原子上的力可根据公式(3-14)，即力是能量对坐标的一阶导来计算。这样，已知分子的三维结构（即位置信息），就能够使用分子力学能量函数计算每一个原子上的作用力。已知每一个原子在 t 时刻的位置、速度和力，我们即可以根据泰勒级数展开方程（Taylor series expansion）计算出新时刻 $t + \Delta t$ 每一个原子的新位置，而速度是位置的一阶导［式(3-15)］，我们即可得到新时刻的速度，同样可以使用分子力学能量函数计算出新时刻中相应位置的能量和新时刻中每一个原子的作用力。这样，有了新时刻的位置、速度和作用力，即可将模拟不断地向前推进。重复这个循环，直到在计算机可行范围内运行足够长的模拟时间使你观测到想要看到的构象变化，这个随时间推进的过程称为运动方程的积分。

分子动力学模拟可作瞬时的分析，计算中根据分子体系的大小、特点和要求来决定模拟时间的长短，在模拟过程中，希望运用尽可能大的时间步长（time step）进行更长时间的模拟，从而观测到更多的构象空间。然而分子动力学模拟随时间演化的运动方程中，一个基本的假设是在每一个时间步长 Δt 内，假定作用于每个原子上的力是恒定不变的。这对于低频的低速运动是一个好的近似，然而对于作用力快速变化的高频快速运动是一个不准确的近似。因而，时间步长为体系中的高频运动所限制。在我们的模拟体系中，这些高频运动主要包括与氢原子振动相关的 C—H、O—H 和 N—H 化学键的伸缩振动，其振动频率为 1fs（1fs=10^{-15}s），故而时间步长的上限为 1fs，模拟时间需要 $10^5 \sim 10^9$ 个积分步长，由此模拟计算而获得以一定位置和速度存在的原子的运动轨迹。

分子动力学模拟被用作生物大分子体系的模拟，用来了解生物体系内的一些动态过程，如蛋白质的结构稳定性，蛋白质在特定条件下的构象变化，蛋白质折叠和去折叠过程，DNA-蛋白质-受体配体（药物）之间的分子识别机制，生物体系中的药物或离子输运过程。蛋白质在生物体内存在于水溶液或生物膜两种形式中，即水溶性蛋白和膜蛋白。图 3-12 和图 3-13 分别给出了核受体 RORγt（水溶性蛋白）和 δ 阿片受体（膜蛋白）模拟体系的设置图。蛋白质所处的环境对蛋白质构象变化有重要影响，因此，在进行分子动力学模拟计算时

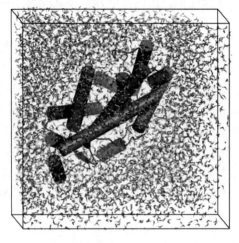

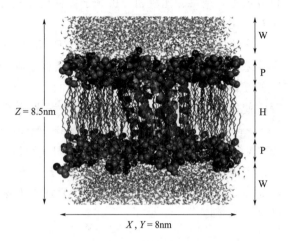

图 3-12　核受体 RORγt 在水溶液中的
动力学模拟设置

图 3-13　δ 阿片受体在磷脂双分子膜
（POPC）中的动力学模拟设置

W 为水层；P 为磷脂中磷酸和胆碱层；H 为磷脂中疏水侧链层

要将周围的水溶液或生物膜包含到体系。加了水或生物膜的蛋白体系庞大，可达十万多个原子，计算相当耗时，需要多个 CPU 的超级计算机进行并行化计算。尽管目前发展了一类分子动力学模拟方法，随机动力学（stochastic dynamics simulation）和 Langevin 动力学模拟（Langevin dynamics simulation）考虑使用溶剂化模型来模拟真实的水分子，但这种方法由于忽略溶剂效应导致误差较大，未取得较好的发展。因此，动力学的第一步是加水或者磷脂双层膜（bilayer lipid）。分子动力学模拟中需加一个长方形的水盒子或者磷脂膜进行真实环境的模拟，由此出现一个问题，即盒子边缘的水分子一边处于水环境中，而另一边处于真空环境中，这样这部分水的计算结果误差很大，而这种误差效应向盒子内部扩散使得接近蛋白质的水分子行为受到较大影响，进而影响蛋白的动态行为。解决边界问题的方法是采用周期边界条件（periodic boundary conditions，PBC），使中心盒子中的所有水分子都完全处于水环境中。PBC 的使用使边界水分子不影响蛋白质的动态行为，模拟结果方能正确地反映蛋白的动态构象变化。

计算中根据分子体系的大小、特点和要求来决定模拟时间的长短。对于生物大分子，由于体系相当庞大，分子动力学模拟计算耗时很多。如设定某些限制条件，可简化计算，加速整个模拟过程。

用分子动力学模拟可使分子构象跨越较大的能垒，因此可以通过升温搜寻构象空间，势能的波动对应着分子构象的变化，当总能量出现最小值时，在常温（300K）下平衡，即可求得低能构象。在常温下的分子动力学模拟需要很长的时间来克服能量势垒，因此，分子动力学对分子构象空间的取样相当缓慢。提高分子体系的温度，可加大样本分子构型空间的取样效率。分子动力学方法是一通用的全局优化低能构象的方法。在分子动力学计算中，常使用蒙特卡洛法（参见 3.1.5.4）。此法的优点是取样恰当，对低能量构象取样概率大，缺点是计算量极大。分子动力学技术的模拟退火算法（参见 3.1.5.5）可以有效地寻找分子的优势构象。

分子动力学可为分子模拟提供许多帮助，如模拟新的同类化合物能量最低的结构及其动力学轨迹。运用图形与分子模型交互，可在计算机屏幕上以图形的形式表示出分子动力学的轨迹数据，观察、比较和分析分子各种构象式的三维立体结构，用以推测和评价药物与受体相互作用的分子构象式。

常用的分子动力学模拟程序有 GROMACS、NAMD、Amber、CHARMM 等，这些程序均采用并行化算法，这些程序的主要区别在于并行化算法不同，编写的程序语言不同，非键相互作用的截断阈值不同及所采用的力场也不同。这些程序使用一种或多种力场：Amber 程序使用自己发展的 Amber 力场，该程序采用 Molecular Mechanics/Generalized Born Surface Area（MM/GBSA）和 Molecular Mechanics/Poisson Boltzmann Surface Area（MM/PBSA）两种方法进行自由能计算；CHARMM 程序使用自己发展的程序语言 CHARMM 和自己发展的力场 CHARMM；NAMD 是一款并行化算法非常卓越的软件，其并行化效率（speed up）非常高，它也采用 CHARMM 力场；而 GROMACS 是一款包含轨迹分析程序的动力学软件。

3.2.5　自由能计算

使用分子动力学方法可以获得分子体系的各种构象，进一步根据统计力学求得体系的各种热力学性质，如焓、熵、热容和自由能等。其中吉布斯自由能是非常重要的概念，从自由能数据可以判断不同状态下体系的稳定性和描述分子间的相互作用。自由能这一指标被广泛引入分子模拟研究中，可以计算药物与受体相互作用时的亲和性和溶剂效应等。

药物与生物大分子的活性是通过与受体生物大分子的相互作用表现出来的，药物与受体的结合自由能与药物的活性直接相关。在自由能计算中，重要的是得到两个状态之间的自由能差。使用自由能微扰方法（free energy perturbation，FEP）可以计算得到自由能差。由热力学原理可知，结合自由能 ΔG 与药物和受体结合的离解常数 K_d 存在如下关系：

$$\Delta G = -RT\ln K_d \tag{3-16}$$

配体与受体相互作用结合能的理论预测在药物设计中起着重要作用，本节简要介绍配体与受体结合自由能的理论计算方法。

在自由能计算之前，需要使用分子动力学方法获得分子体系的各种构象，根据统计力学求得体系的焓、熵、热容和自由能等热力学性质。根据吉布斯自由能可以判断不同状态下体系的稳定性和描述分子间的相互作用，进而计算药物与靶点相互作用时的亲和性和溶剂效应等。

(1) 自由能微扰方法　根据统计力学原理，可计算体系的绝对自由能，但对于生物大分子或溶液中的柔性分子，难以直接计算体系的自由能，而用统计微扰论计算自由能差，即自由能微扰方法计算状态 2 和状态 1 的自由能差 ΔG 来代替绝对自由能 G_2 和 G_1 的计算。

$$\Delta G = G_2 - G_1 = -kT\ln(Z_2/Z_1) \tag{3-17}$$

式中，k 为玻尔兹曼常数；T 为热力学温度；Z 为正则系综配分函数，Z 可从分子动力学模拟数据计算。

(2) 热力学循环　自由能是热力学的状态函数，即两平衡状态间的自由能差仅与状态有关，而与达到状态的途径无关。当药物 D 与受体 R 结合生成药物-受体复合物 DR，自由能变化为：

$$D + R \xrightarrow{\Delta G} DR$$

$$\Delta G = \Delta G_{DR} - G_D - G_R \tag{3-18}$$

由于药物与受体结合时受优势构象与活性构象的变化和去溶剂化等多种因素影响，所以从理论上计算 ΔG 非常困难。为此，可通过设计的循环路线计算自由能差，得到真实过程的自由能变化。以间接算法比较两个药物分子与同一靶点结合的强度，可用下式计算两药物与靶点的相对结合常数，来比较与药物作用的强度。

$$
\begin{array}{ccc}
\text{D} + \text{R} & \xrightarrow{\ \Delta G_1\ } & \text{C} \\
\ \downarrow \Delta G' & & \ \downarrow \Delta G'' \\
\text{D}' + \text{R} & \xrightarrow{\ \Delta G_2\ } & \text{C}'
\end{array} \tag{3-19}
$$

式中，ΔG_1 和 ΔG_2 可用实验方法测定，而 $\Delta G'$ 和 $\Delta G''$ 可用自由能微扰方法计算，从热力学循环式（3-19）可得相对自由能 $\Delta\Delta G$：

$$\Delta\Delta G = \Delta G_2 - \Delta G_1 = \Delta G'' - \Delta G' = -RT\ln(K_2/K_1) \tag{3-20}$$

式中，R 为气体常数；K_1 和 K_2 分别为药物 D 和 D′ 与受体的结合常数。这样便可以用式（3-19）和式（3-20）计算求得两个药物与同一受体的相对结合常数，比较亲和性大小，从中找出与受体结合更强的药物。

对于与同一受体有相近作用模式的不同配体，可用 FEP 方法计算受体-配体结合时的自由能变化，从而发现与受体结合较强的化合物。

在对原有药物作结构改造，以热力学循环计算 $\Delta\Delta G$ 时，要求药物间的结构相似。如果希望结构变化大一些，直接用热力学循环计算会失败，可以采用自由能变化外推法，将一个药物的结构逐步变到另一个结构，计算求得每一步变化的 $\Delta\Delta G$。

3.3 数据统计分析方法 ▪▪▪▪

人类对药物的结构和性质关系的认识，从定性描述走向定量研究，药物设计正迅速地变为计算分析性极强的一门学科。在药物设计研究中，数据分析量剧增，现已发展到单靠人力是无法计算的。在这里仅介绍几种药物设计中常用的数理分析方法，以使读者能了解和使用各种数理统计方法，并为后叙的计算机辅助方法中的数据统计作铺垫。

分子参数和生物活性的真实关系未知，很多时候采用简单的线性回归形式表示，但通常参数与生物活性不呈现线性相关，为提高相关性，引入多个参数。用于分析数据、建立统计模型的方法很多，最常用的回归方法为多元线性回归分析方法（MLR），它是可变选择性方法（variable selection method），而另一常用的回归方法 PLS（偏最小二乘法）为潜可变选择性方法（latent variable selection method）。MLR 被称为硬模型（hard model），而 PLS 和 SIMCA 被称为软模型（soft model）。统计模型还能分为有监督和无监督的方法，MLR 和 ANN（人工神经网络）为有监督方法（supervised method），而 PCA（主成分分析）为无监督方法（unsupervised method）。ALS（适应最小二乘法）为非参数法（non parametric method），MLR 为参数法（parametric method）。有些统计方法用于分析回归与相关（regression/correlation），有些用于解决模式识别与分类（pattern recognition/classification），归纳见表 3-1。

表 3-1　数据统计方法概述

回归/相关	MLR(多元线性回归),FW(Free-Wilson 模型),FB(Fujita-Ban 模型),ALS(适应最小二乘法),PLS(偏最小二乘法)
模式识别/分类	PCA(主成分分析),FA(因子分析),SIMCA,DA(判别分析),LLM(线性学习机法),KNN(K 最近邻法),CA(聚类分析),ANN(人工神经网络)

3.3.1　模式识别法

Hansch 分析，包括 Free-Wilson 方法和分子连接性法，这些数学模型方法均采用多元回归分析进行统计处理。除了这一相关性分析方法之外还可应用模式识别法。模式识别 (pattern recognition) 又称为图像识别，与人工神经网络、智能数据库、专家系统、自动程序设计等均属计算机科学前沿领域人工智能的重要分支。所谓模式识别，即运用统计方法、数值计算、决策理论或几何图形分析等手段，对样本或模式的性质、行为或归属进行鉴别和分类。简言之，就是对样本与哪一类供模仿的标本相似或相同，或对一样本整体中的哪些样本最相似或相同的判别过程或分类过程。更简言之，就是基于物以类聚的多变量数据分析方法。模式识别用于定量构效关系研究中，与多元分析之间没有本质上的区别，只是模式识别中变量数目可以很多；它将这些结构参数变量作为数量化的模式向量成分使之与生物活性相关联；模式识别也不受数据的正态性和等方差性的条件限制。

模式识别的主要思路是将每个样本的特征变量表示为多维特征空间中的一个点，各点间的相似性或同类性较强的空间距离较近，相似性差的距离较远。因此，根据样本间的距离或距离函数来判别、分类，并利用分类结果找到优化条件和预测未知。模式空间中的一个点，由一组 n 个特征变量构成，是一个 n 维模式。一般来说，高维模式可包含更多信息，所以可能解决一些低维空间中难于解决的问题。但在实际计算中，要力求舍去对分类作用影响不大的变量，使维数 n 值减至最小。因为有些变量之间有相关关系，多余的变量加入后对识别能力不会有多大增强，反而可能干扰分类过程。

根据模式识别分类方法和过程的不同分为有监督分类（supervised classification）和无监督分类（unsupervised classification）。有监督分类是根据已知分类的化合物样本（通常称为训练集，training set），在模式空间中进行所谓的训练或学习，以获得分类的标准，然后以此来预测未知化合物，通常称为试验集（test set），在该模式中的位置，即分类。无监督分类则不需预先知道化合物的类别归属，在模式空间中按自身的特性分出化合物样本的自然类别，比如聚类分析。

有监督分类的模式识别过程可分为模式过程和识别过程。前者指计算机的学习阶段，即选择和确定描述化合物样本特征的变量或参数，如理化参数、拓扑参数或多个参数的数学变换或加权组合，然后进行样品数据的预处理，选择出对分类有意义的特征，作为分类器。后者指计算机对未知样品的识别，也就是用分类器进行模式分类，这是模式识别的目的，见图 3-14。

根据训练方法的不同，分为有参数法和非参数法。前者是根据训练集的参数数值，确定识别标准，比如判别分析。后者则不需预先知道模式统计量，而是靠模式本身用数学方法或作图法获得识别标准，如线性学习机和 K 最近邻法。

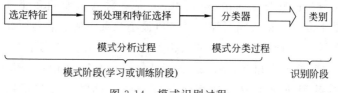

图 3-14　模式识别过程

模式识别方法包括了多种多元统计分析方法，如线性学习机、K 最近邻法、判别分析、适应最小二乘法、主成分分析、因子分析、SIMCA 法、偏最小二乘法和聚类分析等。

线性学习机法（linear learning machine，LLM），又称二群模式分类法（binary pattern classifier），是一种常用的非参数模式识别方法。它是在二、三维或多维模式空间中，确定划分化合物的直线、平面或超平面，以此超平面作为分类尺度，根据未知化合物在超平面的哪一侧进行分类。在具有 m 个成分的向量表示的模式中，经学习使 m 维模式空间扩展为 $(m+1)$ 维模式空间，在此空间中划分两类模式集群的是通过原点的法向量，称为权向量 W，它能够把训练集中的化合物作出正确的分类。

K 最近邻法（K-nearest neighbor，KNN），亦称最短距离法，该法依据模式识别的最基本的假设，即同类样本在模式空间相互较靠近来分类。在具有 m 个成分的向量组成的 m 维空间模型中，计算出欲识别的模式与该点处于最短距离的 K 个模式，K 值通常为 1，3，5，…，用 K 种化合物的原来所属分出各化合物的类别。

判别分析（discriminant analysis，DA）属数值分类法，根据所得的化合物的其他性质（比如不同的理化性质）建立判别函数，将样本分为不同性质的类别（比如活性的和非活性的）。建立判别函数的方法很多，最常用的是 Bayer 判别法和 Fischer 法，在建立判别函数过程中逐步找出最合适的函数的方法，称为逐步判别分析法（stepwise discriminant analysis，SDA）。软件 COMPACT（computer optimized molecular parametric analysis of chemical toxicity）是用判别分析的方法来预测化合物的致癌性和其他毒性。判别分析也可用于非定量的生物活性数据，预测化合物的生物活性等级或类别。

适应最小二乘法（adaptive least squares，ALS）是一种改良的判别分析方法，以判别函数将样本分成几个类别。ORMUCS（ordered multicategorial classification using simplex technique）是一个基于 ALS 方法的软件。

主成分分析（principal component analysis，PCA）用于因变量之间有一定相关性的多元分析。由于因变量之间有依赖性，因而使得部分信息发生重叠而掩盖了待分析问题的本质。通过数学上变量的线性组合，可以给出彼此无相关性的新的综合变量，即主成分，然后挑选出代表性的几个主成分，既保持原始变量所包含的信息，又能起到降维的作用。人类对二维和三维图像有识别能力，而对大于三维的空间仅具有抽象的概念。因此，将高维空间数据点分布的结构特征抽提为主成分，绘制成主成分图，就能方便地考查化合物的分类情况。

因子分析（factor analysis，FA）和主成分分析法相似，它通过相关系数矩阵得到几个互不相关的主因子来获取原始变量所提供的信息。

SIMCA 法（statistical isolinear multiple components analysis 或 soft independent modeling of class analogy）是衡量特征识别能力的标准，可用于具有不同维数的各类模式，它将多维模式转变为较低维的模式，比如线、平面或超平面，从参数中计算出主成分作为识别模式。

偏最小二乘法（partial least squares，PLS）是一种有价值的多变量统计新方法。PLS方法的数学基础是主成分分析，同时吸收了经典最小二乘法的优点，用此法可分析出上百个甚至上千个独立变量与一个或数个因变量的相关性。PLS方法首先用交叉验证（cross validation）法求出预测残差平方和（predictive residual sum of squares，PRESS），以选出最大预测值的模型，然后用非交叉方法计算回归模型的表达式，回归系数 R^2 越大，标准差 S_{PRESS} 越小，预测值的标准误（standard error of estimate，SEE）越小，表示相关性越佳，方程的预测性越强。PLS方法还计算出最佳组分数，组分数增大可使相关性增大，但超过最佳组分数后则会增大噪声。PLS分析是3D-QSAR研究比如CoMFA（见5.2.3.1）可选用的统计方法之一。

聚类分析（cluster analysis）属于无监督学习系统，它根据化合物结构特征和相似性对化合物进行分类，使性质相类似的参数聚在一起，分出类别。聚类的方法分为系统聚类、动态聚类等。常用的是系统聚类，其中又以最短距离法、最长距离法和平均距离法为常用。

上述模式识别方法都有赖于计算机强大的计算能力和人工智能。现在已开发出了不少统计分析软件，并实现商品化，也有一些QSAR软件带有统计功能，使药物化学家不再为统计学问题而困扰，只需把主要精力放在QSAR的实验设计和结果解释上。

3.3.2　人工神经网络方法

传统的定量构效关系方程统计方法采用多元回归分析，但是对于某些体系，自变量（理化参数）与因变量（生物活性）之间线性较差或者根本不存在线性关系时，利用传统的多元回归分析就得不到准确的结果，但借助于人工神经网络方法就可以圆满地解决这类因果关系不明确或无线性关系的问题。因为它具有很强的无线性映照能力，既可用于回归分析，也可用于模式识别中。

人工神经网络（artificial neural networks，ANN），常称为神经网络，并不是生理学神经网络的概念，而只是一种数学抽象描述，它是一类全新的模拟人脑的结构和信息加工处理功能的人工系统。神经网络和模式识别都属于人工智能的方法。传统的模式识别是以描述模式形态特征的一些参量为基础进行分类的，没有推理能力，而神经网络具有自学习、自适应和自组织能力，较传统的模式识别有更好的识别能力。

神经网络方法在1957年提出，到了80年代得到高度重视并迅速发展，现在成为多学科研究的焦点与前沿，得到广泛的应用，比如光谱谱图分析与预测，蛋白质二级、三级结构预测，药物设计等有关领域。

神经网络的基本单元是神经元，也称为节点，它是一个具有多输入、单输出的非线性元件，多层神经元之间按一定的方式相互连接构成神经网络。神经网络的信息处理功能由神经元的输入和输出特性、网络的拓扑结构、连接权的大小（突触联系强度）以及神经元的阈值所决定。输入层节点的输入变量为自变量（样本参数），输出层节点的输出变量为因变量（目标函数）。当多个输入进入神经元后，其加权求和值超过神经元的阈值后会形成输出，通过连接权连接，传递到下一层神经元，作为下一层神经元的输入值。这样按网络的拓扑结构依次传递，根据神经网络的计算原理，每一神经元的值将更新变化，最后到达输出层。将输出值与样本的期望输出值进行比较，计算出误差，按学习规律将差值反传到前一层神经元，调整连接数大小，再输出。如此反复，直到训练集样本输出误差最小为止，得到固定的连接权重值，以此根据未知样品的输入值可以预测出输出值。

神经网络可以有效地对数据模式进行分类，很适合处理那些因果关系不明确、用传统统计方式难以解决的定性分类问题。将不同类别用不同的神经元表示，通过训练、学习和预测解决分类，有很高的正确率。神经网络系统不仅可进行定性分类与预测，而且可以定量分析和预测，其结果明显优于其他统计学方法。

人工神经网络方法在药物设计中的主要应用是进行定性构效关系（SAR）研究和定量构效关系（QSAR）研究。最早是由日本的 Aoyama 等于 1990 年将神经网络用于 16 个丝裂霉素类抗癌药物的 SAR 研究和 29 个芳基丙烯酰哌嗪衍生物的抗高血压活性的 SAR 研究的。在此研究中，选用 6 个化合物结构参数，相应设置 6 个输入节点，抗高血压活性分为半定量的 4 个级别，相应设置 4 个输出节点，分类与预测结果明显优于适应最小二乘法（分类正确率 90%，而 ALS 为 62%～76%；预测正确率 75%）。神经网络还可以用于定量分析和预测，Aoyama 研究了 37 个卡巴醌（Carboquone）衍生物的抗肿瘤活性的 QSAR，输入 6 个理化参数，对应于 6 个输入节点，抗肿瘤活性 $\lg(1/C)$ 分成慢性治疗和单次注射的最小有效量 MED 和最佳剂量 OD 共 4 个指标，相应设置 4 个输出节点，输出结果优于多元线性回归分析 MLR。如将 6 个理化参数及其平方值共 12 个数据输入，输出结果则更优。神经网络用于 SAR 和 QSAR 研究的时间虽然不长，但显示出其极大的优越性，得到了广泛的应用，国内在这方面的工作也有了一定的基础。

3.4　药物和生物大分子三维结构测定的实验方法和技术 ■■■■

3.4.1　蛋白质三维结构的测定方法

获得分子三维结构最重要、最客观的方法是实验测定。通过 X 射线晶体学和核磁共振等重要实验技术，能测得分子的晶态和液态结构。生物大分子，特别是蛋白质的结构（包括构象），也能实验测得。溶液中蛋白质分子构象能用核磁共振等方法测定。晶体蛋白质的分子构象能用 X 射线晶体学方法测定。根据实验测定技术和理论计算基础，计算机分子模型技术可模建出小分子和生物大分子的三维立体结构。

3.4.1.1　X 射线晶体学

X 射线晶体学（X-ray crystallography）是以 X 射线通过晶体产生衍射而测定出晶体结构的实验方法。晶体由有规律间隔的原子或分子组成，原子或分子的这种有规律的排列称为栅格（空间点阵）或晶格（晶体点阵）。晶体结构分析并不能直接测定单个分子的结构，只能测定晶体中原子重复出现的周期性平均结构，也就是说，是在一个时段内数以亿计的晶格的集体贡献，得到的是晶格中稳定的构象。有些情况下，某些有规则的重复结构单位由两个或多个分子组成，此时这些结构单位称为单位晶格（晶胞）。因此，晶体的结构是有规则地排列在三维空间中的许多单位晶格之一。

在晶体结构分析中应用的 X 射线是波长在 0.15nm 左右的电磁波，由于这一波长与晶体内原子间距离（0.1nm 数量级）相当，当 X 射线通过晶体时，就被原子的电子壳层反射，并彼此干涉，可在照相底片上产生出该种晶体特有的干涉图谱。晶体产生的衍射点的排列方式、点间距离大小与晶体内分子的排列方式和重复周期大小有关，而衍射点的强度分布也与分子结构本身的特点有关。因此，可通过分析衍射点的排列方式和测量点间距离的大小来推算分子在晶体结构中的排列方式和重复周期的大小，并通过测量衍射点的强度，计算出晶胞中每个原子的空间坐标，从而测定整个晶体分子精确的三维立体结构。

　　X射线衍射测定晶体结构系统主要由三部分组成：X射线源、晶体样品和检测器，如图3-15所示。一细束X射线照射到晶体上，部分直接透过晶体，其余射线在不同方向衍射。通过检测器接受感应，通过对衍射的位置、强度进行计算，得到晶体空间结构。计算机技术的发展，使复杂的数学运算能够进行，求出原子坐标值，解析结构。采用计算机分子模型技术，可将上述数学数值和符号转化为高分辨率的分子模型。X射线衍射图见图3-15。

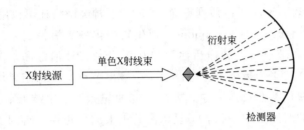

衍射束

单色X射线束

X射线源

检测器

图 3-15　X 射线衍射示意图

　　在当前，大量的无机、有机乃至生物大分子的结构信息主要来源于这个实验方法。电子、中子和同步辐射射源也可以作为衍射源。随着晶体结构测定理论的发展、测定自动化、实验数据的自动采集、计算方法的计算机化和结构计算软件的应用，X射线晶体学被广泛用于化学、分子生物学等研究领域，使生物学等学科真正地进入分子水平，在计算机辅助药物分子设计中起着关键作用。

　　X射线晶体学分析需要有高纯度的样品。小分子的化合物一般采用通常所用的化学结晶方法，经过结晶得到符合纯度要求的晶体，供X射线晶体学分析。而大分子，比如蛋白质，则利用蛋白质晶体学（protein crystallography），经生物技术和蛋白质分离技术处理获得理想的晶体。DNA重组技术（recombinant DNA techniques）给大量制备纯净蛋白质带来了革命性的变化。原先只能提取得到微量的纯蛋白质，通过克隆技术可以获得较大量的（毫克级或克级）纯净又稳定的理想晶体，利用计算机系统可迅速准确地测定出晶体结构。其他生物大分子，如核酸、病毒和多糖也可用X射线晶体学测出立体结构。

　　蛋白质晶体学除了能测定蛋白质结晶外，也能测定蛋白-配体复合物的结晶。通过共结晶和结晶浸润技术，X射线晶体学可以测定配体-受体复合物的晶体结构，比如酶与酶抑制剂的复合物，这样可了解到药物和受体相互作用的三维模型，为药物设计提供详细和确实的论据。X射线晶体学还能测定核酸的晶体结构以及核酸-配体复合物的晶体结构，但发展较慢。

　　X射线晶体学结构分析的正确性和精确性的尺度是分辨率。如果X射线衍射分析的分辨率在0.3nm以上，则不能精确测得结构的电子密度分布，为低分辨率；只有分辨率在0.2nm以下的X射线衍射分析才能提供可信的结构数据。可信度（reliability，通常以 R 来表示）是X射线衍射模型的观察值和计算值之差，$R<0.02$ 时，结构的可信度较高。X射线晶体学可给出完整的小分子或大分子高分辨率三维结构。通过X射线晶体学测定结果，

可以提供晶体中一个分子的周围环境信息，说明一个分子以什么方式与其他类型的分子（比如受体）作用，一个分子在形成晶体时选择哪种分子间的结合力。以 X 射线晶体学测定得到的分子立体结构为起始结构，通过分子力学和分子动力学的计算分析，可以模建同系化合物分子的三维结构。X 射线晶体学方法至今仍是研究分子结构最有效和最精确的方法。

3.4.1.2　核磁共振技术

X 射线晶体学测定出的是在晶体状态下的优势构象，并不能反映出在生物条件下即在体液中分子的状态。而生物核磁共振技术（bio-NMR）则可测定溶液中分子结构优势构象及其动力学性质，得到的三维结构信息更能代表生物环境下的分子，还能研究生物大分子如蛋白质或核酸内部动力学的特点。此外，NMR 技术测定无需使用结晶状蛋白质。但缺点是被测定分子的分子量一般不超过 2×10^4。二维核磁共振（2D-NMR）方法的发展，提高了测定结果提供的分子结构信息的质和量。随着 NMR 的研究对象向生物大分子转移，NMR 提供的结构信息在数量上和复杂性上大大增加。近年来出现的三维核磁共振（3D-NMR）技术，不仅进一步提高了信号的分辨能力，而且能解析 2D-NMR 所不能解决的结构问题。

分子中每一个能产生自旋的原子核在磁场中会产生一个信号（共振），它能说明原子本身及其周围化学环境的信息。NMR 给出的结构信息主要有：①确定质子的归属以推导出结构式，较高级的 2D-NMR 技术（如：二维相关谱 COSY，二维 NOE 谱 NOESY 以及 COSY-NOESY 联用等）可以给出所有氨基酸残基特定质子的归属；②从 NOE 相差和偶合常数进一步确定核间距离和二面角约束，以获得立体化学信息；③根据氢键约束给出分子内或分子间氢键信息；④利用现代计算机分子图形技术及相关软件，用动力学模拟和能量优化进行构象分析，得到合理的构象模型。最近发展的杂核 3D-NMR 和 4D-NMR 技术测定 ^{15}N 和 ^{13}C 同位素标记蛋白质，使得结构解析变得容易。

蛋白质或核酸与药物相互作用的构象，也可用核磁共振谱测定。将配体与蛋白结合，测定它们各自的结构以及复合物的三维结构，了解它们结合时的受点和复合物局部构象变化，为药效团的推测提供依据。以二维杂核单量子相关谱（heteronucleo single quantum correlation，HSQC）观察 ^{15}N 与 ^{1}H 化学位移的变化，可以测定分子间相互作用，反映分子对受体蛋白的结合情况。这一方法称为核磁共振法构效关系研究（SAR by NMR），它既可作为一项新的技术与方法来研究药物作用的靶点，又能用于药物分子构效关系研究，进行结构优化，产生新的药物分子（参见 5.1.3.2）。

药物的药效构象与其分子的优势构象并不会绝对一致，但药效构象往往是某个较低能量构象，或某低能构象附近的一能量较高的构象。因此，构象的测定和计算在药物研究中是至关重要的一步。

X 射线晶体学和 NMR 技术测定出药物的构象分别是在晶态时和溶液中的优势构象，而用理论化学计算法可借以推测药物的优势构象，不需要先合成设计的化合物。上述的每种方法都有各自的优缺点，通常需要几种方法相互配合、相互补充。

3.4.1.3　其他生物物理学测定技术

膜蛋白在低温下可形成二维晶体，用低温电镜技术（electron cryo-microscopy）测定出二维晶体的结构。此法的优点是所需样品量极少，分辨力较好，在二维方向一般为 0.3～0.4nm，而第三维即深度仅为 0.5～1nm。

扫描隧道显微镜（scanning tunneling microscope，STM），能够实时地观察单个原子三维表面结构以及与表面电子行为有关的物理化学性质。STM 工作原理基于量子理论，监测测试针尖和样品之间的隧道电流的变化，其分辨率达原子级，在平行和垂直于样品方向的分辨率分别可达 0.1nm 和 0.01nm，即可以分辨出单个原子。虽然 X 射线晶体学方法也能获得原子级分辨率的结构信息，但要求样品是晶体，它不能对样品实空间进行直接观察。而 STM 能直接获得样品表面的结构信息，检测样品可以是晶体，也可以是非晶体甚至是溶液，可以在天然的生命条件（常温、常压、潮湿或水溶液条件）下测定。STM 还可以改变观测范围（即视野），可从数纳米到 150μm，全面地研究生物样品的结构。

原子力显微镜（atom force microscope，AMF）是在 STM 基础上发展起来的新型显微镜之一，可以测定导电性能不理想的样品，可以测定非晶体。但此法是表面敏感性技术，所测得的结构限于样品的表面，不能反映出内部结构。通过低温技术（cryo-AFM）可以部分解决这一问题。STM 和 AFM 技术用于蛋白质、核酸等生物大分子在天然状态下的空间结构的测定，帮助解决了立体构象问题，但仍远远不能满足结构分子生物学研究的需要，因此需要建立和发展计算机预测三维结构的方法。

3.4.2 药物-蛋白结合位点的测定方法

药物和蛋白结合是其发挥活性的第一步，药物分子结合在蛋白的结合位点。因此，研究药物-蛋白结合首先需要探测蛋白的结合位点。药物-蛋白结合位点的测定方法有多种，除了上述的光谱测定方法 X 晶体衍射和核磁共振方法，还有定点突变技术（site-directed muta-genesis）、化学小分子探针（chemical probes）等等。下面我们分别简单介绍一下这几种技术。

3.4.2.1 X 晶体衍射和核磁共振技术

X 晶体衍射和核磁共振技术都可以得到药物-蛋白复合物结合位点直观的信息，是一种很直接的办法。X 晶体衍射需要配体-受体复合物的晶体结构，因此，对于很多晶体结构很难得到的蛋白质如膜蛋白，X 晶体衍射就显示出了很大的局限性；核磁共振在溶液中测定，但是它只能测定分子量很小的蛋白质，因此，对于药物-蛋白质结合位点的测定其应用比 X 晶体衍射还有限。

3.4.2.2 定点突变技术

定点突变是指通过聚合酶链式反应（PCR）等方法向编码靶蛋白的 DNA 片段（可以是基因组，也可以是质粒）中引入所需变化（包括碱基的添加、删除、点突变等），从而改变对应的氨基酸序列和蛋白质结构，观察并测定突变后蛋白质与药物结合状况的改变来确定某个氨基酸是否参与与药物的相互作用以及作用强度等。相对于 X 晶体衍射和核磁共振技术的直观测定，定点突变技术是一种间接的方法。随着蛋白质组学、基因组学的发展，定点突变技术的发展越来越成熟，各种各样的试剂盒都可以通过商业手段获得；不仅可以单点突变，还可以多点突变，操作也越来越简单。

3.4.2.3　化学小分子探针技术

化学小分子探针技术也是运用广泛的技术。我们这里讲的化学小分子探针是指可以和靶蛋白特异性结合并可以通过特定方法如荧光等检测靶蛋白的结合位点的小分子化合物。小分子探针主要由活性基团、连接基团和报告基团等组成。活性基团是可以与靶蛋白发生特异性结合的基团。连接基团负责连接活性基团和报告基团。报告基团用来快速检测、分离纯化靶蛋白。常用的报告基团有荧光基团、放射性标签和生物素标签等。随着技术的发展，后面出现了光亲和标记技术，以及无报告基团探针与点击化学的连用等，提高了小分子探针的灵敏度和可靠性。当一个探针设计出来后还需要结合生物学实验来检测它的活性是否保留，只有活性保持的小分子探针才可以用来探测。

除了以上几种常用的方法外，药物-靶蛋白结合口袋的测定也常常和几种方法联用。如先使用定点突变技术突变氨基酸残基，然后用突变后的靶蛋白进行 X 晶体结构衍射得到突变后的结合模式图，然后将它与野生型的结合模式图进行比较；也可以结合激光拉曼散射、等离子共振技术测出药物-蛋白结合常数和亲和力来辅助判断药物-蛋白的结合。随着计算机辅助药物设计的发展，许多软件都可以用来预测药物-蛋白的结合口袋。如各种对接软件 Autodock、Glide 等，Grid 等活性口袋探测软件。

3.4.3　药物-蛋白结合和结合常数的测定方法

药物-蛋白之间的相互作用是近年来生命科学和化学等领域研究的热点之一，药物和蛋白的结合过程是一个复杂的过程，涉及药物接近蛋白活性位点的驱动力，药物和蛋白的去溶剂化，药物分子和蛋白的协同构象变化及药物分子与蛋白的结合强度。药物-蛋白结合常数是反映药物分子对蛋白作用的强度，是考察药物分子药效的重要数据。近年来发展了结合常数测定的几种方法。这些方法中，表面等离子共振技术、色谱法广为使用。

如何检测药物游离分数是蛋白结合研究中的关键技术之一。药物和蛋白结合常数的测定提供了药物-蛋白结合的亲和势或强度。药物和蛋白的结合是可逆的，遵循多重平衡理论，每个蛋白结合的药物分子平均分子数 r 为

$$r = \frac{C_b}{[P_t]} = \sum_{i=1}^{m} n_i \frac{K_{ai} C_f}{1 + K_{ai} C_f} \tag{3-21}$$

式中，C_b 为结合药物的浓度；$[P_t]$ 为蛋白质的总浓度；C_f 为游离药物的浓度；m 为独立结合位点的种类数；n_i 为 i 类位点每个蛋白分子结合的药物分子数；K_{ai} 为相应的亲和常数。

研究药物-蛋白结合作用需要测定游离药物的浓度或结合药物的浓度。药物-蛋白结合常数的测定方法主要有表面等离子共振技术、光谱法、色谱法和其他一些常规的测定方法。下面我们将对这三类方法展开介绍。

3.4.3.1　表面等离子共振技术

表面等离子共振技术（surface plasmon resonance，SPR）的原理是基于表面等离子共振现象，即将一束单色平面偏振光以一定角度入射到镀有薄层金膜的玻璃表面发生全反射时，如果入射光的波向量与其照射的金膜内表面电子的振荡频率相匹配，光线就会耦合入金

膜引发电子共振。根据这一原理，将靶点固定在传感器表面，让小分子溶液流经传感器表面，使小分子和靶点相互作用，如果小分子和靶点发生了结合，传感器表面的折射率会增大。通过分析折射率的变化可以计算出小分子和靶点结合的热力学参数和动力学常数，从而筛选出活性小分子化合物。SPR法将表面等离子技术引入，并定义在特定的仪器中使反射光在一定角度完全消失的角度为SPR角，通过获取SPR角的变化来判断蛋白与配体的结合。由于靶点是固定的，因此它具有高通量的特点，即少量的靶点就可以筛选整个小分子片段库。另一方面，表面等离子技术的使用步骤比核磁共振技术和X射线单晶衍射简单，容易操作。

3.4.3.2　光谱法

(1) 荧光光谱法（flourescence spectroscopy）　荧光光谱法是最常用的药物-蛋白亲和力测定方法之一。许多药物分子与蛋白质结合后药物或蛋白的吸收光谱性质或者荧光光谱发生变化（荧光强度增加，荧光偏振度改变等），然后利用Bjerrum方程或者Scatchard方程来得到结合常数等信息。

(2) 圆二色谱法（circular dichroism，CD）　利用圆二色谱法不仅可以得到结合常数，还可以得到蛋白与药物结合后蛋白构象发生的变化。

(3) 紫外-可见吸收光谱法（UV-visible absorption spectrum）　蛋白质与药物结合后，蛋白质结合位点中的生色团吸收参数发生变化，以此来得到蛋白-药物结合情况。

3.4.3.3　色谱法

色谱法具有灵敏度高、重现性好的特点，其中比较常见的用于蛋白质-药物亲和力测定的色谱为高效亲和色谱、毛细管电泳和高效分子排阻色谱。

(1) 高效亲和色谱（high performance affinity chromatography）　高效亲和色谱是以靶蛋白为固定相，药物溶液为流动相，测定药物蛋白之间的亲和力的色谱。它还可以用来方便地比较不同药物对同一蛋白的相对亲和力。重现性和灵敏度都很好。但实验环境和生理环境相差比较大，可能会通过影响蛋白质构象来影响结果。

(2) 毛细管电泳（capillary electrophoresis，CE）　根据分离模式的不同，可以将毛细管电泳分为毛细管区带电泳、毛细管等电聚焦电泳等等。其中毛细管区带电泳基于试样组分质荷比的差异进行分离，具有不同质荷比的带电粒子在电渗流的作用下流出速度不同，以此达到分离目的，不能分离中性化合物；毛细管等电聚焦电泳基于平板等电聚焦电泳原理建立，将带有两性基团的样品、载体两性电解质、缓冲剂等混合物注入毛细管，在毛细管两端加上直流电压，两性电解质可以在毛细管内形成一定的pH梯度，带不同电性的组分就会分别向阴极或阳极移动，当柱内的pH值和该组分的等电点相同时，宏观上此组分将聚集在该点静止，从而达到分离复杂样品中不同组分的目的。毛细管电泳具有快速、微量、经济的优点，但是灵敏度和重现性较其他色谱差一点。

(3) 高效分子排阻色谱（high performance size exclusion chromatography）　高效分子排阻色谱的原理是根据分子量大小来分离物质。蛋白质的分子量很大，不能进入固定相内部，直接先被洗脱，而小分子进入多孔固定相中后被洗脱，以此测出游离药物的浓度。

3.4.3.4　FRET法

荧光共振能量转移（fluorescence resonance energy transfer，FRET）是指电子激发能

在能量供体和能量受体之间的传递。当供体分子的发射光谱与受体分子的吸收光谱相重叠时，供体荧光分子的激发能诱发受体分子发出荧光，同时供体荧光分子自身的荧光强度衰减，这种现象被称为荧光共振能量转移（图3-16）。

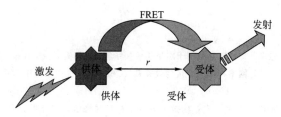

图 3-16　FRET 工作原理示意图

高效 FRET 的发生与供、受体分子的空间距离紧密相关，一般为小于 10nm 时即可发生 FRET，随着距离延长，FRET 呈显著减弱趋势。由于 FRET 对于距离和荧光基团的空间取向高度敏感，所以可通过对 FRET 效率的测量，来观察供体和受体分子间相互作用的改变情况。

时间分辨荧光共振能量转移（time resolution FRET）采用镧系元素螯合物分别作为供体分子和受体分子，镧系元素螯合物具有荧光衰变时间更长、激发光与发射光的 Stokes 位移大等特点，可大大消除试验背景，增加 FRET 的灵敏度。将镧系元素螯合物和其他生物分子（如配体和受体）偶联后，通过生物分子间的相互作用，拉近镧系元素螯合物之间的空间距离，进而使 FRET 发生（图3-17）。

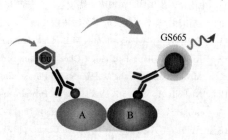

图 3-17　TR-FRET 示意图

当配体和受体（ligand binding domain）结合后，使供体荧光分子和受体荧光分子空间距离上接近，满足了发生高效 FRET 的条件，当供体分子被激发后，在受体分子发射光谱处可检测出荧光信号。当反应体系加入了拮抗剂时，由于拮抗剂抑制受体和配体的相互作用，进而减低了荧光检测信号。当反应体系加入了激动剂时，由于激动剂促进了受体和配体的相互作用，进而增强了荧光检测信号。应用该方法可以有效计算拮抗剂和激动剂的 IC_{50}（ED_{50}）值，进而对激动剂和拮抗剂进行筛选和药效评价。

3.4.3.5　其他常规的方法

（1）差示扫描热量法（differential scanning calorimety，DSC）　差示荧光光度法也是一种灵敏度很高的测定方法。它是在程序控制下，测量输入到物质和参比物的功率差与温度的关系的一种技术。差示扫描热量法可以定量地测定温度随药物-蛋白结合变化图，从而转化为结合常数的测定。

（2）超滤法（ultrafiltration）　超滤法是一种快速简单的测定结合常数的方法，但是它有一个缺陷就是无法区分特异性结合和非特异性结合。因此存在一定的误差。

（3）平衡透析法（equilibrium dialysis，ED）　平衡透析法是使用最广泛的一种方法，即"金标准"。它是最好的热力学方法。但是它的缺点也很明显，除了时间长以外，它对实验环境的要求比较高，准确性易受外界影响。

除了以上所讲的方法外，还有其他许多测定的方法，这里不再赘述。需要强调的是，不管是哪一种方法都有其优点和局限性，因此，我们在实际工作中可以综合使用多种方法共同测定，来达到准确的结果。

参考文献

[1] 梅虎，梁桂兆，周原，李志良. 支持向量机用于定量构效关系建模的研究. 科学通报，2005，50（16）：1703-1708.

[2] 许卫中，钱宗才，梅其炳. 神经网络在药物定量构效关系（QSAR）研究中的应用. 第四军医大学学报，1998，S1：63-65.

[3] 高大文，王鹏，郑彤，彭永臻. 多氯酚定量构效关系人工神经网络信息流分析. 中国环境科学，2002，22（6）：561-564.

[4] 刘平，程翼宇. 辨识药物定量构效关系的模糊神经网络方法研究. 高等学校化学学报，2000，21（10）：1473-1478.

[5] 王华，陈波，姚守拙. 神经网络方法在血管紧张素转换酶抑制剂定量构效关系建模中的应用. 分析化学，2006，34（12）：1674-1678.

[6] 张晓晨，周家驹，谢桂荣. 改进的人工神经网络算法（Ⅱ）在药物构效关系中的应用. 计算机与应用化学，1995，（4）：248-254.

[7] 杨春，姬磊，张维冰，等. 毛细管等电聚焦电泳技术进展. 色谱，2003，21（2）：121-125.

[8] 陶国新，陈健全. 基于结构药物设计的计算方法进展. 国外医学药学分册，1998，25（4）：207.

[9] 朱维良，蒋华良，陈凯先，嵇汝运. 分子间相互作用的量子化学研究方法. 化学进展，1999，11（3）：247.

[10] 夏佑林，等. 生物大分子多维核磁共振. 合肥：中国科学技术大学出版社，1999.

[11] Fu Wei，Cui Meng，James M Briggs，Huang Xiaoqin，Xiong Bing，Zhang Yingmin，Luo Xiaomin，Shen Jianhua，Ji Ruyun，Jiang Hualiang，Chen Kaixian. Brownian Dynamics Simulations of the Recognition of the Scorpion Toxin Maurotoxin with the Voltage-gated Potassium Ion Channels. Biophys J，2002，83（5）：2370.

[12] Nicholls A，Sharp K A，Honig B. Protein folding and association：insights from the interfacial and thermodynamic properties of hydrocarbons. Proteins，1991，11：281-296.

[13] Andrea T A，Kalayeh H. J Med Chem，1991，34：2824-2836.

[14] Gao J，et al. A generalized hybrid orbital（GHO）method for the treatment of boundary atoms in combined QM/MM calculations. The Journal of Physical Chemistry A，1998，102（24）：4714-4721.

[15] McCarron S T，Chambers J J. Neuropharmacology xxx. 2015：1-7.

[16] Victor Tuan Giam CHUANG，Toru MARUYAMA，Masaki OTAGIRI. Updates on Contemporary Protein Binding Techniques. Drug Metab. Pharmacokinet，2009，24（4）：358-364.

[17] Otagiri M，Fleitman J S，Perrin J H. Investigations into the binding of phenprocoumon to albumin using fluorescence spectroscopy. J Pharm Pharmacol，1980，32：478-482.

[18] Clegg R M. Fluorescence resonance energy transfer. Curr Opin Biotechnol，1995，6（1）：103-110.

[19] Bazin H，et al. Homogeneous time resolved fluorescence resonance energy transfer using rare earth cryptates as a tool for probing molecular interactions in biology. Spectrochim Acta A Mol Biomol Spectrosc，2001，57（11）：2197-2211.

进一步参考和选读文献

[1] 俞庆森，朱龙观. 分子设计导论. 北京：高等教育出版社，2000.

[2] 罗静初，王晓川，罗春炜. 分子模拟与设计//分子生物学前沿技术. 方福德，等. 北京：北京医科大学-中国协和医科大学联合出版社，1998：370.

[3] 陈凯先，蒋华良，唐赟. 复杂生物体系的理论计算和药物设计//理论物理与生命科学. 郝柏林，刘寄星. 上海：上海科学技术出版社，1997：69.

[4] 蒋华良，等. 配体-受体相互作用的计算机模拟及其在药物设计中的应用. 化学进展，1998，10（4）：427.

[5] 王寿太. 分子轨道计算//化学中的数值计算方法与CAD. 范勋培. 上海：上海交通大学出版社，1995：105.

［6］ 杨频，张士国．分子力学的基本原理．大学化学，1990，5（4）：9.

［7］ 任译，等．分子力场进展．化学研究与应用，1998，10（1）：1.

［8］ 施蕴渝．生物分子的计算机模拟和结构、动力学、热力学//郝柏林，刘寄星．理论物理与生命科学．上海：上海科学技术出版社，1997：61.

［9］ 赵善荣，蒋华良，刘祥东，陈凯先．遗传算法与药物分子设计．化学进展，1997，9（4）：405.

［10］ 孙志贤．现代生物化学理论与研究技术．北京：军事医学出版社，1995.

［11］ 刘次全，白春礼，张静．结构分子生物学．北京：高等教育出版社，1997.

［12］ 姜涌明．蛋白质构象的研究方法//蛋白质分子基础．第 2 版．陶慰孙，李惟，姜涌明．北京：高等教育出版社，1995：238.

［13］ 卢光莹，华子千．生物大分子晶体学基础．北京：北京大学出版社，1995.

［14］ 华庆新．蛋白质分子的溶液三维结构测定——多维核磁共振方法．长沙：湖南师范大学出版社，1995.

［15］ 公衍道，等．研究生物系统的物理方法和技术//生物物理学．赵南明，周海梦．北京：高等教育出版社-施普林格出版社，2000：275.

［16］ 吴楠，吕扬．药物研究中的分子图形学．中国药物化学杂志，1996，6（4）：303.

［17］ 蔡文生，邵学广，张懋森．生物大分子图形软件的研制．计算机与应用化学，1996，13（3）：235.

［18］ Leach A R. Molecular Modelling：Principles and Applications. 北京：世界图书出版公司，1996.

［19］ Demerdash O，Yap E H，et al. Advanced potential energy surfaces for condensed phase simulation. Annu Rev Phys Chem，2014，65：149-174.

［20］ Mihaylov IB. Mathematical formulation of energy minimization-based inverse optimization. Front Oncol，2014，4：181.

［21］ Watt E D，Rienstra C M. Recent advances in solid-state nuclear magnetic resonance techniques to quantify biomolecular dynamics. Anal Chem，2014，86（1）：58-64.

［22］ Uetrecht C，Heck A J. Modern biomolecular mass spectrometry and its role in studying virus structures，dynamics，and assembly. Angew Chem Int Ed Engl，2011，50（36）：8248-8262.

［23］ Weng J，Wang W. Molecular dynamics simulation of membrane proteins. Adv Exp Med Biol，2014，805：305-329.

［24］ Perilla J R，Goh B C，et al. Molecular dynamics simulations of large macromolecular complexes. Curr Opin Struct Biol，2015，31：64-74.

［25］ Kalyaanamoorthy S，Chen Y P. Modelling and enhanced molecular dynamics to steer structure-based drug discovery. Prog Biophys Mol Biol，2014，114（3）：123-136.

［26］ Zhang J L，Zheng Q C，et al. Drug design benefits from molecular dynamics：some examples. Curr Comput Aided Drug Des，2013，9（4）：532-546.

［27］ Cheng X，Ivanovl. Molecular dynamics. Methods Mol Biol，2012，929：243-285.

（付伟）

给我一个支点，我将撬动整个地球。

阿基米德【古希腊哲学家、数学家、物理学家】

计算机辅助药物设计的意义

4.1 计算机辅助药物设计的产生和作用 ▪▪▪▪

药物发现对人类健康、社会经济发展和社会进步具有重要而深远的作用，是当今科技的战略制高点之一。药物设计集中体现了化学、医学、信息科学、生命科学和生物技术等前沿领域的新成就。合理药物设计依据生物化学、分子生物学、结构生物学、细胞生物学、酶学、病理学、遗传学等生命学科的研究结果，针对药物作用靶点的结构、功能及与药物作用的方式、生理活性产生机理、药物作用及其代谢的途径来设计作用专一、活性强、不良反应小的新药。计算机辅助药物设计以分子结构的理论计算方法为基础，通过计算机模拟和计算来预测药物与靶点生物大分子之间的作用，预测某给定分子是否能与此靶点结合及其结合强度，以此设计和优化药物分子。狭义的计算机辅助药物设计是指一系列用于药物研究的计算机显示和计算方法，如量子化学、分子力学、分子动力学、分子模拟、分子对接、全新设计、药效基团模型、QSAR 等；广义的计算机辅助药物设计则包含了所有与药物设计相关的使用计算机搜寻、检索和处理信息的内容，如文献检索、化合物数据库的构建和管理、组合化学、高通量筛选、化合物管理系统等等。

计算机辅助药物设计将合理药物设计的思路与方法计算机化，综合和借助多学科的先进技术、方法和成果，设计中浩繁的计算、数据的存储和处理、显示、预测等，均由计算机来完成，并将药物-受体作用可视化，为研究者提供理论思维形象化的表达、直观设计、理解和解释实验结果，为合理药物设计提供了强有力的基本工具和手段。可以说离开计算机的辅助，合理药物设计是寸步难行的。

自 1964 年 Hansch 建立定量构效关系起，计算机开始介入药物设计领域，但当时只是应用了计算机的计算功能，还谈不上真正意义上的计算机辅助。计算机科学的不断进步以及量子化学、分子力学、分子动力学与药学科学的相互渗透，使计算机科学中的数据库、图形学及人工智能广泛应用于药物分子和生物大分子的三维结构研究，为构象分析、二者作用模式认定、机理推测以及构效关系研究等提供了先进的手段和方法。计算机辅助药物设计就是在此背景下于 20 世纪 70 年代开始逐渐产生的一门技术。80 年代末，随着计算机技术的革新，其高运算能力、强逻辑推理能力和在图形图像学领域的卓越成就，更加促进了多学科的交叉融合，标志着计算机辅助药物设计的成形。随着生命科学、化学和信息学技术的进展，其基础理论、方法学和相关技术已有了长足发展，在研究思想和方法上日益成熟，见图4-1。世界许多工业发达国家均大力开展这方面的研究，成为药物设计不可或缺的重要手段和工具。有多种专业杂志报道这门学科的研究成果和进展，例如：*Journal of Computational Chemistry*（计算机化学杂志，自 1980 年，美国）；*Computers and Chemistry*（计算机与化学，自 1976 年，美国）；*Journal of Computer-Aided Molecular Design*（计算机辅助分子设计杂志，自 1987 年，荷兰）；*Tetrahedron Computer Methodology*（四面体计算机方法学，自 1988 年，电子版）；*Journal of Molecular Graphics*（分子图形学杂志，自 1983 年，英国）等等。

计算机辅助药物设计在合理药物设计中，可进行分子结构分析、靶点结构构建、药物活性构象、药效基团识别、靶点-药物作用模型模拟和药物三维定量构效关系分析，广泛地应

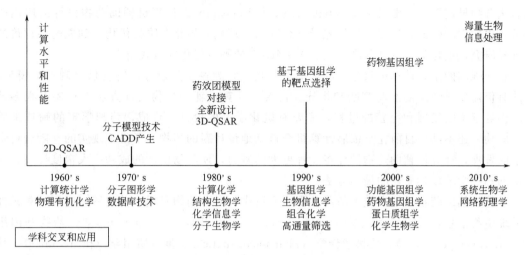

图 4-1 计算机辅助药物设计的产生和发展

用于先导化合物发现和先导化合物优化的药物分子设计过程，大大提高了药物设计水平、速度和成功率，使药物设计从基于偶然性趋向于定向化和合理化。计算机辅助药物设计的出现大大加快了研制新药的速度，节省了新药开发工作的人力、物力和财力，因为它站在理论的高度上避免以前研究中一定程度的盲目性，能进行直观的设计，指导人们有目的地开发新药。以美国 Structure Bioinformatics Inc.（SBI）提供的数据为例，平均每个新靶点需筛选10 万个化合物，其命中率在 0.1％～0.01％，而以计算机辅助进行新药设计，命中率可提高到 5％～20％，可以减少 99.9％的费用，见表 4-1。

表 4-1 传统药物发现与计算机辅助药物设计的比较

项目	传统筛选法	计算机辅助药物设计
方法学	基于随机的,尝试法	基于结构的,合理方法
时间	费时,可自动化	快速,自动
成本	昂贵,消耗资源	低价
成功率	0.1％～0.01％	5％～20％

由于计算机辅助药物设计的应用，平均新药研发的周期缩短了 0.9 年，直接研发费用降低了 1.3 亿美元。应用计算机辅助药物设计成功地设计出新型药物的例子有很多，见表 4-2，而设计成功已进入临床研究阶段的药物有更多。

表 4-2 计算机辅助药物设计的标志性成功案例

药物	治疗疾病	靶点	开发企业	上市时间
多佐胺(dorzolamide)	青光眼	碳酸酐酶	Merck(UK)	1995
沙奎那韦(saquinavir)	抗病毒药	HIV 蛋白酶	Roche(UK)	1997
扎那米韦(zanamivir)	感冒病毒	神经氨酸苷酶	Biota(Australia)	1999
伊马替尼(imatinib)	慢性粒细胞白血病	Abl-酪氨酸激酶	Novartis(Swiss)	2001

计算机辅助药物设计还能预测化合物的类药性，通过计算评估化合物的吸收、分布、代谢、排泄/毒性（ADME/T）等性质，降低研发的风险，使药效学或药动学、毒理学性质不

佳的化合物早期淘汰、廉价淘汰（fail early，fail cheaply）。计算机辅助药物设计的应用改变了药物发现的模式，从传统的从先导化合物的发现到先导化合物的优化再到成药性评价的串行式研究，进化为计算机预测活性、ADME/T 的平行优化并行式研究。

必须强调的是，计算机只是一种辅助性工具，它为科学家设计药物提供直观性的模型，设计时仍需要科学家的经验判断和指导。再者，计算机辅助药物设计方法本身还有很多缺陷，仍处于不断发展和完善的过程，需要有机化学家的设计、合成，药理学家的筛选来验证，成功率还不高。目前完全依靠计算机全自动地设计新的药物分子是不现实的。随着科学技术的发展，计算机辅助药物设计将发挥更大的威力，使药物设计的成功率大幅度提高，成为帮助药物学家设计新药的最佳方法。

计算机辅助药物设计在整个新药发现研究链中，向着药物发现上游扩展，应用计算机处理系统生物信息，进行基因组学（genomics）、后基因组学（post-genomics）、药物基因组学（pharmacogenomics）、药物遗传学（pharmacogenetics）、蛋白质组学（proteomics）、转录组学（transcriptomics）、代谢组学（metabonomics/metabolomics）、受体组学（receptoromics）等组学（omics）研究，用于靶点的识别和靶点的确证，发现新的药物靶点；还向药物发现下游延伸，计算药物的类药性、预测 ADME/T 性质，提高药物设计的效益，见图 4-2。

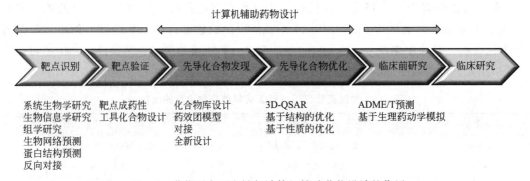

图 4-2　药物研究开发链与计算机辅助药物设计的作用

4.2　计算机辅助药物设计的特征

4.2.1　多学科交叉的前沿领域

计算机辅助药物设计实际上是多学科的有机结合和综合运用，其基础包括数学、物理、化学以及生命科学等基础学科，理化测试先进技术，计算机科学。这些学科的交叉、渗透与协作，形成了计算机辅助药物设计，成为药物设计学的前沿领域：有机化学家和药物化学家借助各种设计与合成的知识和技巧，可以制备任何目标化合物，以组合化学合成技术或多样性导向的有机合成方法合成出人工难以完成的大量的化学多样性的化合物；分子生物学家利用生物技术可以制备特定组成的生物大分子；药理学家对制备出的化合物进行生物活性的筛选和测定，以高通量筛选技术可快速筛选出大量化合物；结构化学家或计算机化学家用物理测定方法或理论计算方法，可以研究解析受体-配体复合物的结合方式和特征；在计算机软、硬件研究与开发者的帮助下，用计算机图形学方法显示出其模型结构，以复合物的三维结构和参数作为药物设计的重要依据。因此，需要各学科专家的通力合作，发挥学科协作优势，才能更好地进行计算机辅助药物设计，并形成新的理论和方法。图 4-3 表示了在药物设计的双循环中，各学科间的相互协作以及计算机辅助的作用，这也是计算机辅助药物设计的基本流程。

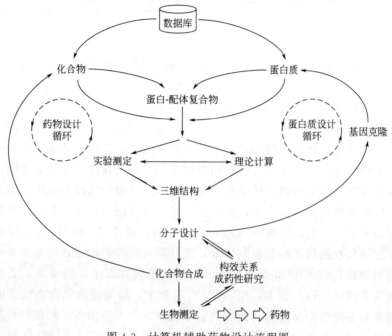

图 4-3　计算机辅助药物设计流程图

4.2.2　大量化学信息的计算机计算处理

药物设计中要牵涉到大量数据的存储、获取和处理，包括化合物结构数据、生物活性数据、理化性质数据、合成数据等。把这些化学信息在计算机中表达和管理，可方便地实现各种指定目的的输入、搜寻、检索、管理和输出。另外，只有借助计算机才能实现将药物分子和生物大分子构筑成三维结构模型，以此设计出新的药物。这些大量的化学数据、结构信息的计算机处理和计算，是计算机辅助药物设计的显著特征。随着计算机技术的发展，计算机计算速度更快、性能更强，更多新技术如集群计算、网格计算、云计算的应用和普及，解决了计算机辅助药物设计所需的高速数据处理、海量信息存储、资源动态扩展等问题。

4.2.3　大量高技术软件产品的产生

计算机辅助药物设计属于应用学科，但它的基础性研究，不仅有许多理论研究成果以论文形式发表，还产生大量的高技术应用软件和开发工具，它在把科学技术成果转化为生产力的过程中起着关键的作用。计算机辅助药物设计与高技术软件产品的开发和应用密不可分。计算机辅助药物设计软件的研究发展历程，经历从科学→理论→算法→软件→实施→用户应用，直至获得结果和结果的解释。随着计算机技术的发展，成熟的 CADD 软件不仅适合专业领域使用，还将走向普通实验室，研究者可不必关注所采用的计算机程序原理，而将注意力集中在药物设计的研究思路和方法上，从容地进行计算机辅助药物设计，使其真正成为药物化学研究者的强有力的日常工具。

4.3　计算机辅助药物设计的评价和展望 ▪▪▪

　　计算机辅助药物设计的出现，改变了药物发现的面貌，取得了巨大的成功。诚然，计算机辅助药物设计作为一种借助计算机进行合理药物设计的方法，不可避免地存在着合理药物设计所具有的缺陷：药物与靶点间结合能计算值与生物活性仍有较大差距；结合能的计算如引入各种分子间作用力（如 π-π 作用，阳离子-π 作用，卤键作用，螯合键作用等）将带来更大的复杂性和不确定性；药物作用环境和水分子较难处理；设计出的体外有效的化合物，在体内不一定有生物活性；由于体外与体内的条件不同，药物在体内可能会变构，而对此还不能作有效的计算预测；影响药效学的还有药物的吸收、分布、代谢和排泄。因此，目前已开展了以计算机辅助研究药物在体内的过程，发展了计算预测与分子模拟方法来研究药物在体内的转运和代谢。此外，目前受体三维结构不易获取，受体-药物作用尚未彻底明了，多基因、多靶点、多通路和网络调控等复杂因素，给计算机辅助药物设计带来困难和挑战。

　　经过计算机辅助药物设计 30 余年的发展，其理论计算方法日趋成熟，更为实用；虚拟筛选技术已成为常规化手段；更多运用 ADME/T 技术，增加候选化合物成药的可能；新的药物靶点不断发现并解析；新的提高药效的分子设计方法不断出现；对信号传导的整个通路进行模拟，帮助选择更合适的靶点。可以预计，在未来的 30 年内，计算机辅助药物设计理论、方法和技术仍会有很大的发展。

　　总之，以计算机为辅助手段的合理药物设计使药物发现发生了革命性的变革。但这并不意味着前辈科学家在药物设计中所做的工作是不合理的。因此，在习惯上往往以计算机辅助药物设计的名称来代替合理药物设计。

　　但当前药物发现与目前临床药物的需求仍有很大的差距。人类 4000 多种常见病，特别是 7000 多种罕见病，大部分无治标的良药。随着疾病谱的演变，针对复杂慢性病的治疗药物（包括治疗肿瘤、心脑血管疾病、退行性疾病免疫病、代谢性疾病等）研发具有创新性和成本效益高的药物，已成为当前创新药物研发的重点。满足临床未解决的需求，还有个性化药物的研发，以此为目标的精准医疗就是针对个体携带的遗传信息不同而导致的疾病异质性来量身定制出个性化防治药物。个性化药物的研发已成为转化医学、精准医疗研究的重要方面。通过系统生物学研究认识疾病发生发展过程的生物网络，以此为据设计新药来干预疾病的发生和发展。基于基础研究的成果，还将有更多的药物发现新途径、新技术和新方法出现，在这些新领域，计算机辅助药物设计将发挥更重要的作用。

参考文献

[1]　Jorgensen W L. The many roles of computation in drug discovery. Science，2004，303：1813-1818.

［2］ Schneider G，Fechner U. Computer-based de novo design of drug-like molecules. Nat Rev Drug Discov，2005，(4)：649.

［3］ Talele T T，Khedkar A，Rigby A C. Successful applications of computer aided drug discovery moving drugs from concept to the clinic. Current Topics in Medicinal Chemistry，2010，10：127-141.

［4］ Yun Tang，Weiliang Zhu，Kaixian Chen，Hualiang Jiang. New technologies in computer-aided drug design：Toward target identification and new chemical entity discovery. Drug Discov Today：Technol，2006，3 (3)：307-313.

［5］ Si-sheng Ou-Yang，Lu Jun-yan，Kong Xiang-qian，Liang Zhong-jie，Luo Cheng，Jiang Hualiang. Computational drug discovery. Acta Pharmacologica Sinica，2012，33：1131-1140.

［6］ Ritchie T J，McLay I M. Should medicinal chemists do molecular modelling? Drug Discovery Today，2012，17 (11-12)：534-537.

［7］ Begam B F，Kumar J S. A Study on Cheminformatics and its Applications on Modern Drug Discovery. Procedia Engineering，2012，38：1264-1275.

［8］ Schneider G. Designing the molecular future. J Comput Aided Mol Des，2012，26：115-120.

［9］ Stouch T R. The errors of our ways：taking account of error in computer-aided drug design to build confidence intervals for our next 25 years. J Comput Aided Mol Des，2012，26：125-134.

［10］ Green D V S，Leach A R，Head M S. Computer-aided molecular design under the SWOT light. J Comput Aided Mol Des，2012，26：51-56.

［11］ Maggiora M G. Is there a future for computational chemistry in drug research? J Comput Aided Mol Des，2012，26：87-90.

［12］ Arey M. Some thoughts on the "A" in computer-aided molecular design. J Comput Aided Mol Des，2012，26：113-114.

［13］ Seddon G，Lounnas V，McGuire R，van den Bergh T，Bywater R P，Oliveira L，Vriend G. Drug design for ever, from hype to hope. J Comput Aided Mol Des，2012，26：137-150.

［14］ Van Drie J H. Computer-aided drug design：the next 20 years. J Comput Aided Mol Des，2007，21：591-601.

［15］ Lusher S J. Data-driven medicinal chemistry in the era of big data. Drug Discov Today，2014，19 (7)：859-868.

进一步参考和选读文献

［1］ 蒋华良，陈凯先．计算机辅助药物设计正在走向成功．生命科学，1996，8 (4)：5-9.

［2］ Krogsgaard-Larsen P. Textbook of drug design and discovery. 4th ed. Boca Raton：CRC Press，2010.

［3］ Kubinyi H. Success stories of computer-aided design//Ekins S. Computer Applications in Pharmaceutical Research and Development. New York：John Wiley & Sons，Inc，2006.

（叶德泳）

你要知道科学方法的实质，不要去听一个科学家对你说些什么，而要仔细看他在做什么。

爱因斯坦【德国物理学家】

5

计算机辅助药物设计方法学

计算机辅助药物设计的出发点是基于对药物和受体间相互作用的理解和研究。根据生物大分子（受体）的结构是否已知，计算机辅助药物设计有着两种不同的策略——直接药物设计和间接药物设计。直接法根据已知受体的三维结构设计配体分子，间接法则在未知受体三维结构的情况下，从一系列配体分子中归纳出受体活性位点的要求，再以此设计新的配体。这些方法还可分成以下层次：

◆ 直接药物设计
  ➢ 活性位点分析
  ➢ 基于靶点结构的虚拟筛选
  ➢ 全新药物设计

◆ 间接药物设计
  ➢ 药效团模型法的建立　　　活性类似物法（AAA）
  　　　　　　　　　　　　　药效团模型法

  ➢ 基于配体相似性的虚拟筛选
  ➢ 3D-QSAR 方法　　　　　假想受点点阵（HASL）
  　　　　　　　　　　　　　分子形状分析（MSA）
  　　　　　　　　　　　　　比较分子场分析法（CoMFA）

近年来，还发展了许多直接药物设计和间接药物设计，或介于两者之间的药物设计新策略和新方法，如基于序列的药物设计、基于片段的药物设计、多靶点药物设计、网络药理学、反向对接。本章对这些新策略和新方法进行重点阐述。

对于已知靶点的结构，可用基于靶点三维结构的分子对接方法搜寻三维小分子数据库。它是依据受体活性位点的性质和形状等信息，在一个已知的三维数据库中进行搜寻，从而找到与之结构和性质互补的配体分子。这是一种扫掠（scanners）的方法，有如一把钥匙开一把锁。

但由于人体是一个复杂的体系，药物靶受体的发现与确证工作已取得一些进展，却仍不能满足人类疾病的需求。到目前为止，大部分药物靶受体的三维结构尚未被测定，受体的功能研究尚不足，有些药物靶点只获知蛋白的一级结构知识，由于测试水平和晶体的获得仍有一定限制，因此获得的三维结构是很有限的。有些药物靶点是膜蛋白，即嵌在细胞膜上的蛋白结构，如离子通道是跨细胞膜的蛋白结构，这些蛋白的表达和提纯非常困难，当它们从半流体状的细胞膜上分离后，脱离了原先存在的环境，稳定性变差，其空间排列发生了很大的变化，在结晶过程中存在晶体堆积效应（crystal packing effect），很难得到真实的三维空间结构。在这些情况下，可以进行直接或者间接药物设计：①进行分子动力学模拟，得到该靶受体的虚拟的生物学构象；②根据一系列具有生物活性的分子，利用计算机技术对有活性的各类化合物进行计算分析，以得到一个药效团模型，或者三维定量构效关系（3D-QSAR）模型，并通过计算机图形显示化合物的构象，然后以此为依据进行药物设计。

21 世纪已出现了多个直接药物设计和间接药物设计的方法，并有多个相应软件问世。目前又出现多种计算机辅助药物设计的新方法和新策略，这些方法在学术界和工业界均取得了一定的成功。

5.1 直接药物设计 ▪▪▪▪

直接药物设计（direct drug design）首先从药物靶点入手，阐明靶点的功能、三维结构、活性位点信息及内源性配体或天然底物的化学结构特征，以计算机图形展示这些物质的活性位点，然后根据受体活性位点与配体的互补原则得到作用于该部位的配体分子。

直接药物设计从策略上来说，分为基于靶点结构的虚拟筛选和全新药物设计（图 5-1）。基于靶点结构的虚拟筛选（target-structure-based virtual screening）以靶点结构为模板，通过分子对接方法三维搜寻小分子数据库，在已知的小分子中寻找能与靶点相互结合的分子，小分子化合物本身不具新颖性。虚拟筛选方法目前已成为药物设计的主流方法，亦称为计算机筛选（*in silico* screening），即在进行生物活性筛选之前，在计算机上对化合物分子进行预筛选，以降低实际筛选化合物的数目，同时提高先导化合物的发现效率。虚拟筛选的对象是化合物数据库，这个数据库可以是虚拟的，也可以是实际存在的，但并不需要消耗化合物样品，大大降低了筛选的成本；同时，可以在筛选过程中考虑化合物分子的药动学性质和毒性等，使得筛选具有更高的内涵。基于靶点结构的虚拟筛选主要分为两类：基于分子对接的虚拟筛选和基于受体的药效团模型的虚拟筛选。基于受体的药效团虚拟筛选通过分子动力学模拟技术考虑受体的柔性而发展出基于受体的动态药效团虚拟筛选方法，获得了较大的成功，本章将介绍这一新方法。

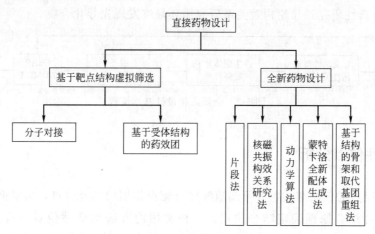

图 5-1　直接药物设计方法

全新药物设计（*de novo* drug design）根据靶点（受体）结构直接构造出形状和性质互补的新配体分子的三维结构。由于它能设计出结构全新的具有启发性的先导化合物，故谓之全新或从头设计。比方说，全新药物设计是知道了一把锁的锁芯结构，去设计配制一把与锁芯结构相对应的能打开锁的钥匙；而虚拟筛选方法则是在一堆已有的钥匙中拿各钥匙逐一尝试，找到若干能打开锁的钥匙。全新药物设计的出发点是靶点结合位点与配体之间的空间及化学性质的互补性，它主要是通过分析受体结合位点的结构和化学特征，研究药物与受体相互作用的规律，设计与结合位点匹配或互补的新分子。全新药物设计主要分为基于原子药物设计、基于片段药物设计、骨架和取代基重组法、蒙特卡洛、动力学模拟和核磁共振构效关系等全新药物设计方法。全新药物设计方法中，基于片段的药物设计方法（fragment-based drug design，FBDD）是在基于结构的药物设计的基础上发展起来的一种新的药物设计方法，得到研究人员的重视，成为新药开发的重要工具。FBDD通过药物化学、生物信息学和计算机辅助药物设计等学科和技术的交叉综合，利用现代分析检测技术从小分子片段库中搜寻筛选出活性小分子片段，并在此基础上对片段进行连接或生长，优化扩充成先导化合物，成为发现新结构先导化合物的一种新方法。本章将在计算机辅助药物设计新策略和新方法部分（5.3.2）加以详细介绍。

某一受体的三维结构已被表征或通过蛋白结构预测的手段获得，就可以进行全新药物设计。全新药物设计从受体的三维结构出发，过程大致分为三个步骤，如图5-2所示。第一步，定义出受体活性位点，进行活性位点分析。如有受体-配体复合物晶体结构，则根据配体位置容易确定受体结合位点；如复合物晶体结构尚未被解析，则通过一些理论计算方法结合定点突变、氨基酸扫描等生物实验方法确定活性位点，并使用一些药物设计软件分析结合位点性质，如电性、疏水性、氢键受体和给体分布等。常用的活性位点分析软件有Grid、MUSIC、LigBuilder、Sybyl、Discovery Studio、Schrödinger等。第二步，根据全新药物设计方法产生配体分子。目前，已有多种全新药物设计方法出现，但无论用何种设计方法，都会得到大量有潜力的活性分子，因此需要对这些分子进行排序打分。第三步即为配体分子打分。对大量的潜力分子进行能量或其他指标的评估，从中挑选出最好配体的步骤称为打分。目前主要采用预测有潜力分子与靶点间的作用能的方法，对每个分子进行打分，根据分数的高低，选取若干高分段的分子进行下一轮生物活性筛选测试。现已发展多种打分函数，打分函数在分子对接部分加以介绍。对于优选出的少量命中分子，通过合成、生物活性测试、PD/PK性质及毒性研究和几轮构效关系研究循环最终发现先导化合物。

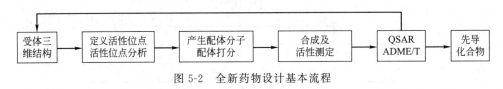

图5-2　全新药物设计基本流程

5.1.1　活性位点分析

如只知道靶点的三维结构，并不知道配体与靶点作用的结合位点，可根据靶点蛋白与小分子配体的互补结合原理确定结合位点。一种常用的方法是活性位点分析法（active site analysis，ASA），活性位点分析是针对药物靶点活性位点的形状和化学特征，用一些简单的分子或片段作为探针（probe），如水、CH_3、O、NH_4^+或苯环，探测这些分子或片段在活性位点中可能的结合位置，绘制活性位点的形状及性质图像，用于分析配体分子中的原子或基团与受体作用的活性位点。图5-3显示了ASA分析中一些典型分子片段如何定位于受体活性位点中合适的位置。

分析表明此受体的活性位点具有3个重要特征：1个疏水区、1个氢键供体区和1个氢键接受体区。在受体疏水区附近放置的配体分子片段也是疏水的基团，如苯环、脂肪链等；氢键接受体附近应放置氢键供体，如羟基、氨基等；而氢键供体附近应放置的基团是氢键接受体，如羰基、羟基等。

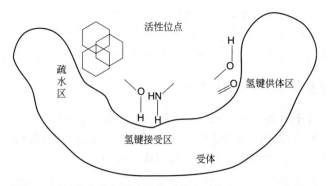

图 5-3　活性位点分析法中分子片段在受体活性位点中的定位

　　GRID 是一个典型的活性位点分析软件。GRID 将受体的活性位点划分为有规则的网格（grid 或 lattice），把探针逐个置于每个网格点上，应用力场分析方法，计算探针原子或基团与已知三维结构的蛋白质分子表面之间的相互作用能，得出一系列能量值，负的能量值代表着探针与蛋白分子间的作用区域。根据探针的不同，可确定作用类型。确定受体活性位点的其他软件和方法还有 LEGEND、GroupBuild、多重拷贝同时搜寻（multiple copy simultaneous search，MCSS）等。确定了受体的结合位点，按照空间互补作用和静电互补作用相互关系，就可以用全新药物设计方法来设计配体分子。

　　近年来发展了一款免费的类似 GRID 活性位点分析与探测软件 EASYMIFs & SITE-HOUND，它是一款开源的活性位点分析软件，经常连在一起使用，EASYMIFs 负责分子相互作用场（MIFs）的计算，常用于计算结合位点的 MIFs、QSAR、蛋白家族的选择性分析、药效团探索等其他 MIFs 相关的计算，SITEHOUND 根据相互作用进行聚类分析。EASYMIFs & SITEHOUND 将蛋白的活性部分划分为数以万计的 3D 正交网格，把探针逐个置于每个格点上，应用分子相互作用场分析方法，计算探针原子或基团与已知三维结构的蛋白质分子表面之间的相互作用能，得出一系列能量值，负的能量值代表着探针与蛋白分子间的作用区域。根据探针的不同，可确定作用类型。经过 Q-siteFinder 算法优化，根据空间相似性将这些具有能量值的格点进行聚类。

　　此外，我国北京大学来鲁华教授开发的 LigBuilder 也可进行活性位点分析，该程序中 CAVITY 是基于蛋白结构的活性位点进行探测的模块。用纯几何的方法发现蛋白的潜在活性位点，再利用几何结构和物理化学的合理性信息确定配体的结合位点。CAVITY 最终会提供一个基于活性位点的最大配体亲和力预测。

5.1.2　基于靶点结构的三维结构搜寻

　　受体和配体的分子识别理论指出配体与受体的活性位点性质上互补，包括基团配置、电性、疏水性和几何形状等互补，这一理论为直接和间接药物设计提供了依据。三维结构搜寻（three-dimensional structure searching）又称数据库搜寻法，是利用计算机人工智能的模式识别技术，把三维结构数据库中的小分子数据逐一地与搜寻标准（即提问结构）进行匹配计算，寻找与受体活性口袋结合的命中物，从而发现合适的药物分子。

　　药物作用的专一性取决于它能否选择性地作用于靶点，药物分子和靶蛋白的理化性质是影响药物作用专一性和选择性的主要因素。通过研究药物-受体复合物探究药物与靶点结合时精细的和复杂的分子间相互作用，并预测一个搜寻命中物如何模仿天然配体对接到受体活性位点，是基于靶点结构的三维搜寻设计新药的基础。基于靶点结构的三维结构搜寻又可以分为基于分子对接的三维结构搜寻和基于受体药效团的三维结构搜寻。

5.1.2.1 基于分子对接的三维结构搜寻

（1）分子对接 分子对接（molecular docking）是指受体和配体之间通过能量匹配、空间匹配和化学性质匹配而相互识别形成分子复合物，并预测复合物结构的一种计算技术。简而言之，就是将配体分子放置到受体大分子的活性位点中，观察小分子与受体结合构象及预测作用能的过程。其目的是从小分子数据库中发现合适的化合物作为受体大分子的配体。对接是基于受体分子三维结构进行虚拟筛选的核心，它将三维数据库中的小分子放置于受体的活性位点，搜寻配体合适的取向和构象，使得配体和受体的形状和相互作用的匹配最佳（图5-4），然后按照与受体的结合能为小分子打分。分子对接是从整体上考虑配体与受体结合的效果，能较有效地避免其他全新设计方法中容易出现的局部作用较好，而整体结合欠佳的情况。分子对接常用于研究药物和受体相互作用的模型，特别适用于受体的作用机制、空间配置等研究得较清楚的体系。分子对接需要借助专业的软件自动完成，一般过程包括确定受体的活性位点，定义活性口袋，根据受体活性位点与药物分子的性质和形状的互补性，调整受体活性位点柔性残基或药物的构象，计算对接时不同取向的药物与受体的相互作用能量来评估受体与配体的作用方式。

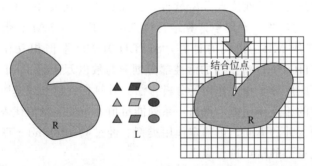

图 5-4　受体和配体相互作用示意图

分子对接主要有三种类型：刚性对接，半柔性对接及柔性对接（见图5-5）。刚性对接方法中受体和配体都看作是刚性不发生构象变化的，进行刚性对接的程序有 Dock 及 MSCC 等，这种对接常用于化学数据库高通量虚拟筛选研究，其特点是能够快速地过滤掉绝大多数没有活性的小分子。半柔性对接将受体看作是刚性的，而配体小分子在对接过程中通过平动、转动及可旋转二面角扭转等产生多种构象，寻找最适合受体结合口袋的活性构象。绝大多数分子对接使用半刚性算法，如 Dock、AutoDock 3.05、Discovery Studio 中的 CDOCKER、FlexX、GOLD 4.0、Glide。柔性对接是指对接过程中受体及配体均是柔性的，考虑受体的柔性在算法上因计算量过大而不易实现，近几年才发展出柔性对接程序，如 GOLD 5.0 及以上版本，AutoDock 4.0 及以上版本，Glide 等。值得注意的是，这些柔性对接程序考虑受体的柔性是有一定限制的，通过定义受体活性位点柔性残基来实现，而不是真正意义上从受体的骨架运动考虑受体的柔性，如受体中结构域-结构域（domain-domain）间的运动和较大规模的二级结构的变化尚不能考虑。如果功能小分子引起受体较大的构象变化，则需要进行分子动力学模拟等动态模拟方法模拟出受体的构象变化，进而取样再进行分子对接研究。从

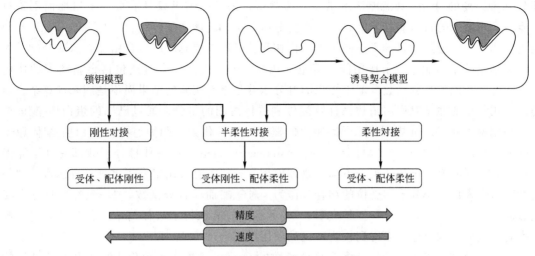

图 5-5　分子对接分类

刚性对接到柔性对接，精度越来越高，但速度越来越慢。分子对接的速度除了与所选用的对接方法有关外，还与配体小分子本身的柔性相关。一般而言，配体中可旋转键数目越多，对接的时间就越长，所需用的计算资源就越多。通常刚性对接用于大型化合物数据库的初步搜寻（初筛），而半刚性对接用于小型化合物数据库的搜索，柔性对接用于精确的功能分子或药物分子与受体作用模式的研究。

分子对接中配体结合构象的优化是非常重要的环节，只有找到小分子配体合适的构象，才能得到比较准确的结果。

此外，多肽与蛋白对接或蛋白-蛋白之间的对接不能用传统的小分子对接程序进行，因为蛋白-蛋白的相互作用是面和面之间的作用，而小分子和蛋白的作用是点和面之间的作用。蛋白-蛋白相互作用的对接程序主要有 Hex、RosettaDock、ZDock 等。

分子对接程序用于基于三维结构的分子数据库搜寻时能给出许多预测可结合的分子，但如何从大量预测的结合分子中优选出哪些分子结合活性更高，需要对预测可结合的分子进行排序，可以结合打分函数对配体构象进行筛选。近年来，虚拟筛选等新药发现技术的整合应用在药物研发领域产生了很多成功案例，已成为计算机辅助药物设计的主流方法之一。研究证实，将基于分子对接和分子相似性等的虚拟筛选以及实验筛选技术有机结合，优势互补，能大大提高新药发现的速度和成功率。

（2）分子对接结果排序——打分函数　依靠精确的打分函数（scoring function）来评判配体分子和受体结合能力的强弱。虚拟筛选中的打分函数包括两重含义：先对同一个分子的不同结合构象进行打分，评价各构象的结合好坏；再对数据库中的不同分子的最好结合构象进行评价，以得到最终的结合能力从高到低的化合物分子清单。由于精确和速度是一对矛盾体，打分函数越精确，就要消耗更多的计算资源，它会影响筛选的速度。自由能微扰方法是结合亲和力计算的最严格方法，但是其花费大量的计算时间，一个配体-受体复合物可能要计算几个小时甚至几天。由于化合物库中的分子数量众多以及目前计算能力的限制，人们往往希望提高筛选的速度，这需要采用较为简单的打分函数来评价小分子和受体结合能力的高低。目前已发展了许多打分函数，大致可以分为以下几类：①基于力场的打分函数。基于力场的打分函数将蛋白质-配体结合自由能近似为范德华力与静电相互作用的加和，大部分基于力场的打分函数忽略溶剂效应和熵效应，最后的结果只是能量或者焓变而不是自由能。②半经验的自由能打分函数。这类打分函数假设配体和受体结合的自由能来自于不同能量项的贡献。通过计算各个分能量项，再加和就可以求得总的结合自由能。这些分能量项一般包括氢键作用能、疏水作用能、静电作用能、熵的贡献，有时还包括金属离子的作用项。③基于知识的打分函数。基于知识的打分函数是重复实验的结果而不是用来计算结合能的。它用简单的原子对作用函数来计算配体和受体之间的得分。通过已知的蛋白质-配体结构，利用反-Boltzmann 规则将原子间距离的概率分布转化为与距离有关的蛋白质-配体原子对间的作用能。④"一致性"打分（consensus score）。由于每一种打分函数都有其不完善的地方，不同的打分函数侧重于不同的物理模型，近年来有人用组合了多种打分函数的"一致性"打分来评估小分子和受体的结合，作为一种策略而非打分函数，"一致性"打分在降低假阳性方面效果显著。大量文献表明，"一致性"打分取得了较任何单一打分效果好、成功率高的成果，因此近年来得到较为广泛的使用。

Tripos 公司开发了一个组合多个打分函数的 Cscore 函数用来评价小分子和受体结合的好坏。Cscore 组合了 5 种打分：G＿Score、PMF＿Score、D＿Score、ChemScore 和 F＿Score。用这 5 种打分函数分别对结果进行打分排序，综合考虑 5 种排名，一般取排名前20％的分子进行考察，如果在 5 种排名中，某个分子均出现在前 20％的排名中，那么该分子得分为 5，如果在这 5 种排名中，某个分子在其中的 4 种排名中出现，那么该分子得分为 4。

打分函数的不精确是影响对接结果的主要因素，理想的打分函数应该能够正确地评估化合物及潜在靶点之间的作用力，然而到目前为止，也没有一个打分函数能够很好地适应每个体系。"一致性"打分可降低假阳性率，但不可避免地会损失一些活性化合物。

（3）三维结构搜寻　受体的分子识别理论告诉我们，受体对配体的分子识别是配体的某些部位与受体的受点在性质上呈某种互补性，包括基团配置、电性、疏水性和空间排列等性质。这一理论为直接以及间接药物设计提供了依据。三维结构搜寻又称数据库搜寻法或数据库算法，是利用计算机人工智能的模式识别技术，把三维结构数据库中的小分子数据逐一地与搜寻标准（即提问结构）进行匹配计算，寻找符合特定性质和三维结构形状的命中物，从而发现合适的药物分子。

药物作用的专一性取决于它只能选择性地作用于靶点。影响药物作用专一性和选择性的因素有药物和靶点分子的理化性质等。研究药物-受体复合物能揭示药物与靶点结合时精细的和复杂的分子间相互作用。探究这些分子间相互作用，并预测一个搜寻命中的药物如何模仿天然配体对接于受体受点，是基于靶点结构的三维搜寻设计新药的要点。

分子对接是基于受体三维结构搜寻的基础。通过三维结构搜寻，有望寻找到与受体活性位点性质和形状互补的，与已知活性化合物类似的配体，也有可能寻找到与已知活性分子结构迥然不同的新结构类型配体。因此，三维搜寻为设计新型先导化合物提供了一种方法。

三维结构搜寻方法可以在实验药理筛选之前为数据库中的分子作生物活性的可能性预测，这其实是进行计算机辅助药物筛选（computer-aided drug screening）。计算机辅助药物筛选也称虚拟筛选（virtual screening），它是以酶、受体等生物大分子三维结构代替生物样品，以数据库化合物结构代替化合物样品，以分子对接代替药理体外筛选（*in vitro screening*），因此，计算机辅助药物筛选又可称为计算机筛选。计算机虚拟筛选出有效的化合物结构，再用药理体外试验筛选，可大大减少合成化合物的数量，提高药理筛选的命中率。

三维搜寻得到的化合物都是已知的，比如可供化学品库（available chemical database，ACD）数据库中的每个化合物都为可购买的商品，不必在实验室合成，直接购买进入生物测试阶段，缩短了药物开发的时间，提高了效率。该方法的缺点是不能很好地对形状合适的分子进行结构、性质的调整和改造，使之完全与受体相匹配。因此常在此基础上对具有生物活性的命中结构进行结构优化，见图5-6。

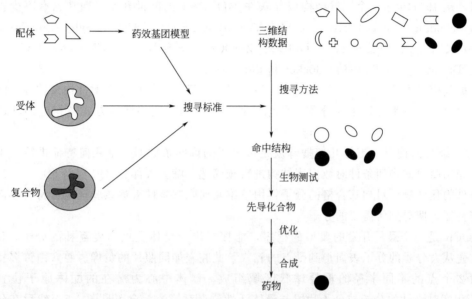

图 5-6　直接和间接药物设计的三维结构搜寻方法示意图

三维结构搜寻的基本要素是三维结构数据库、搜寻标准和搜寻方法。

基于靶点结构的三维结构搜寻（直接药物设计）和基于配体药效团模型的三维结构搜寻（间接药物设计）所用的三维结构搜寻方法是大致相同的。下面对用于直接和间接药物设计的三维结构搜寻概念、数据库和三维结构搜寻方法分别作介绍。

(4) 三维化学结构数据库　数据库中三维化学结构数据库中三维化学信息来源于实验测定数据和理论计算数据，三维数据库参见 2.6。实验测定方法包括 X 射线晶体学和 NMR 等。在三维结构搜寻中常用的晶体结构数据库有小分子的剑桥结构数据库（CSD）和大分子的美国布鲁克海文国家实验室蛋白质数据库（PDB）。理论计算数据通过量子力学、分子力学、分子动力学等计算技术来研究分子的三维结构和优势构象（参见 3.2）。但这些计算要达到全局优化，需对所有可能的构象作系统搜寻，随着分子柔性的增大，耗机时很长。

目前已有许多商品化软件可直接并快速地将二维化学结构转换为三维结构，比如 1987 年由美国 Pearlman 等开发的结构转换程序 CONCORD 和 Bible 等可迅速地将二维结构表达式自动转换为低能构象式。通过 CONCORD 转换，得到了 FCD-3D、MDDR-3D、CMC-3D、CAS RF、CAST-3D、Pomona-92C、ACD-3D 和 NCI-3D 等三维结构数据库。除此之外，结构转换软件还有 WIZARD/COBRA、Flexibases、Poling、CORINA、Chem-X、MOLGEO、AIBA 和 MIMUMBA 等，其中 CORINA 常为学术界使用。

(5) 搜寻标准　进行三维搜寻必须要有合理的搜寻标准（search criteria），也就是询问条件或提问结构（query），它是由与受体受点相互作用的药效团单元的特征结构及它们之间的空间关系说明所组成的三维子结构。询问条件的提出通常有 2 种方法：如果受体结构已知，可直接根据受体受点的性质和形状，反推出互补性配体的特征结构及空间关系，来定义搜寻配体的询问条件；在受体结构未知的情况下则可根据一组活性配体的药效团模式图或 3D-QSAR 分析，定义出询问条件，询问条件常采用药效团（详见 5.2.1.1）。

(6) 三维结构数据库搜寻算法　药物配体大多是小分子，因此，小分子三维结构搜寻十分重要。搜寻算法是一个连续的多步骤过程，一般包括初筛、几何搜寻和柔性构象搜寻这 3 个步骤。从 1997 年第一个三维结构搜寻软件 MOLPAT 的问世开始，现在已有不少程序软件，如 Schödinger 中的 GLIDE、CAVEAT、MACCS-3D、DOCK、Sybyl/SurFlex-Dock、AutoDock、FlexX、FlexiDock、GOLD、ZDOCK、ISIS/BASE、Chem-X、SYBYL-3DB Unity、Discovery Studio 中的 Cdocker 和 Catalyst 等。

根据其搜寻方式不同，可分为三维几何搜寻、三维相似性搜寻和柔性构象搜寻。除了小分子搜寻以外，近来开发了大分子三维结构搜寻。下面对这些搜寻方式及相应的软件作一简介。

① 三维几何搜寻　三维几何搜寻就是按分子的询问条件即三维几何特征进行三维结构搜寻。先用简单的询问条件对数据库结构进行预筛选，筛去大部分（95％以上）不满足三维限制条件的化合物，对初筛合格的分子再用三维几何限制条件来逐条验证是否符合必需的三维几何特征，搜寻到所需要的分子。

DOCK 是一个最早开发的典型的程序，能搜寻出与受体受点高度互补的分子。DOCK 程序首先从大分子的分子表面得到受点的腔穴，此腔穴如同照片的负像。腔穴由许多接触分子表面 2 个点的不同半径的重叠球状区域组成，球体中心为潜在的配体原子位置，用 DOCK 程序对刚性的分子或分子片段与受体活性位点对接的示意图见图 5-7。然后在分子三维结构数据库中搜寻，将配体的原子放入腔穴中进行适配，使所有的配体原子间距离与相应的球状区域的中心间距离相等，于是配体就可以在受点中定向。定向后配体与受体不能有空间上的冲突。如果配体的定位是可接受的，则对此作用模型进行打分。通过不同配体原子和不同的受点球状区域的匹配，得到新的配体定位，保留最高得分的分子，进行下步操作，DOCK 还能考虑静电和力场等因素。

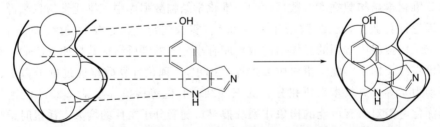

图 5-7　用 DOCK 程序对刚性的分子或分子片段与受点对接的示意图
受体活性位点由重叠的球状区域组成，粗线为受体活性口袋分子表面，
配体原子与受体活性位点中球体中心相匹配，分子在此部位对接

还有一些其他算法用以计算原子或功能基在能量和空间上有利的对接。FlexX 程序通过分析受体原子周围能潜在与配体相作用的作用位点的分布来定义出结合位点。受体的作用位点为受体原子周围空间的点，能与配体所对应的原子以氢键、盐桥、疏水作用等方式产生有利的结合。FlexX 的作用位点空间的定义如同 DOCK 的球体区域。FlexX 搜寻过程如下：先定义出所有的作用位点及其作用距离，从配体原子中生成询问条件，对作用位点作搜寻，

如果询问条件能与作用位点相匹配，则进行打分，见图 5-8。

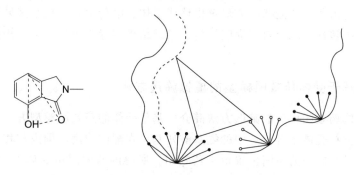

图 5-8　用 FlexX 程序对刚性的分子或分子片段与受体受点对接的示意图
程序将受体作用位点与配体原子相匹配实行对接

以几何搜寻方式进行的三维结构搜寻软件还有 SOLON、3DSEARCH、CHEM-X、ALADDIN 和 CAVEAT 等。

② 柔性构象搜寻　由于受体是柔性的大分子，它可通过自身的构象变化，开启或关闭与其他分子结合的受点，从而控制机体内的生物反应。受体与配体的结合，常伴有构象变化，即所谓诱导契合。柔性配体在与受体结合时也会发生构象的改变，这样就必须使用柔性询问条件。柔性询问条件要比刚性询问条件复杂，给三维结构搜寻造成一定的困难。数据库中的三维结构只储存了一个固体状态的（X 射线晶体学数据）或者溶液状态的（NMR 数据）低能构象，而低能构象与受体结合构象往往并不一致。如果每个结构只有一个三维模型登录到数据库中，数据库的三维结构搜寻只能检索出许许多多可能的构象式的一种，而这种构象式并不一定就是药效构象。因此，只有做分子动力学模拟及柔性对接，即考虑到大分子的生物活性构象，采用柔性构象搜寻，才能在搜寻化合物低能数据库时，命中其他也能符合构象要求的化合物。

柔性构象的一种解决方法是在每一个柔性化合物登录时，对三维模型进行广泛的构象分析，然后将所有能量上合理的构象置于三维化合物数据库中。这样会导致储存空间和搜寻时间的剧增，并且活性构象也不一定储存入数据库中，因此这一方法并不实用。另一种方法是在三维数据库中，每个柔性化合物模型仅登录一个能量最低的构象和一些与模型构象柔性有关的信息，采用柔性提问结构来搜寻低能数据库，即放宽三维搜寻标准，如增加目标间距离的范围，先对数据库进行二维及三维关键部位的快速筛选，然后对初筛合格的结构再用搜寻软件的三维限制条件来探索其空间构象，进行逐个原子印证，以寻找其满足三维询问条件的准确构象。在初次搜寻之后，可测试一些命中结构的生物活性，以评价询问条件的合理性，再进一步完善，排除能产生非活性命中结构的询问条件因素。如此多次循环反复，从数据库中搜寻得到满足询问条件要求的命中结构。

除以上介绍的两种搜寻方法外，近年来出现了一种新的搜寻方法：三维相似性搜寻法。该方法中，用户指定一化合物作为询问条件，搜寻与其结构相似的分子，得到按与询问条件相似性递减顺序排列的一系列结构。这个过程比常规的三维结构搜寻的限制要少，分子并不需要与受体受点相匹配，只要相似即可，结构相似的分子往往能具有相似的活性特征。该部分内容详见 5.2.2。

三维搜寻软件 DOCK 可协同三维几何搜寻进行柔性搜寻。能进行柔性搜寻的软件还有MACCS-3D（MDL）、SYBYL/3D Unity（Tripos）、Chem DBS-3D（CDL）和 3DFS（中国科学院化工冶金研究所计算机化学开放实验室）等。3DFS 可支持由简单原子或官能团定义的药效团，也支持由化学功能基团如氢键供体或受体、电荷中心、疏水区域等结构类型定义的药效团。该系统包括读取药效团提问结构、二维结构搜寻、刚性三维结构搜寻和柔性构象搜寻等功能。

5.1.2.2 基于受体药效团模型的虚拟筛选方法

（1）基于受体药效团模型的筛选方法简介 基于受体的药效团模型方法是从受体的活性位点出发，通过分析受体结合位点中的氨基酸残基，在配体作用范围内与相应氨基酸残基相结合的官能团及其官能团的空间位置定义药效团。所得的药效团由受体的"负像"而得来，为基于受体的药效团（receptor-based pharmacophore），如图 5-9 所示。

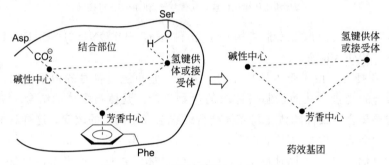

图 5-9 基于受体的药效团产生示意图

假定受体结合位点中含有天冬氨酸（Asp）、丝氨酸（Ser）和苯丙氨酸（Phe）等残基，分别与配体形成离子键、氢键和范德华力作用，因此，配体分子有可能含有氨基、氢键结合基团和疏水性基团等，可分别与结合位点相应的残基作用，药效团单元由这些官能团构成。

近十年来，一种考虑受体柔性的基于受体的动态药效团方法获得了一定的成功，受体柔性的考虑是通过进行分子动态模拟其可能存在的构象实现的，这种方法为基于动态药效团模型（dynamical pharmocophore model，DPM）的虚拟筛选方法，该方法的流程见图 5-10。

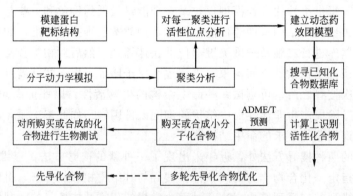

图 5-10 基于动态药效团模型的筛选设计策略

DPM 方法的第一步是对受体的结合位点进行活性位点分析，用一些简单的分子或片段作为探针，如水、CH_3、NH_4^+ 或苯环，探测这些分子或片段在活性位点中可能的结合位置，绘制活性位点的形状及性质图像。

DPM 方法的第二步是进行分子动力学模拟，对模拟得到的构象轨迹进行聚类分析，使类似的结构在同一聚类中，从每一聚类中选取代表结构分子（representative structure）以进行动态药效团模型的构建。所谓代表结构分子是聚类中的中心位置的分子，聚类中所有的分子到该代表分子的结构差别最小。在 DPM 实际操作中，通常选取前 10 个包含较多构象的聚类以具有统计意义。

DPM 方法的第三步是运用活性位点分析方法对所有聚类中代表结构用不同性质的化学探针进行探测，将探测的探针结合位置进行叠合，按照能量进行排序，构建动态药效团模型。依据叠合的结果，可构建一个或多个动态药效团模型。

DPM 方法的最后一步是利用建好的动态药效团模型进行化合物数据库搜寻，发现性质优越的先导化合物。

(2) 基于受体药效团模型的筛选方法案例——5-HT$_{1A}$ 激动剂的发现　在 2013 年复旦大学药学院付伟教授等发表的一篇 5-HT$_{1A}$ 受体激动剂的虚拟筛选文章中，即采用了基于动态药效团模型的虚拟筛选方法，其构建动态药效团模型的方法如图 5-11 所示。从 5-HT$_{1A}$ 受体的一级序列出发，以最新解析的激活态的 β_2 肾上腺素受体结合 Gs 蛋白的晶体结构为模板，构建了 5-HT$_{1A}$ 受体的同源模型，然后将其完全激动剂 8-OH-DPAT 对接到受体结合口袋中，构建复合物体系，进行 100ns 的长时间分子动力学模拟以诱导受体的激活构象态，运用 GROMOS 聚类分析方法从轨迹中提取出一系列 5-HT$_{1A}$ 受体的代表结构。再通过 GRID 程序对每个代表结构进行活性位点分析，选取 5 种典型的化学探针 N$^+$（正电探针）、COO$^-$（负电探针）、O（氢键受体探针）、NH（氢键给体探针）、DRY（疏水探针），分别探测活性中相应的正电、负电、氢键给体、氢键受体和疏水性化学环境。将 GRID 计算得到的探点图进行叠合，并根据探点的结合能和活性口袋氨基酸残基的性质选取合适的点群。使用 Discovery Studio 3.5 中整合了 Catalyst 功能的 Pharmacophore 模块，以所选取点群的集合中心坐标和旋转半径定义相对应的药效团特征元素，以此药效团模型进行虚拟筛选，成功发现了新结构类型 5-HT$_{1A}$ 受体激动剂。

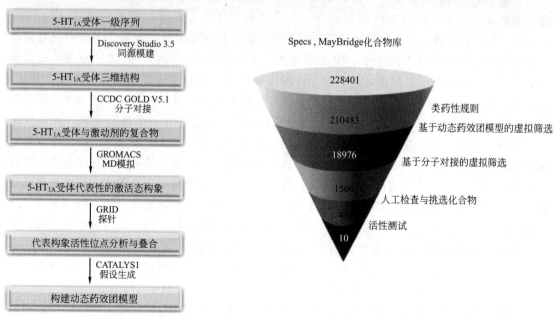

图 5-11　动态药效团模型的筛选方法案例——5-HT$_{1A}$ 激动剂的发现

在用诱饵数据库对得到的 5-HT$_{1A}$ 动态药效团模型进行验证之后，采用逐级筛选策略对 Specs 和 Maybridge 两个化合物数据库进行虚拟筛选。首先过滤掉不符合类药性规则的化合物，然后进行基于动态药效团模型的虚拟筛选，保留能匹配三个以上药效团特征元素的化合物，其次进行基于分子对接的虚拟筛选，剔除与 5-HT$_{1A}$ 受体不能较好结合的化合物，根据打分保留前 1500 个分子。最后，逐一查看每个小分子与受体的结合模式，选取能与口袋关键氨基酸残基发生有利相互作用的化合物，摒弃含毒性基团的化合物和不易合成改造的化合物，最终挑选出 45 个化合物进行活性测试，发现了 10 个中高活性的新结构类型 5-HT$_{1A}$ 受体激动剂。

基于靶点结构的三维结构搜寻是一种很实用的直接药物设计方法，已有很多成功的例子，但由于靶蛋白的结构特征十分复杂，因此用搜寻方法找到受体中所有结合位点与配体中药效团在电性和空间上完全吻合的概率是非常小的。另外，此法受到数据库的限制，只能从现有的分子中寻找药物分子，无法创造新分子。与此相对应，还有一种创造新分子的直接药物设计方法，称为全新药物设计。

5.1.3　全新药物设计

全新药物设计，亦译为从头设计，也可称为三维结构生成或从头构造法。它根据受体受点的空间结构和性质要求，直接借助计算机自动构造出形状和性质互补的新的配体分子三维结构。由于它能提出结构全新的具有启发性的先导化合物，故谓之全新设计。它是一种直接药物设计方法。从理论上讲，这一方法考虑了受体与配体之间相互作用的优势和稳定性，要比数据库中搜寻的结构好，而且得到的先导化合物结构可能是全新的，不被任何人的偏见所干扰。

全新药物设计的思想和方法是在近二十几年才出现的。1989 年，Lewis 和 Dean 用自动模板定位进行药物设计；1991 年，Nishibata 和 Itai 提出了基于受体结构的自动原子生长法；同年，Moon 和 Howe 提出了基于受体结构的分子片段法的概念。全新药物设计的出发点是基于受体活性位点与配体之间的互补性。在受体的活性位点上互补基本构建块（building block），然后通过数据库的搜寻和计算，在构建块上安置合适的原子或原子团，得到与受体的性质和形状互补的真正的分子。根据构建块的不同，全新药物设计方法可分为模板定位法、原子生长法和分子片段法，其中分子片段法又可进一步分为片段连接法和片段生长法。无论用何种设计方法，得到的都是大量的分子，一般多采用计算配体与受体间的作用能的方法，对每个分子进行打分（scoring），根据分数的高低，从这些分子中挑选出最好配体供进一步研究。这些方法都是早年发展的全新药物设计方法，由于方法的成功率、操作性等问题现在已鲜有使用。如原子生长法是在受体活性位点表面逐个增加原子，形成与结合位点形状和性质互补的分子，该方法存在组合爆炸问题，产生的结构数目呈天文数字，难以处理而限制了其应用；模板电位法因其操作相对复杂，且设计的成功率较低而被淘汰，故本章原子生长法和模板电位法不作介绍。除了基于基本构建块构建的方法外，还有其他全新药物设计方法，如核磁共振法构效关系研究法（SAR by NMR），蒙特卡洛全新配体生成法（Monte Carlo de novo ligand generator，MCDNLG），动力学算法，基于靶蛋白三维结构搜寻方法及基于靶蛋白药效团模型搜寻的方法。

全新药物设计已发展了多种方法，近年来还发展了一种实验与计算紧密结合的全新药物设计方法——基于片段的药物设计方法。该方法在药学界特别是工业药学界获得了较大的成功，本章将该部分在 5.3 计算机辅助药物设计新策略和新方法部分重点作介绍。以下介绍几种其他常用的全新药物设计方法。

5.1.3.1 分子片段法

分子片段法（molecular fragment approach），又称化学数据库算法，最早由 Moon 等在

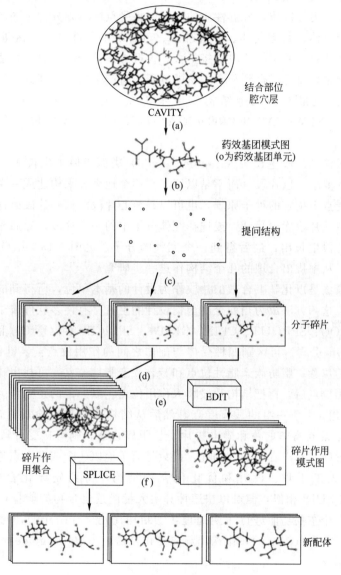

图 5-12 片段连接法直接药物设计流程图

（a）根据配体-受体复合物由程序 CAVITY 产生的腔穴层模型，用 GRID 得到的药效团单元；

（b）药效团单元转化为程序 FOUNDATION 的三维搜寻条件（提问结构），该搜寻条件给定了各药效团单元的特征结构和之间的三维几何状态；

（c）程序 FOUNDATION 搜索三维片段数据库，得到与搜寻条件相匹配的片段；

（d）程序 FOUNDATION 将片段与受体受点对接，弃除明显与受体不符的片段；

（e）用程序 SPLICE 中的 EDIT 模块对片段作严格的筛选，保证空间的契合；

（f）用程序 SPLICE 对筛选出的片段作能量评价，得到契合好、作用强的新配体

1991 年提出。该法应用的基本构建块为片段，每个片段由单一官能团（如羟基、羰基或苯环等）构成。根据各片段连接增长的方式不同，可分为片段连接法和片段生长法。

(1) 片段连接法　片段连接法（linked-fragment approach 或 fragment connection methods）首先要有储存有各种片段的片段库和各种连接子（linker）的连接子库。连接子有 $-CH_2-$，$-CH_2CH_2-$，$-CH_2CH_2CH_2-$，$-CH=CH-$，$-COO-$，$-CONH-$，$-O-$ 等。操作时先在受体的受点区域产生网格，用探针原子分析受点的表面性质，如疏水、氢键、静电、范德华引力等性质，根据性质的不同，将受点区域划分为不同的能容纳一个片段的子区域，如氢键供体、氢键受体、脂肪疏水、芳香疏水和静电作用区等。然后搜寻片段库，找到形状和性质符合要求的片段对接上去。再搜寻连接子库，寻找合适的连接子将各子区域的片段连接起来，就可以得到一个完整的分子。对产生的一系列分子用分子力学计算进行结构优化，挑选出最好的几个结构供下步研究。片段连接法的软件有 CAVEAT、SPLICE、HOOK、NEWLEAD 和 PRO-LIGAND 等。图 5-12 为片段连接法直接药物设计的流程图。

(2) 片段生长法　片段生长法（fragment build）类似于原子生长法。但在受体受点上根据性质、形状的要求，以片段（而不是以原子）逐个地生长来构建成一个分子。片段生成的起始点可以是受点上指定的种子原子，也可以是核心片段。核心片段是连接在受点上能量合适的片段，可以从片段库中得到，或选择配体分子中的一个片段。然后根据作用能量的大小一个片段一个片段生长出，最后得到一个完整的分子。见图 5-13。用分子力学优化所得到的一系列结构，从中挑出合理的几个结构作进一步研究。

由于分子片段法是以化学上合理的片段作为设计的基本单位，所得到的新分子在结构上容易被接受，所以这一方法成为当前全新药物设计的主流。有许多软件属于这一方法，比如LUDI、LEAPFROG、SPROUT、CLIX、GROW、SPLICE、GROMOL 和 GEMINI 等。

LUDI（Biosym 公司）可区别四种受体与配体之间的作用位点：氢键供体和氢键受体，找出可形成氢键的位置；脂肪族亲脂性位点和芳香族亲脂性位点，可找出疏水作用的合适位置。在确定了作用位点后，再把结构片段填入作用位点。以一定的距离作为搜寻标准来搜寻2 个一组、3 个一组、4 个一组的适宜受点，然后从结构片段库中检索到合适的片段填入，如果该片段与受体无范德华重叠和静电排斥，且距离合适，则可接受片段。通过片段的连接，形成一个片段间没有以真正的键相连，而只是简单地以一个或多个点连接在一起的形式先导化合物，经人工干预、设计和优化化合物结构，得到先导化合物。LEAPFROG（Tripos 公司）与 LUDI 相似，但可以快速计算出大量候选化合物的能量，淘汰能量不合适的化合物。它分三个主要功能进行后期处理：①结构优化（optimize），对已有先导化合物进行结构优化；②虚构（dream），虚构出新先导化合物；③指导（guide），对用户提出的结构优化方案进行指导。

5.1.3.2　SAR by NMR 法

1996 年以 Abbott 实验室 S. W. Fesik 为首的科学家在一系列论文中报道了核磁共振法构效关系研究方法设计产生新药。

该法的基本思想是先测得 ^{15}N 标记受体蛋白的一组 ^{1}H-^{15}N 2D HSQC 数据并找出相关关系，然后在各等分量受体溶液中加入各种配体。如果配体与受体不能作用，则 HSQC 谱保持不变；如果配体与受体结合，则会改变之间的局部化学环境，^{1}H-^{15}N 相关谱图将会发生化

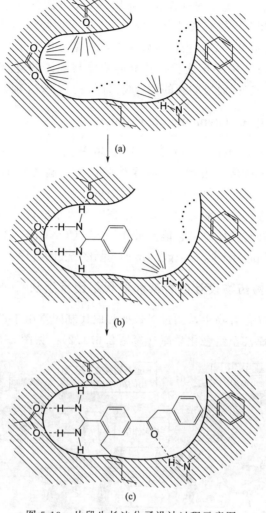

图 5-13　片段生长法分子设计过程示意图

（a）程序自动找出受体受点的氢键受体、氢键供体、亲脂性脂肪基团和亲脂性芳香基团；

（b）搜索片段库，产生出符合受体受点形状和性质要求的片段；

（c）根据下一区域的形状和性质要求，搜寻到另一符合要求的片段，连接在前面的配体上，得到一全新的分子

学位移的变化。一般化学位移变化越大，则反映出配体与受体活性位点结合越紧密，作用越强。从化学位移的变化与配体结构的对应关系，可以得到受体的活性位点图形。

该法可以采用大量商品化的化学小分子作筛选，而不必自己合成。作筛选的小分子也可以来源于组合化学库。该法的优点还在于十分灵敏和有效，可测得其他方法难以获得的较弱的结合，还能确定配体-受体的结合位点，特别能确定出多位点的结合。该法的缺点是必须获得较多（＞200mg）纯净的^{15}N 标记受体蛋白和较高浓度的配体来研究大量的配体-受体复合物。由于本法需作大量反复的测定，可利用自动化技术来处理样品及测定数据，从而提高工作效率，并且所需样品量可减少。

如果能测得能与受体不同受点结合的各小分子片段的结构，并将这些片段连接起来，就能得到高度亲和性的配体。虽然小分子片段很小，与受体的结合力较弱，但当它们连接起

来，与受体的结合能可加和，总结合能会很大。

用 SAR by NMR 法产生配体的过程为：先用 NMR 方法筛选结合于 ^{15}N 标记受体各相邻受点的小分子，一旦筛选出能有效结合的分子，对其类似物作筛选。改变分子的浓度，用 2D HSQC 谱作为结合常数的参数，得出构效关系，根据分析结果，优化与受体的结合。将若干个小分子化合物片段结构互相连接，并测得受体与配体的复合物 3D 结构作结合能预测。最后人工合成出这一连接而成的新的化合物（图 5-14，见文前）。

5.1.3.3 动力学算法（dynamic algorithm）

动力学算法（dynamic algorithm）又称原子填充法（atom filling），由 Pearlman 和 Murcko 在 1993 年提出。构造初模型时，在受体受点中充满类似于原子的粒子，并随机以类型、电荷和非键作用的参数给粒子赋值。然后随机选取一个粒子和周围粒子，根据概率在粒子间产生共价键，再进行分子动力学计算，根据能量大小取舍。重复以上过程，直至选取的分子达到一定数目，并与受体总结合能量最佳为止。CONCEPTS（creation of novel compounds by evaluation of particles at target sites）是该方法的程序。

5.1.3.4 基于结构药物设计的骨架和取代基团重组法

从已有的一系列先导化合物中，通过对骨架和取代基团重组来设计出新的化合物。取代基团也可以来自于化学库甚至组合化学库（参见 2.6.1.2），见图 5-15。

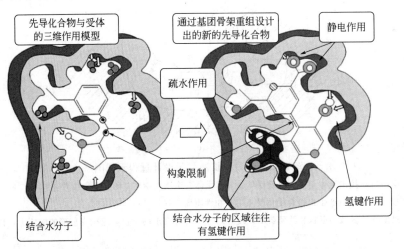

图 5-15　基于结构药物设计的骨架和取代基团重组的方法

全新药物设计法设计出的分子有时会是一些"超级分子"，即为无意义的原子的集合，虽然能与靶点很好地结合，但一个分子中可能含有太多的原子种类或过多的化学键类型，缺乏合理性和实用性。过小的分子与靶点难以有较强的结合，过大的分子则不易通过细胞膜。药物中有过多的氢键供体和受体对于分子通过细胞膜的脂质双分子层不利。分子的 $\lg P$ 值很大虽然对于透过细胞膜有利，但因水溶性太小而不利于在体内运转。一个化合物要成为药物往往有类药性：一般分子量大于 500，$\lg P$ 大于 5，分子结构中可提供多于 5 个氢键供体，分子中氮原子和氧原子的总数（氢键受体数目）多于 10 个，则该化合物能成为药物的可能性就较小。这一经验性规律由 C. A. Lipinski 总结称为药物的五倍律（rule of 5，RO5）。在药物中常出现的活性官能团有醇羟基、酚羟基、氨基、胍基、脒基、卤素、羧基、氰基、硝基、酰胺基、咪唑基、吲哚基、吡啶基等，这些基团能够提供分子间作用力，与药物受体很好地结合。

由于全新药物设计出现的时间不长，仍不完善，还会有新技术和新方法不断地出现。在已有的软件中，往往采用多种直接药物设计方法；而某一种新药的开发，有时会综合多种方法。直接药物设计策略中，无论是基于靶点结构的三维结构搜寻还是全新药物设计，其基础是需要知道靶蛋白的三维结构，但其结构尚未解析时，可通过蛋白结构预测的方法进行三维结构构建。

5.1.3.5 蒙特卡洛全新配体生成法(Monte Carlo *de novo* ligand generator, MCDNLG)

蒙特卡洛全新配体生成（Monte Carlo *de novo* ligand generator，MCDNLG）是一种全新药物设计算法，可将超级分子转化为化学上稳定的合理分子。该计算程序先读取配体中与受点结合的原子的坐标值，通过计算各种不同原子的力场参数进行蒙特卡洛模拟，将原来的原子集合替换成低能量的原子集合，给出新的原子坐标，设计出新配体。

5.1.4 蛋白结构预测

基于靶点结构的三维数据库搜寻的前提条件是靶蛋白的三维结构需要解析出来。然而，目前绝大多数蛋白结构尚未解析，对于一些未解析出三维结构的蛋白可用蛋白结构预测的方法获得。蛋白结构预测方法主要有理论分析方法（亦称从头计算法）和统计方法。从头计算法预测不依赖已知结构的同源相似物信息，直接预测一个序列对应的蛋白质三级结构（3D构象）。

从头计算法是通过理论计算，如分子力学及分子动力学等方法进行结构预测。原则上该方法可以进行结构预测，但实际应用上并没有可行性，主要原因在于：第一，自然的蛋白质结构和未折叠的蛋白质结构，两者之间的能量差非常小，约为 4.17kJ/mol；第二，蛋白质可能的构象空间庞大，计算量非常大；第三，计算模型中力场参数的不准确性也是一个问题。因此，该方法未能广泛地应用在蛋白结构预测领域。

统计方法对已知结构的蛋白质进行统计分析，建立序列到结构的映射模型，进而根据映射模型对未知结构的蛋白质直接从氨基酸序列预测结构。包括经验性方法、结构规律提取方法、穿针引线法和同源模建方法等。经验性方法根据一定序列形成一定结构的倾向性进行结构预测。如根据不同氨基酸形成特定二级结构的倾向进行结构预测。结构规律提取法从蛋白质结构数据库中提取关于蛋白质结构形成的一般性规则，指导建立未知结构的蛋白质模型。穿针引线法（threading，folding recognition）也称折叠类型识别，是通过研究同已知线段序列的吻合度得到结构信息，找出几种匹配最好的结构作为未知蛋白的预测结构直接预测三维结构。因此，只有未知蛋白和已知蛋白结构相似的时候，才能运用该方法准确地预测未知蛋白的结构；当未知蛋白是尚未出现的结构类型时，该方法则不适用。

同源模建方法依据同源的蛋白质序列或结构来预测蛋白质的空间结构或者结构单元（锌指结构、螺旋-转角-螺旋、DNA 结合区等）。蛋白质形成许多家族，每一家族具有相似的序列、相似的结构以及相关的功能。蛋白质序列的同源性决定了其三维结构的同源性，一个未知结构的蛋白的三维结构可以通过与其序列同源性较高且三维结构已经被解析的已知蛋白进行预测。因此，同源模建需要找到和未知蛋白序列和功能相近的且已经表征三维结构的模板蛋白进行序列比对，进而模建出未知蛋白的三维结构。一般而言，已知三维结构的模板蛋白和待预测的未知蛋白序列同源性在50%以上，则预测出的未知蛋白结构具有很高的准确性，若序列同源性在30%～50%之间，预测出的未知蛋白结构具有较好的准确性。若序列的同源性小于30%，尤其是当序列的一致性低于20%时，则预测的未知蛋白的三维结构存在很大的不确定性。以下详细介绍蛋白结构预测中的序列分析与同源模建方法。

5.1.4.1　序列分析与比对

蛋白质氨基酸序列又称为一级结构，蛋白一级序列和其功能及三维结构之间密切相关。现已出现从序列直接预测蛋白质三维结构的理论方法。通过对蛋白质的一级氨基酸序列进行分析，可以推测蛋白的一些结构和功能特性，尤其是将未知蛋白序列与已知蛋白序列进行比较分析，可以推测出未知蛋白的结构和功能特性。这些对蛋白质序列进行分析的方法，统称序列分析（sequence analysis）。

简单的序列分析主要是指单个序列分析，它是基于序列中单个氨基酸序列的物理化学性质进行统计分析，如疏水性残基的比例和蛋白质二级结构的统计特征。氨基酸侧链决定了它们的物理化学性质，如亲水性侧链使得氨基酸是亲水性的，疏水残基决定了氨基酸是疏水的，此外还有电荷、体积和骨架柔性等也决定了氨基酸的特性。利用单个氨基酸的物理化学性质推测出整个蛋白质的特性，也可以对序列进行统计分析，从而预测蛋白质的二级结构，但从单个序列得到的信息是有限的。在蛋白功能研究中，一个常用的方法就是通过比较蛋白序列进行分析获取有用的信息，因此，在氨基酸的层次去比较分析不同蛋白的序列相同点和不同点，能够推测它们的结构、功能以及关系。

从单个序列中挖掘出的信息有限，人们通常采用序列比对（sequence alignment）的方法，将未知序列同整个数据库中的已知序列进行比较分析，从而根据已知序列所具有的特性来预测未知序列可能具备的特性。序列比对可分为双序列比对（pairwise sequence alignment）和多重序列比对（multiple sequence alignment）。

双序列比对是最常用的比较方法，它是将两个蛋白的两条序列进行比对，将序列中每个氨基酸按照顺序用大写的英文字母表示，将一条序列写在另一条序列上，通过一定的算法使上下两条序列中相同的残基最大限度地出现在同一位置，如果相同的字母或连续一段相同的字母残基位置对齐，则说明这个区域是保守的，这个连续的序列称为结构保守区（structure conserved region，SCR）。如果上下两条序列相对应的字母不同，则说明该残基发生了变异，如果两条序列同一位置上不同的残基数量较多，说明它们的亲缘性越低，越不可能来自于同一子家族。在序列比对中，为使上下两条序列最大限度的联配，通常需要引入插入或删除操作，为了更明显地看出这些插入和删除的位置，通常用一个"—"符号（gap）与该残基位的字母配对。常用的序列联配算法是ClastalW，常使用的序列联配的程序有BLAST（National Center for Biotechnology Information，NCBI提供免费的在线程序）和FASTA。图5-16显示了用ClawstalW程序进行电压门控型钾离子通道Kv1.2和KcsA受体中一个单体的双重序列联配结果，为未知结构的Kv1.2的同源模建做好准备。图中保守区为"　"所标记，相似度较大的残基用":"所标注，一般相似度的残基用"·"标注。序列比对中，序列一致性（sequence identity）为28.9%，序列相似性（similarity）为62.9%。所谓序列一致性是指图中所有位置相同的残基，即标记为"＊"的残基的数目除以总的残基数目，换言之，保守残基所占的比例即称为序列一致性。序列相似性是指比对中相似和相同的残基的占比。如图 5-16 中，所有标记为"＊"、"："和"·"残基的数目除以总的残基数目即得到序列相似性数值。

```
KcsA  ALHWRAAGAATVLLVIVLLAGSYLAVLAERGAPGAQLITYPRALWWSVETATTVGYGDLYPVTLWGRCVAVVVMVAGITSFGLVTAALATWFVGREQ
Kv1.2 KASMRELGLLIFFLFIGVILFSSAVYFAEADERDSQFPSIPDAFWWAVVSMTTVGYGDMVPTTIGGKIVGSLCAIAGVLTIALPVPVIVSNFNYFYH
       * *    .:*.* ::  * . :**.   .:*:.* *.**:*. * ******: *.*: *: *. :  :**: ::.* ...:.: *    :
```

图 5-16　KcsA 和 Kv1.2 双序列比对图

与双序列比对不同，多重序列比对的目标是发现功能或序列相近的多条序列的共性。双序列比对主要用于建立两条序列的同源关系和推测它们的结构、功能，而对一组序列进行多重序列比对对于研究分子结构、功能及进化关系更为有用。某些在生物学上有重要意义的相似性只能通过将多个序列对比排列起来才能识别，反之，经过多重序列比对才能发现与结构域或功能相关的保守序列片段。多重序列比对结果能揭示同一家族的保守序列和功能域，可发现隐含在序列中的重要功能密码。在实际研究中，生物学家更着重于研究蛋白质之间的关系，而不是致力于单一蛋白质功能的研究。研究一个家族中的相关蛋白质，研究相关蛋白质序列中的保守区域，进而进行蛋白质的结构和功能的研究。双序列比对通常不能进行一个家族多个蛋白的共结构域的挖掘和功能开发，难以发现一个家族多个蛋白成员序列的共性。图 5-17（见文前）显示了多巴胺受体亚型 D_1R 和 D_2R 与牛视紫红受体多重序列联配的结果，它们均属于 G 蛋白偶联受体家族（G-protein coupled receptor，GPCR）成员。GPCR（如多巴胺受体）由 7 个跨膜螺旋，图中用红色螺旋标记，膜外 3 个 LOOP，膜内 3 个 LOOP 及 1 个 N 末端和 1 个 C 末端组成，该家族通过多重序列联配方法得到了最重要的结构保守区，标记为"★"的残基则为 GPCR 家族中 7 个跨膜螺旋中最保守的残基，定义为第 50 号残基，位于第 1 个螺旋上的该位置残基则定义为残基天冬酰胺 N，定义为 N1.50，之前的残基依次为 1.49、1.48 等，而之后的残基依次为 1.51、1.52 等，位于第 2 个螺旋上的该位置残基均为天冬氨酸 D，该位置残基定义为 D2.50。人体的味觉、嗅觉、意识、喜怒哀乐等都与 GPCR 相关，该家族占药物靶点的 45% 以上，是人体最重要的一类受体。对 GPCR 家族多重序列比对分析结果定义了其关键保守结构域，该方法在近 20 年极大地推动了科学家对 GPCR 受体的重要结构域与功能的关系的理解，促进了对该家族受体激活及失活机制的认识，为研究 A 家族 GPCR 的结构与功能关系提供了第一手信息材料。

序列联配程序主要有 NCBI（The National Center for Biotechnology Information）网站上的免费 Blast（http://www.ncbi.nlm.nih.gov/BLAST）程序及英国 EBI（The European Bioinformatics Institute）的 FASTA（http://www.ebi.ac.uk/Tools/clustalw/）程序。

5.1.4.2　同源蛋白模建

直接药物设计，必须已知受体的三维结构。然而到目前为止，大多数受体蛋白只知道氨基酸的顺序，其三维结构尚属未知，并且还没有一种方法可从蛋白质一级结构来预测蛋白质三维结构。

同源蛋白是指蛋白家族中属同一家族的蛋白质，这些同源蛋白保持着结构保守性，即蛋白质的同源性，并且往往有着相类似的空间折叠方式和相似的生物功能。由于蛋白质在进化中空间结构的保守性比序列的保守性更强，有时序列有一定差异的两种蛋白质仍属同源。按蛋白质间空间结构的相似性，可用以鉴别蛋白质的同源性。利用蛋白质的同源性，用已知三维结构的同源蛋白质为样板，进行同源蛋白的模建，这种方法称为同源蛋白模建法

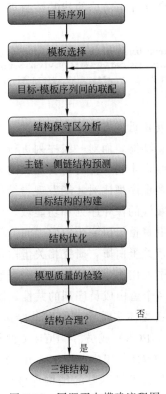

图 5-18　同源蛋白模建流程图

流程图文字（从上到下）：
目标序列 → 模板选择 → 目标-模板序列间的联配 → 结构保守区分析 → 主链、侧链结构预测 → 目标结构的构建 → 结构优化 → 模型质量的检验 → 结构合理？（否／是）→ 三维结构

（homologous model building）或比较分子模拟法（comparative molecular modeling）、同源模建、同源蛋白法（protein homology）。虽然同源分子法有一定的误差，但仍不失为获取同源蛋白三维结构的一个很实用的方法。

同源分子法以已知三级结构的同源蛋白质作为模板，推算和模建出序列已知而三维结构未知的目标蛋白质的结构。同源蛋白模建的流程见图 5-18，基本步骤为：①根据未知蛋白质的氨基酸序列，在蛋白质数据库中寻找一个或几个同源蛋白，作为推算和模建未知目标蛋白质的模板；该步骤可由前面所介绍的 BLAST 程序完成。②显示并重叠目标蛋白质及模板蛋白质的一级序列，通过序列比对和结构比较分析找出模板的结构保守区。一般而言，蛋白质分子的疏水内核保守性比亲水表面高。确定同源蛋白质的结构保守部分判定的方法是借助于序列比对，保守的序列片段通常对应于结构中的保守区域，而序列中经常发生插入或删除的位置则常与结构中保守性很差的无规卷曲相对应。此外也可作结构比较，即确定一组类似结构中完整的一套残基位置等价关系。常用的等价位点的定义为：两结构经适当的旋转平移操作重叠后，间距小于一定阈值的任何一对位点。模板结构匹配后，一般再用得到的同源体的 SCRs 的每一条序列与目标序列匹配，挑选并把目标序列上的高相似区作为目标蛋白的 SCRs。③主链结构的预测：找出待预测的蛋白与已表征三维结构的模板蛋白共同的结构保守区 SCRs，构建未知蛋白分子的局部主链结构；主链结构的预测分为保守区域主链结构预测和非保守区域主链结构预测。保守区域主链结构预测主要是通过序列比对方法获得 SCRs，将已知三维结构的模板蛋白结构中的 SCRs 拷贝到未知待预测的蛋白结构中。非保守区域主链结构预测是通过数据库搜索和系统构象搜寻两种方法实现的。数据库搜索方法的出发点在于假定具备相似末端的等长片段，其结构相似。系统构象搜寻方法对待定的二面角进行格点搜索。一般而言，蛋白质主链中每个残基 ω 角可以认为不变，而 φ 和 ψ 角根据能量计算和对结构数据的统计分析都表明两者是相互影响的，因此，可以用 φ 和 ψ 的一些代表性组合来进行构象搜索，所得构象数量庞大，在进行能量计算前，需先对构象进行初步筛选，主要判据有端点位置是否合理和范德华表面是否有碰撞。④侧链结构的预测：侧链结构预测主要有理论模拟计算和数据库算法两种方法。理论模拟计算，按照一定的规则产生构象并采用一些具体的方法进行进一步的筛选，一般可以找到合理的构象，但是计算量比较大。数据库算法主要是基于侧链转子库（rotamer library）的方法，选取一些侧链二面角具有确定取向的优势代表转子（rotamer）构象进行计算，即可大大减小计算量，也能得到比较合理可靠的结果。⑤根据已知结构，连接目标分子中的二级结构片段。⑥结构优化：通过以上步骤预测得到的蛋白质结构模型通常含有较多不合理的原子间接触或碰撞，因此，必须进行能量优化以释放局部原子间碰撞所产生的高能量构象。优化常用分子力学方法，也可采用分子动力学方法，对于结构保守区的主链原子或骨架原子一般要采取谐性限制，获得待建模蛋白质初步优化的三维结构。⑦模型质量的检验：模型可从几何和能量等方面来检验。几何方面一般采用拉氏图检验蛋白质氨基酸中的

φ 和 ψ 二面角分布，一般而言，蛋白质中 90％以上的残基落在结构允许的合理区域或较合理区域，则说明蛋白的结构是合理的。此外，可以利用 Discovery Studio 中的 Homology 模块中 Prostat 进行键长、键角及二面角等检验。能量方面采用 Prosa 进行氨基酸序列和其自然折叠之间一致性的质量以及残基之间的相互作用能检验，也可用程序 Profile 3D 检查序列和折叠之间的相容性。

比如多巴胺 D_1R 受体属于 A 家族 G 蛋白偶联受体，它不仅与多巴胺受体亚家族 D_2R、D_3R 具有高的同源性，而且与 A 家族中最早解析出的牛视紫红受体（bovin rhodopsin）结构也有较高的同源性（图 5-17，见文前），因此，在模建时将 D_1R、D_2R 与牛视紫红受体序列联配，以已解析出晶体结构的牛视紫红受体为模板，综合考虑多巴胺受体亚型的结构保守性特征，构建多巴胺受体 D_1R、D_2R 的三维结构模型，进行与药物受体相互作用及药物设计研究。得到初步的三维结构模型后，需对该模型的准确性进行效验。多巴胺 D_1R 受体的拉氏图见图 5-19（见文前），图中每个点代表一个氨基酸，这些点落在红色区域表示为结构合理区，黄色区域为结构较为合理区，淡黄色为可以考虑接受的结构，而落在白色区域的氨基酸的结构为不合理结构。一般而言，同源模建所构建的结构中，如有 90％以上的残基落在结构允许区，则可初步判断其结构是合理的。在此基础上，对初步模建的蛋白结构模型进行适度的结构优化，以消除构建模型时氨基酸碰撞所产生的不合理的高能量结构，最终得到模建的蛋白三维结构模型。利用该方法构建的多巴胺 D_1R 受体模型见图 5-20（见文前）。

目前已开发出许多同源蛋白模建的软件，使用最为广泛的同源模建软件有 Accerys 公司的 Discovery Studio 药物设计程序包中的 Modeler 模块，Schrödinger 公司开发的 Schrödinger 药物设计程序包中的 Prime，Tripos 公司开发的 Sybyl 药物设计程序包中的 COMPOSER 等。

5.2　间接药物设计 ▪▪▪

在受体三维结构未知的情况下，可采用间接药物设计（indirect drug design）方法。结构相似，作用类型相同，活性大小不一的一系列配体，可能会有共同的结构基础，它们能与同一受体的活性位点作用。因此，可以在一系列配体的结构基础上，寻找它们共同的药效团（pharmacophore），这属于一种间接的药物设计方法。间接药物设计主要包括基于配体的药效团模型，基于配体相似性的虚拟筛选及 3D-QSAR 等方法。本节主要介绍这三种方法。

5.2.1　基于药效团模型的药物设计与虚拟筛选

5.2.1.1　基于配体的药效团模型

药效团模型（pharmacophore model）是指药物活性分子中对活性起着重要作用的"药效特征元素"及其空间排列形式。药效团并不是代表某个分子或某个具体官能团，而是代表一类化合物与同一受体共有的相互作用，可以认为是大量活性化合物的共同成药或活性特征。药效团是由药效特征元素（pharmacophore element 或 pharmacophore feature）组成的。这些"药效特征元素"是配体与受体发生相互作用时的活性位点，它们可以是某些具体的原子或原子团，比如氧原子、羟基、羰基等，也可以是抽象的化学功能结构，如氢键给体（hydrogen bond donor）、氢键受体（hydrogen bond acceptor）、疏水基团（hydrophobic group）、正电离子（positive charged ion）和负电离子（negative charged ion）及芳环中心等组成。氢键供体主要是指能够提供氢的基团，一般包括与氢原子相连的 N 或 O 原子，如羟基（—OH）、氨基（—NH_2）、次氨基（—NH—）等基团。此外，也包括一些较弱的氢键供体，如巯基（—SH）等。氢键受体主要是指能够接受质子的基团，主要包括 sp 或 sp^2 杂化的 O 原子（＝O，—O—）和与 C 原子以双键形式相连的 S 原子（＝S）及与 C 原子以双键或三键相连的 N 原子（＝N，≡N）。疏水中心是指和不带电原子或电负性中心相连的一组连续的碳原子或基团，如—CH_3、—C_2H_5 及—Phenyl 等。正电中心或负电中心是指能与受体形成盐桥或较强的静电相互作用，带有电荷的原子或基团。常用的正电中心如—NH_3^+，负电中心由—COO^- 等基团组成。芳环中心是由形成 π-π 相互作用的五元或六元环等芳环构成的，如苯环、吡啶环等。每个药效特征元素用不同颜色的球表示，每个球代表位置（location）和球半径（radius）两方面的信息。以绝对坐标定义，因此可区分对映体。有些药效特征元素包含方向信息（orientation）。球的大小代表位置精确度，药效特征元素之间可定义距离和位置信息、距离和位置允许偏差（tolerance）。此外，排除体积（exclude volume）也是药效团特征元素之一，它是指受体活性位点中保守残基所占据的位置，所设计的分子不能占据该位置。一个有效的药效团模型，一般包含 3～5 个有效的药效团元素。如果模型中含有的药效团元素数目过多，就可能导致在药效团模型应用过程中无法产生结果。

药效团说明了药效团单元间的空间关系，这些关系常以药效团单元的各个点之间的距离、角度或其他几何量度及其范围来表示，如若干个点的中心、点-点之间的距离、三点组成的平面、点-面之间的垂直距离、三点构成的角度、四点构成的二面角、直线与平面的夹角、平面与平面的夹角等，示意图见图 5-21。

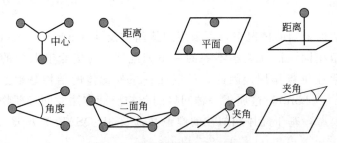

图 5-21　药效团单元的空间关系

药效团元素一般为 3～6 个（图 5-22），药效团元素个数的选择首先取决于多个因素，包括以不同化学探针探测受体活性位点初步 QSAR 研究，受体和药效团元素的相互作用位点。通常将不重要的作用点除去，以避免因点数太多而引起计算量剧增，以及条件过于苛刻而漏筛。

药物分子可看作是由骨架与药效团组合而成的。一个药效团是与一个化合物的一定生物活性有关的图像集合，药效团是对已有活性分子结构本质的解析，是对现实药物的深化认识

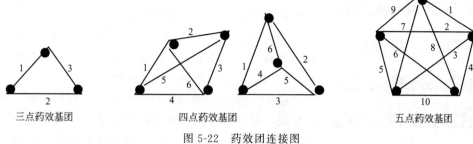

图 5-22　药效团连接图

三点药效基团　　　四点药效基团　　　五点药效基团

抽象。获得基于配体的药效团模型需要有一系列作用于同一受体结合位点，具有相同作用机理的活性化合物，由这些活性化合物的活性数据和结构特征推测化合物与受体结合时的重要基团或性质功能特征，以及这些基团和功能特征之间的空间排列。药效团构建这一过程也称作药效团映射（pharmacophore mapping），图 5-23 给出了 5-HT_{2A} 受体的药效团映射模型。建好药效团模型后，可利用药效团搜寻已知小分子化学品数据库寻找新骨架活性分子，及定性或定量地解释化合物构效关系（QSAR），阐明化合物的选择性机理。由于药效团模型中包含了药物和靶点结合的三维结构信息，因此不仅能优化化合物的结构，还能设计出新的先导化合物。

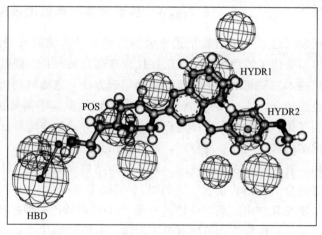

图 5-23　基于 5-HT_{2A} 受体配体的药效团映射模型

5.2.1.2　基于配体的药效团模型构建步骤

构建药效团模型现已发展出一些著名的商业软件，如 Discovery Studio 中的 Catalyst 模块，该模块包含定性产生药效团方法 HipHop 和定量产生药效团方法 HypoGen。Sybyl 程序中的模块 DISCO（distance comparison）和 GASP（genetic algoritym similarity program），Schrodinger 软件中的 Phase、Confgen 和 Ligprep 模块。这些软件的主要区别在于对柔性构象的处理和药效特征结构的叠合。药效团模型的构建流程见图 5-24。药效团模型构建的主要步骤如下。

① 针对某一研究药靶受体，选择一系列活性分子组成训练集（training set），根据化合物的活性将其分类。

② 在整个构象空间中搜索最低能量构象，对得到的所有构象进行能量极小化，寻找出最低能量构象。建立分子的三维药效团模型，然后计算出用于识别药效团的各种电性性质、

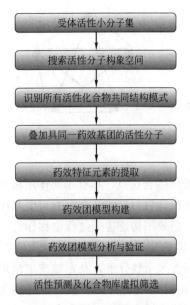

受体活性小分子集

↓

搜索活性分子构象空间

↓

识别所有活性化合物共同结构模式

↓

叠加具有同一药效基团的活性分子

↓

药效特征元素的提取

↓

药效团模型构建

↓

药效团模型分析与验证

↓

活性预测及化合物库虚拟筛选

图 5-24　基于配体的药效团
模型构建流程

疏水性质和体积性质描述符，如芳香环中心、亲脂区域、电子和氢键供体和氢键受体性质等。

③ 识别出属于同一活性级别所有化合物的共同结构模式，并统计它在各个活性级别化合物中的出现频率，由此计算出用于确定药效团的统计参数。

④ 基于具有同种药效的药物很可能作用于同一种受体的学说，叠加具有同一药效团的分子，并进行优化。因为对每种药物都确定了它可能存在的多种构象，因此，同类药物中能够很好地叠合在一起的构象，即可能为它们的药效构象。在此基础上确定某类药物具有的药效团。

⑤ 建立测试集（test set），校验药效团模型的可靠性。

⑥ 建立 3D-QSAR 模型，使化合物生物活性与分子性质联系起来。

⑦ 用 3D-QSAR 模型预测新化合物的活性，或利用药效团模型搜索已知化学品数据库。

5.2.1.3　基于配体的药效团模型的虚拟筛选

药物筛选在新药发现过程中扮演着至关重要的角色，是药物研发的最初阶段和关键步骤。以往采用动物模型等传统的药物筛选方法往往成本高且耗时长。虚拟筛选是基于药物设计理论，借助计算机技术发展起来的一种新型药物筛选方法，它能够利用专业计算机软件模拟化合物与作用靶点的结合，通过预测结合能力从化合物数据库中高效挑选出苗头化合物。对于三维结构已知的受体，可以分析受体结合位点的作用方式和空间特征，建立起基于受体的三维药效团，根据结构和空间互补的原则，能推断得到配体的结构和形状。也可以根据已知的复合物三维结构，直接分析观察药效团。对于三维结构尚未知的受体，则利用分子模型技术，根据一系列活性分子的结构信息，进行结构-活性关系研究，从中总结出一些对活性至关重要的原子和基团及其空间关系，模建出三维（3D）药效团模型进行虚拟筛选。

目前常用的基于配体的虚拟筛选策略有基于配体药效团模型法及基于分子相似性虚拟筛选等。基于药效团模型的虚拟筛选是计算机辅助药物设计中的一种常见方案，该方法利用配体的部分结构特征，通过构建药效团模型搜索化合物数据库，对具有相同作用机制的化合物进行定量构效关系研究，常用软件包括 Discovery Studio 中的 Catalyst 模块，Schrödinger 程序中的 Phase 模块等。

基于配体药效团模型的三维结构搜寻方法（pharmacophore based three-dimensional structure searching），即药效团搜寻（pharmacophore searching），是以药效团模型为搜寻标准（即提问结构）来搜寻小分子三维结构数据库，得到新结构配体分子，该方法取得一定的成功。

基于配体相似性的分子搜寻方法有二维结构搜寻和三维药效团搜寻，以及近年来发展的基于各种分子描述符的搜寻。二维结构搜寻包括二维子结构搜寻和二维相似性搜寻。二维子结构搜寻即子结构匹配，主要是在数据库中找出具有与提问结构相同子结构的化合物分子。二维相似性搜寻是搜寻与提问结构某些特征相似的化合物分子，能命中包括生物电子等排体在内的拓扑特征和电性相似的分子。基于配体的三维药效团搜寻是近年来常用的发现新化合物的方法。多巴胺 D_1R 受体的药效团模型见图 5-25(a)（见文前）。基于配体的药效团模型还可置于受体中综合考虑与受体的相互作用模式，图 5-25(b)（见文前）为基于配体的多巴胺 D_1R 受体药效团模型在活性口袋中的示意图。该图可清晰地看到这些药效团在活性口袋中的分布和与活性口袋残基的相互作用模式。

5.2.1.4　基于配体药效团模型的药物发现案例

基于配体药效团模型是进行药物设计的重要方法，该方法在新药发现领域曾有过很多成功的案例，基于配体药效团模型的化合物数据库搜寻法是一条快捷有效的苗头化合物发现途径。2005 年南加州大学的 Neamati 等，利用药效团模型方法成功进行了 HIV-1 整合酶抑制剂新先导化合物的发现研究。研究人员参考文献收集了 5 种已知的 HIV-1 整合酶抑制剂作为训练集，并利用 Accelrys Discovery Stadio 软件包中 Catalyst 模块的 Hiphop 算法拟合产生了基于这 5 种结构共同特征的药效团模型。接着利用药效团模型对一个包含约 15 万个小分子的化合物数据库进行虚拟筛选，搜索得到了 1700 个命中结构。然后研究人员把 1700 个命中物分别对接到 HIV-1 整合酶的活性口袋，根据结合能选择出与受体结合能力最强的 110 个化合物进行生物活性测试。测试结果显示其中 48 个化合物具有整合酶抑制活性（$IC_{50} <$ $100\mu mol/L$），并且其中 27 个具有新颖骨架，13 个化合物具有很强的抑制活性（$IC_{50} <$ $30\mu mol/L$）。整个发现历程大致示于图 5-26（见文前）。

在非甾体消炎镇痛药艾瑞昔布的发现过程中，基于药效团模型的药物设计也发挥了不可替代的作用。研究人员分析了已有选择性 COX-2 抑制剂塞来昔布（celecoxib）和罗非昔布（rofecoxib）的结构，归纳出药效团模型，并根据药效团特征和分布设计了以不饱和吡咯烷酮为母核的 COX-2 抑制剂，经过骨架变换和后续的活性评价及临床研究，最终艾瑞昔布作为一类新药成功上市。

药效团模型不仅可以用于常规的药物发现，在老药新用方面也能发挥重要作用。有研究者在神经激肽受体亚型选择性和非选择性拮抗剂的基础上构建了基于配体结构的药效团模型，并使用该模型对已经批准的药物进行虚拟筛选。这项前瞻性研究发现氟哌啶醇、依普拉酮和芬布酯可以作为神经激肽受体的配体，并且该结果已经得到体外试验的证实。该研究表明药效团模型在化合物活性谱建立方面蕴含巨大潜力。

5.2.2　基于配体相似性的虚拟筛选

近年来发展的基于配体分子相似性分析是一种常用的虚拟筛选方法，通过各种描述符或指纹进行相似性匹配从而判断化合物是否具有类似活性，已经作为实用工具被广泛应用于药物设计过程中。分子相似性（molecular similarity）是指两个分子在结构或性质上相似的程度，包括了分子的物理性质、结构、形状、三维分子场等方面的相似性。Johnson 和 Maggiora 曾提出相似性假设——结构类似的化合物具有相似的物化性质和生理活性，因此，相似性方法在药物研发领域具有一定的应用价值，近年来得到了迅速发展。依据不同的研究目的，分子相似性的描述侧重点和计算方法存在差异。分子描述符（descriptors）是一种基本的分子相似性衡量方法，定性的描述符也称分子指纹（molecuar fingerprint），能够精确地将分子的结构和性质信息通过特定的编码方式来表示，结构相似的分子具有相似的分子指纹。

用于虚拟筛选的基于配体的分子相似性分析就是基于分子相似性，将一个或多个配体结构作为数据库搜寻条件，从化合物数据库中搜寻符合相似性标准的化合物进行后续的生物活性评价。一方面，基于配体分子相似性分析能够利用分子的整体结构特征，筛选标准较为全面，所筛出化合物的阳性率得到一定的提升；而另一方面，对于作为参照的活性配体分子结构的多样性就有较高要求，一般可以把与靶点蛋白有较强亲和力的多种活性化合物作为分子相似标准进行筛选。

相似性方法使用相似性系数来表示分子的相似程度，最常用的是谷本系数（Tanimoto coefficient）（参见 2.3.2），通常认为只有 Tanimoto 相似性系数大于 0.85，两个分子之间才可能有相似的活性。其计算方法如式(5-1) 所示：

$$T_c = \frac{\sum_i a_i b_i}{\sum_i (a_i^2 + b_i^2 - a_i b_i)} \tag{5-1}$$

式中，a_i、b_i 分别为两个小分子或者两个蛋白-配体复合物指纹的第 i 位。

用于描述配体分子相似性的分子描述符根据其性质特征主要分为三种：①1D 描述符：由化合物本身属性衍生而来，如摩尔折射率、pK_a 等；②2D 描述符：由 2D 分子图形或者结构片段计算得来，如 2D 分子指纹和拓扑指数等；③3D 描述符：分子形状、分子总表面积和电压等。

由于 2D 分子指纹具有特征强、计算速度快的特点，以 2D 分子指纹进行相似性搜索近期成为最简便的虚拟筛选手段。2D 分子指纹根据计算类型通常分为两种，一种是基于片段字典法，它能够基于片段在不同分子或者活性类别中出现的频率对已知结构进行分类，并揭示其亚结构特征；另一种为 Hash 方法，在样本量较大时能够利用 0（1）算法实现快速检索。基于 2D 分子指纹的虚拟筛选过程主要分为两个阶段，首先应对分子结构逐一进行编码，使其成为字节字符串的分子指纹，然后使用函数对分子指纹进行量化。2D 分子指纹筛选通过多种在线工具得到广泛应用，例如 FtreesWeb，能够实现对海量的化合物数据库进行基于 2D 分子指纹的虚拟筛选。但是 2D 分子指纹因其在多数情况下并不考虑缺失的结构字节，有时不能完全表示分子，其保留的内在属性可能会导致相似性搜索结果的不均衡。

多向药理学能够描述作用于多个药物靶点的化合物活性信息，目前多向药理学的研究主要集中在意外的多向药理学会引发不良反应和跨多种疾病相关靶点的多向药理学能够提升药物疗效方面，可防止耐药性，或者减少单独针对某个靶点治疗时引起的不良反应。对比研究结果显示，在多向药理学预测方面，3D 分子相似性相对于 2D 分子指纹法具有明显的优势，而具有较高 3D 相似性和相对低的 2D 分子相似性的两个药物针对特定靶点药理效应往往会产生差异。基于 3D 分子相似性的虚拟筛选工具近年来也在网络平台上不断涌现。如 Chem-Mapper（访问网址：http://59.78.96.61：8080/chemmapper）是华东理工大学药学院李洪林课题组发展的三维分子相似性算法 SHAFTS（SHApe-FeaTure Similarity）。它是一款用于三维分子相似性打分的虚拟筛选方法，这种方法采用混合的相似性度量，综合了分子形状叠合以及化学特征匹配两种方法的优点，能提高虚拟筛选的命中率。SHAFTS 进行虚拟筛选时，需要一个已知三维构象的查询分子，通过哈希三角查询方法对查询分子与目标分子库中的已知分子进行药效团匹配，得到所有的叠合方式，再对每种叠合方式进行化学特征匹配值以及形状叠合相似性的计算。它是进行靶点预测及化学关系发现的多功能免费 Web 计算平台，可应用于新颖活性化合物发现、化学基因组学、药物靶点识别、多向药理学等研究。

在基于分子相似性的虚拟筛选得到广泛应用的同时，我们必须关注到这项技术中尚待解决的一些问题。例如，在应用不同的相似性算法时，采用的标准不同，得到的结果也会存在一定的差异，这样会导致具有同类结构的化合物被分到不同集合中，影响筛选结果的准确性；另外，结构相似的化合物并不一定具有相似的生物活性，有些时候，活性分子结构的微小改变都可能减弱甚至使其丧失活性，利用分子相似性可以加速我们的筛选进程，但是筛选结果的可靠性有待进一步提升。我们还需要经过不断地探索改进使这项技术趋于完善。

5.2.3　3D-QSAR法

定量构效关系（QSAR）是指利用理论计算和统计分析工具来研究一系列化合物的结构（包括三维分子结构和电子结构）与其生物效应（如药物的活性、毒性、药效学性质、药代动力学参数和生物利用度等）之间的定量关系。药物分子与受体之间的作用是在三维空间进行的，因此，要准确地描述药物的结构与生物活性的关系，必须知道药物分子乃至受体分子的三维结构，建立更加合理的模型。

在 QSAR 问世的早期科研年代，药物化学家们试图从定性的构效关系和配体的优势构象或从定量构效关系式 Hansch 分析来刻画出未知受体的空间结构和性质，对糜蛋白酶配体的 45 种不同对映异构体 $[R_2CH(CONH_2)NHCOR_1]$（含 2 个非手性化合物，19 个 D 型化合物，24 个 L 型化合物）进行 Hansch 分析。结果表明，D 型异构体为底物，而 L 型异构体则是抑制剂，两者符合同一 Hansch 方程，说明配体的立体化学如果发生改变，就不能与酶精确地契合，从而使生物活性发生量或质的改变。三维定量构效关系（3D-QSAR）是以配体和受体的三维结构特征为基础，根据分子的内能变化和分子间相互作用的能量变化来定量地分析三维结构与生物活性间的关系。上例中用 Hansch 分析处理三维体系，尽管 Hansch 分析的立体参数 MSD、MTD 和 MSA 也可用于处理三维体系，但是这种分析方法一般只用于处理分子的二维结构，属于 2D-QSAR。直到 20 世纪 80 年代中期才由 Cramer 等提出了 3D-QSAR 的系统研究方法。传统的 2D-QSAR 方法不能用来设计新的先导化合物，但可用于先导化合物的优化，化合物活性的提高，毒性的降低以及生物利用度的提高等。2D-QSAR在 1.6 定量构效关系（QSAR）予以介绍。

在定量构效关系分析中，如果考虑生物活性分子与受体结合时的三维结构性质，则称为三维定量构效关系（3D-QSAR）。即在 QSAR 分析中引进与生物活性分子的三维结构信息有关的量作为变元，总结出一些对活性至关重要的原子和基团以及空间关系，反推出与之结合的受体的立体形状、结构和性质，据此推测药物与受体相互作用的主要性质，将化合物分子周围的力场分布当作假想的受体，即得到虚拟受体模型（pseudoreceptor model）来设计新的配体分子。这种方法能够较为精确地反映生物活性分子与受体作用的图像，更深刻地揭示药物-受体相互作用的机理。3D-QSAR 模型中包含了药物和受体结合的三维结构信息，不仅能优化化合物的结构，还能设计出新的先导化合物，因而逐渐引起了药物化学家的重视。

5.2.3.1　3D-QSAR 的方法

要研究三维定量构效关系，必须借助计算机进行。3D-QSAR 实际上是 QSAR 与计算机化学和计算机分子图形学相结合的研究方法，是研究药物与受体间的相互作用、推测模拟受体图像、建立药物结构活性关系表达式、进行药物设计的有力工具。在最近短短的几年中，3D-QSAR 在理论上和应用上已经有了很大的发展。本节对常用的 3D-QSAR 方法进行介绍，主要包括活性类似物法、假想活性位点点阵、计算机结构自动评价方法（CASE 方法）、分子形状分析、距离几何法、比较分子场分析法（CoMFA）和比较分子相似性指数分析法（CoMSIA）。以下对 3D-QSAR 的研究方法作详细的讨论。

(1) 活性类似物法　活性类似物法（active analogue approach，AAA）由 Mashall 于 1979 年提出，又称共同模板假设（common template hypothesis）或共同构象假设（common conformation hypothesis）。这一方法从一组不同结构和生物活性各异的配体的低能构象中抽提出关键的特征，即指定出分子之间对应的重要基团，进行各配体构象的重叠，使每个分子尽可能处于低能构象，关键特征尽可能重叠在一起，经反复叠合，找到最佳的重叠构象。从这些重叠构象的范德华表面，推测得到假设的同一受体受点作用所必需的空间结构，而无活性化合物的总体积代表着受体中的"禁区"，即该部位已被受体的残基占据，而不能容纳配体。这样就能间接地得知受体的三维作用受点，图 5-27 简单地表示出这一方法的基本思想。

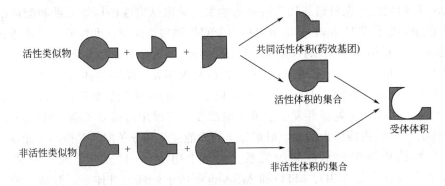

图 5-27　活性类似物法图解

活性类似物的共同体积代表着全部药效团，活性体积的集合代表着有利于生物活性的
连接着取代基的药效团的体积。从非活性体积的集合中减去活性体积的集合，
得到被受体占据的体积

(2) 假想活性位点点阵　假想活性位点点阵（hypothetical active site lattice，HASL）的 3D-QSAR 模型先计算出相似或不同类型配体构象的最小能量，并将整个分子置于一个规则、正交的三维网格，由用户指定一个理化性质，比如疏水性或电子密度，加于三维网格中作为第四维。将每个分子的生物活性值相对应点阵的所有点平均，得到假想的受点点阵模型。对某一分子而言，其对应的分子点阵与复合点阵所共享点的局部活性的加和，即为该分子的预测活性。这一简单化的模型已被应用到多种 3D-QSAR 分析中，并已获得一定程度的成功。

(3) CASE 方法　计算机结构自动评价方法（CASE，computer automated structure evaluation）由 Klopman 提出。该法的基本思路为：先对所有化合物分子以 Klopman 线性符号作结构编码，把化合物的编码及其生物活性数据储存在数据文件中。再以程序自动地把分子分为若干个片段，从有生物活性化合物中得到有活性的片段，从无生物活性的化合物中得到无活性片段，形成一个分子片段的数据库。然后用回归法对片段和生物活性进行相关性分析，建立定量关系式，并以此对新化合物进行定量预测。以新化合物对定量模型作更新、修正，可提高模型的精度。

(4) 分子形状分析 分子形状分析（molecular shape analysis，MSA）是 Hopfinger 在 1980 年发表的一种 3D-QSAR 研究方法。MSA 认为柔性分子可以有多种构象，因此有多种形状，而受体对所能接受的配体的形状是有要求的，所以分子的活性就与配体分子形状对受体腔的适应能力有关。MSA 使用一些可以表达分子形状的参数，如以体系参照分子的重叠体积、分子势场积分差异等作为变量，经统计分析求出 QSAR 关系式。MSA 把经典 Hansch 分析的变量扩展到包含分子三维结构的形状参数，使 QSAR 关系式更精确，同时也为研究药物-受体作用模型提供参考。

MSA 变量的选择，先要确定药物分子体系的活性构象，以此作为分子体系的参照构象，通过药物分子相应构象和这一参照构象的合理重叠来求出各分子的分子形状参数。参照构象选取的可靠性是 MSA 成功的保证。MSA 一般选取多个活性化合物的几个低能构象，分别作为参照构象进行 MSA，以统计性能的优良来确定体系的参照构象。

Hopfinger 首先选用的分子形状参数是药物分子与参照构象的公共重叠体积（common overlap volume），其定义为参照分子的体积与药物分子的体积之和，再减去两分子重叠后所占的总体积。用此参数对 DHFR 的三类抑制剂做的 QSAR 分析结果良好，研究者还利用此结果设计了 6 个新化合物并预测活性，实验值与预测值相差不大。

Hopfinger 又从分子周围势场的概念出发，即药物-受体的作用取决于药物分子周围势场与受体周围势场的互补性，定义了第二代分子形状参数。分子周围势场可通过计算探针分子或原子、原子团在空间各处与药物分子的作用能而得到，它与分子中原子数目、探针与分子中原子类型及距离、探针和分子内原子上的净电荷有关。利用此参数对苄基嘧啶类 DHFR 抑制剂 QSAR 研究，得到良好的关系式。

为了保证与参照构象分子形状的相似，药效构象一般不取最低能量构象。Hopfinger 还定义了形状指标，它与重叠体积、势场分布以及构象能差值有关。以这一形状指标对三嗪类 DHFR 抑制剂进行 QSAR 分析，也得到了较好的结果。

还有多种引入分子形状和体积的 3D-QSAR 方法。比如重叠体积法，将活性最强的化合物的优势构象重叠，以其范德华总体积作为受体模型，把活性最强的化合物总体积按活性由强至弱的次序与化合物范德华体积重叠，超出受体模型的部分作为与受体不适应的部分，导致活性的降低。另一种重叠体积的方法，将数个活性最强化合物的优化构象相重叠，作为参比体积，将各化合物的范德华体积与参比体积重叠，以重叠体积（overlapping van der Waal volume）和非重叠体积（non-overlapping van der Waals volume）这一对参数，建立 3D-QSAR 方程。

(5) 距离几何法 1977 年，Crippen 开创了距离几何法（distance geometry，DG）的基于药效团模型的三维结构搜寻方法。其基本观点是：药物-受体的相互作用是通过药物的活性基团与受体受点相应的结合点直接作用而发生的，药物的活性大小与药物和受体结合点的结合能大小有关，通过选择合理的受体结合点分布模型和药物分子的结合模式，建立起与药物活性基团和受体结合点类型相关的能量参数，以此定量预测其结合能，进而推知药物的作用强度。操作时先构造出一个配体的大致 3D 模型，并选择最低能量的构象，求得一个表示分子内两个原子或基团之间距离的矩阵，并定出上下限，用这样一个由若干分子内两点间距

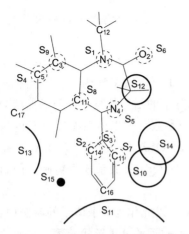

图 5-28　距离几何法结合模式示意图
配体分子为苯并二氮䓬类化合物；$S_1 \sim S_9$
为空的结合点；$S_{10} \sim S_{15}$ 为实的结合点

离构成的空间矩阵来表示整个分子。受体的受点设置一系列空间点，分成空的（配体点可以进入并与受体作用）和满的（空间已被受体原子占领，配体点不能进入）两种，然后进行搜寻，寻找出药物的活性基团与受体受点相结合的模型，见图 5-28。利用结合能参数搜寻结合最佳的结合模式，计算出结合能，即可预测新化合物的生物活性。

距离几何法在计算有机化合物、多肽和小分子蛋白质的三维结构中用得较多。Crippen 和 Ghose 以及 Blaney 利用此法研究了三类 DHFR 抑制剂，得到满意的效果。

从距离几何法的基本思想出发，又有一些新的方法提出。椭圆算法（ellipsoid algorithm）的构象空间表达与距离几何法有所差别，它用一个含有 n 个分子中二面角的 n 维椭球面表示构象空间。整体距离几何法（ensemble distance geometry）和从单个化合物的三维结构出发的距离几何法不同，它将所有活性化合物叠合，形成一个虚拟的新分子，定义构成药效团的两点间距离的上下限，以此限制性构象来搜寻各个具体的化合物。

（6）比较分子场分析法（CoMFA）　分子药理学研究表明，引起生物学效应的药物分子与受体的相互作用大多是一种可逆性的非键合作用，如范德华力、静电相互作用（库仑作用）和氢键，这些非键合作用可以用分子的势场来描述。这样就可以在不了解受体三维结构的情况下，研究这些药物分子周围 3 种作用势场的分布情况，把它们与药物分子的生物活性定量地联系起来，用以推测受体的某些性质，并可依此建立起作用模型来设计新的化合物，定量地预测其活性强度。基于这一机理，Cramer 建立了比较分子力场分析法或称比较分子场分析法（comparative molecular field analysis，CoMFA），该法假定配体与受体的结合是非共价的，两者的亲和力或配体的生物活性与配体分子周围的空间立体场或静电场有关。立体场用 Linnard-Jones 位能计算，静电场用 Columb 位能计算。将分子的势场对应至网格点上，表示分子的周围环境，再在势场的基础上来比较分子，分析与活性之间的关系。CoMFA 能同时用于非同系化合物的结构与活性分析，自 1988 年提出以来，已成为目前应用最广的 3D-QSAR 技术。它的操作过程如下。

① 构建出分子的三维结构，利用分子力学和量子化学计算被研究化合物的优势构象，按照合理的重叠规则和根据对药效图形的推测和判断，把这些分子的三维结构重叠在一个包容全部化合物分子的空间网格上（见图 5-29，网格）。文献中重叠规则的选用有三种方法：第一种是如果知道作用机制，可用已知的活性构象作为模板，其他分子与之重叠；第二种用活性类似物法对一系列分子进行系统搜寻，找出它们的共同构象，从而确定其活性构象；第三种直接用活性最高的分子作模板，其他分子与之重叠。

② 选择一个合适的探针原子、基团或分子，在空间网格上逐点移动，每行进一个步长（一般为 $0.04 \sim 0.2 \mathrm{nm}$）均计算出探针与化合物的相互作用能，以确定化合物分子周围各种作用力场的空间分布。化合物的势场由空间场和静电场两部分组成。静电场根据库仑定律计算得到。空间场用范德华能量表示，与 $1/r$ 成正比。探针原子的选择根据分子本身的性质及

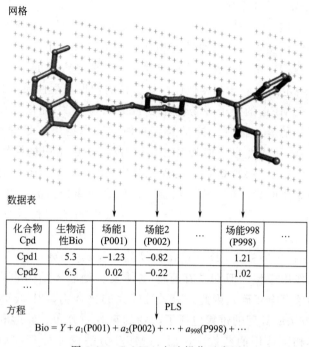

网格

数据表

化合物 Cpd	生物活 性Bio	场能1 (P001)	场能2 (P002)	...	场能998 (P998)	...
Cpd1	5.3	−1.23	−0.82		1.21	
Cpd2	6.5	0.02	−0.22		1.02	
...						

方程   ↓ PLS

$$Bio = Y + a_1(P001) + a_2(P002) + \cdots + a_{998}(P998) + \cdots$$

图 5-29   CoMFA 方法操作示意图

对药效团的预测而定。通常用 H^+ 或带＋1 价电荷的 C^+ 探针研究静电场，用水分子探针研究疏水作用场和氢键，用 CH_3 探针研究立体作用场。在计算过程中必须保证所有分子在三维网格中的取向一致，即根据场契合（field fit）技术处理要求，在空间排布所有的分子，使它们叠合时结构差别最小，以保障得到的势场分布合理。由此得到与每一网格相对应的上千个至数千个场能量值，连同生物活性值，建成 QSAR 数据表（见图 5-29，QSAR 数据表）。

③ 数据统计分析。由于网格点的数目比化合物的数目，即生物活性样本的数目大得多，采用偏最小二乘法（PLS）进行回归，以克服自变量数目大大超过因变量数目所带来的问题。通过交叉验证（cross validation）和因子分析（FA），建立起 3D-QSAR 方程（见图 5-29，方程）。方程的优劣可用交叉验证回归系数 γ^2_{CV}（也可用符号 q^2）、预测残差平方和 PRESS 以及非交叉验证偏最小二乘计算相关系数 γ^2、预测值的标准误 SEE 来评价。

为使 3D-QSAR 方程有较好的回归效果，一般样本数是变量数的 5 倍以上。比如有 35 个化合物，则可以选取 6～7 个参数。

④ 用得出的 3D-QSAR 方程预测未知物的活性，计算某一新化合物分子周围的力场分布，输入到该模型中。如果不正确，则重复步骤②和③，直到得出具有最佳预测功能的 3D-QSAR 方程。

由于 CoMFA 产生的 3D-QSAR 方程中系数数目很多，难以看出其系数与生物活性间的关系，因此，3D-QSAR 方程常用直观性较强的、能勾画出受体受点三维势场配置的三维系数等势图（也称等高图或等值线图，contour map）表示。系数等势图用等值线或几种不同颜色的曲面，清晰地显示出哪些部位的正或负静电场有利于活性，哪些部位允许或不允许有大基团存在。勾画出与该化合物呈互补的受体部位模型，对设计和预测新化合物活性有良好的指导作用，本章中以对甲磺酰胺基苯乙胺类化合物为例介绍其 3D-QSAR 研究，CoMFA

及 CoMSIA 等势图在 5.2.3.3 案例部分展示。

将 3D-QSAR 的 CoMFA 方法与经典 QSAR 的 Hansch 方法对比研究发现，氢离子、水分子和 CH₃ 等探针在许多实例中所计算的作用势场分别与分子中的 Hammett 常数 σ、疏水常数 π 和 Taft 立体参数 E_s 常数有良好的对应性。虽然两种方法的出发点不同，方法各异，维数也不同，但具有一定的对应性和相似性。化合物的物理化学性质与其周围的各种势场的分布有着内在联系，CoMFA 的分子势场包含了 Hansch 方法中理化参数所表示的信息，理化参数是各种分子势场的具体体现，这是因为两种方法都是以能量的变化为计算依据的。2D-QSAR 是基于热力学和线性自由能相关分析，3D-QSAR 是根据探针在分子的空间各网格点上能量的变化与分布，是 2D-QSAR 的深化和发展。2D-QSAR 使用的立体参数只是给出总的体积或粗略的立体形状，对于描述构型、构象是无能为力的。2D-QSAR 只能用于同一种结构类型的化合物，而 CoMFA 能对结构差异较大的不同种类化合物作分析，这是 2D-QSAR 所不能比拟的。

反过来，2D-QSAR 也能补充 3D-QSAR 的缺陷。虽然 CoMFA 方法可以模拟药物与受体的三维空间互补的作用模型，但在没有药物-受体复合物晶体结构的情况下，目前还不能保证所推测的药效构象完全正确。因此，对柔性较大的化合物，2D-QSAR 仍将发挥重要作用。另外，Hansch 方法所处理的过程包括了药物的吸收、分布、转运和过膜的药动学和到达受点的药物与受体相互作用的药效学，而 CoMFA 方法仅能处理纯药效学的数据，比如酶、受体或细胞测定的体外数据，而对包含药动学成分的活性数据，如整体动物的体内生物活性测定数据、生物利用度等则不适宜。因此，CoMFA 方法与 Hansch 方法相结合使用，可相互补充，取长补短。

CoMFA 作为一种很有希望的 3D-QSAR 方法，自问世以来，在不到十年的时间里，已经得到了普遍关注，成为应用最广泛的间接药物设计方法，在酶抑制剂、受体抑制剂、蛋白-配体相互作用以及各种不同的生物活性与结构的关系研究中被广泛应用。具体实例不胜枚举。CoMFA 也可应用于分析化合物脂水分配系数 lg$P$ 和 RP-HPLC 容量因子等物理性质。

CoMFA 方法发表论文最多的软件是 Sybyl。Sybyl 可进行网格计算，数据及结构信息可智能地存储于 Excel 表格，该表格可任意调出任意活性结构和数据，也可用于进一步的 QSAR 方程式的计算，进行交叉验证及最小二乘分析等。其他相关的软件有 HINT，可勾画出分子的疏水场图形，用于 3D-QSAR 研究，也可估计分子的 lg$P$ 值；KEY、LOCK 和 LOCKSMITH，既能从已知受体结构出发预测药物的疏水性图形，也能反过来从药物结构出发预测受体图形。KEY 运用受点的三维结构建立理想的配体疏水性模型，而 LOCK 运用药物结构建立受体受点的疏水性特征模型。LOCKSMITH 根据一系列化合物的生物活性，找出其主要疏水部位。

(7) 比较分子相似性指数分析法（CoMSIA） 比较分子相似性指数分析法（comparative molecular similarity indices analysis，CoMSIA）是由 Klebe 等人在 1994 年提出的 CoMFA 的扩展方法。CoMSIA 方法的假定与 CoMFA 方法相似，即配体与受体间的非共价相互作用是由分子场决定的，分子场的计算采用 5 种不同的相似性场计算：立体场、静电场、氢键场（包括氢键供体和氢键受体）及疏水场。这些分子场包括了配体-受体结合的主要作用，在网格中用与距离有关的 Gaussian 函数计算出分子内也可以是分子外的各网格点的相似性指数。CoMSIA 计算使用了与距离相关的高斯函数，改善了传统 CoMFA 方法静电场和立体场函数计算。因分子场能量在格点上迅速衰减，截断值无需再定义。又由于引入了疏水场，三维构效模型更优。通常情况下，CoMSIA方法会得到更加满意的3D-QSAR模型。

5.2.3.2　3D-QSAR的评价

3D-QSAR应用于药物设计只有很短的时间，它从微观即从分子和原子的水平上揭示了药物分子与受体相互作用的空间特征和在空间结合的理化性质，比2D-QSAR前进了一大步，深化了对药物作用本质的认识。2D-QSAR则从药效学（包括药动学）的宏观作用上考察构效关系，可预测同源物的生物活性，是优化设计的工具。有时3D-QSAR还需要2D-QSAR的结果作为依据。因此，3D-QSAR的出现和发展并不会代替原有的2D-QSAR，它们相辅相成，互相补充。2D-QSAR以及在此基础上的分子设计至今仍有强大的生命力和实际应用价值。

构效关系的预测能力与配体分子在空间的位置密切相关。为了提高3D-QSAR的精度，避免预测的偏差，还应考虑药物分子与受体作用的其他因素。将影响空间作用的所有因素，如分子全部可能的构象、空间取向、分子的质子化状态以及环境因素如结合位点的柔性、溶剂效应等作为药物分子结构的第四维。四维构效关系（4D-QSAR）的研究使3D-QSAR更为精确。

3D-QSAR是计算机辅助药物设计的基本手段与分析方法，但目前仍在探索之中。随着科学的发展，3D-QSAR一定会在药物设计中发挥出巨大的作用。

5.2.3.3　CoMFA和CoMSIA分析案例——对甲磺酰胺基苯乙胺类抗心律失常化合物的研究

对甲磺酰胺基苯乙胺类化合物是一类以多菲利特（dofetilide）为先导化合物而合成出来的新型具有抗心律失常活性的化合物，用来开发新型治疗心律失常疾病的药物。为了加快新化合物的发现过程，提高新化合物的活性，对17个已测得生物活性数据的对甲磺酰胺基苯乙胺类合成化合物进行了3D-QSAR研究。通过构象搜寻、构象分析并以先导化合物Dofetilide的活性构象为模板，进行构象叠合，运用统计回归分析手段，建立了CoMFA和CoMSIA模型。

图5-30显示了17个化合物的可能活性构象，以此建立的3D-QSAR模型的统计参数如

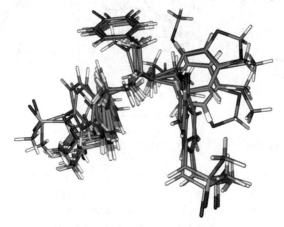

图5-30　17个对甲磺酰胺基苯乙胺类化合物的可能活性构象

表 5-1 所示。从表 5-1 中的数据可以看出，这些模型的相关性都达到了 0.9 以上，交叉验证值都达到了 0.6 以上，表明这些模型是稳定可靠的，同时具有一定的预测能力。这些模型对训练集中化合物分子抗心律失常活性的预测值与它们的实验测定值之间的相关性都达到了 0.95 以上，如图 5-31（见文前）所示。

表 5-1 基于 17 个对甲磺酰胺基苯乙胺类化合物的 CoMFA 和 CoMSIA 模型

项目	交叉验证		相关性		
	r^2_{cross}	最佳组分数	r^2	s	$F_{6,18}$
CoMFA 模型	0.695	5	0.985	0.125	143.983
CoMSIA 模型	0.700	4	0.970	0.169	96.785
分子力场分布对化合物活性的相对贡献/%					
项目	静电场		立体场		疏水场
CoMFA 模型中	0.449		0.551		
CoMSIA 模型中	0.465		0.271		0.264

选取 11 个另外的类似物，这些化合物不在 3D-QSAR 模型分子的训练集中，用来测试上述模型的预测能力。模型的预测结果示于图 5-31（见文前）中，预测化合物分子的预测活性与实验测定值之间的相关性达到了 0.9 以上，这说明上述 3D-QSAR 模型具有较好的预测能力。

测试分析结果表明 3D-QSAR 模型有较好的预测能力。进一步的分析得出化合物分子周围的力场分布关系，CoMFA 和 CoMSIA 等势图示于图 5-32～图 5-33（见文前）。从化合物分子周围的立体场、静电场和疏水场分布的特点可以看出，在分子结构的某些部分增大取代基的体积可能会提高化合物的活性，而在某些部分用不同性质的取代基进行改造可能对提高化合物的抗心律失常活性有利。这些直接的结构改造信息提示了在新化合物的合成过程中该选择的合成路线和方法。用这些信息指导新化合物的设计，设计合成了 8 个新化合物，药理测试的结果如图 5-34 所示。结果表明这些新合成的化合物的各项药理指标都很好，与最初的先导化合物 dofetilide 相比，其中有一个化合物的抗心律失常活性高于 dofetilide［在 10^{-5} mol/L 浓度时，有效不应期延长百分率（ΔERP/%）高达 58%，而 dofetilide 的 ΔERP 只有

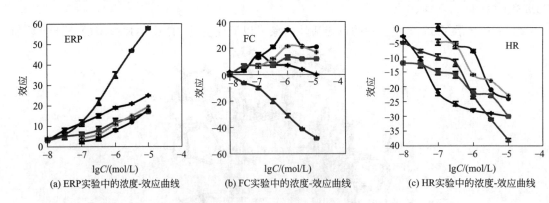

图 5-34 不同药理指标测试过程中，化合物的浓度-效应曲线

◆ 先导化合物 Dofetilide；■ 测试集中的化合物 4a；

● 测试集中的化合物 4h；✚ 测试集中的化合物 5m；

▲ 新合成的抗心律失常活性最高的化合物

24.02%，将有效不应期延长 10ms 后的浓度比 dofetilide 略低，但还是达到了 10^{-8} mol/L]，这充分说明 3D-QSAR 模型在化合物的结构改造和提高化合物抗心律失常能力方面发挥了作用。

5.3 计算机辅助药物设计新策略和新方法 ▪▪▪▪

5.3.1 基于序列的药物设计

对于靶点三维结构还未知的药物设计，除了通过同源模建来预测靶点三维结构和直接根据活性化合物建立药效团模型进行虚拟筛选这些方法外，还可以使用基于序列的药物设计（sequence-based drug design）法。基于序列的药物设计直接从靶点的一级序列和活性化合物结构出发，建立可靠的配体-蛋白相互作用模型，然后根据这个模型进行虚拟筛选，得到可能有活性的命中物。这种方法使得从蛋白一级序列预测小分子化合物活性成为可能，对一些三维结构没有解析出来的蛋白靶点的研究具有重要意义。

基于序列的药物设计借助机器学习（machine learning，ML）方法中的数据挖掘，从大量包含多种靶点的一级序列、多个有活性和无活性化合物的训练集中进行学习并建立预测模型，然后根据预测模型对化合物库进行虚拟筛选。数据挖掘一般是指从大量的数据中通过算法搜索隐藏于其中的信息的过程，可以说，基于序列的药物设计的核心就是数据挖掘，其方法的选择对于预测模型的准确性具有关键作用。在药物设计领域，分类器（classifier）是使用比较广泛的一种手段，它是数据挖掘中对样本进行分类的方法的统称，而支持向量机（support vector machines，SVM）又是用于基于序列的药物设计中使用最为广泛的分类器之一。下面简单介绍一下支持向量机。

SVM 是一种通过 C 或者其他编程语言实现的算法。它是通过一个非线性映射 p，把样本空间映射到一个高维乃至无穷维的特征空间中（Hilbert 空间），使得在原来的样本空间中非线性可分的问题转化为在特征空间中线性可分的问题，其核心是核函数。SVM 的实施过程主要分为数据集的构建，模型的建立，根据模型预测结果和评估性能。SVM 作为一种学习算法广泛用于数据分析，模式识别，回归和分类分析中。2001 年 R. Burbidge 等第一次将 SVM 用于药物设计过程中，此后 SVM 先后用于结合位点残基的预测、药物药代动力学预测等。

基于序列的药物设计过程大致分为两步：第一步是筛选模型的构建，从 Binding Database 或者其他数据库中下载靶点的一级序列和活性化合物，为了保证预测的准确性，需要对这些数据进行筛选——从靶点一级序列中舍弃未结合活性配体的靶点、进行了点突变的靶点和太小的靶点；活性化合物则必须满足化合物的类药性、分子量不能太小以及不能和靶点发生共价结合等要求。筛选完成后，根据一定的规则将数据集中的一级序列和配体分为训练集和测试集，将训练集输入 SVM 运算程序中进行预测得到配体-蛋白相互作用（ligand-protein interaction，LPI）模型，然后用测试集对得到的模型可靠性进行评估，见图 5-35。第二步是根据可靠的模型对化合物库进行虚拟筛选，找出其中有活性的化合物进行下一步的生物学测试。

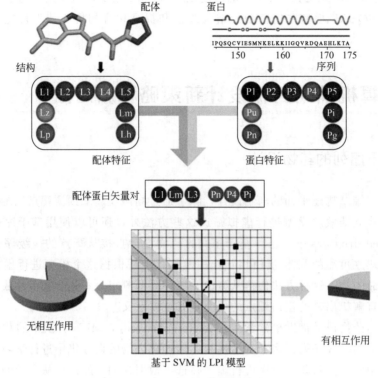

图 5-35　基于序列的药物设计流程

基于序列的药物设计作为数据挖掘和药物设计的交叉学科具有很好的发展前景，特别是这种设计方法不需要知道受体的空间结构，这点相对于同源模建具有明显优势。但是问题在于 SVM 模型构建比较复杂，需要的样本量很大；另外，蛋白的生物属性直接取决于其三维构象，而靶点一级序列的信息与三维结构的对应性不高，蛋白质的三维结构折叠方式受蛋白环境和其他因素影响，并不完全取决于氨基酸序列，所以一级序列与生物活性之间存在断层，要想得到可靠的预测模型并不容易。基于序列的药物设计方法的普及性目前明显不如同源模建。

5.3.2　基于片段的药物设计

基于片段的药物发现技术（fragment-based drug discovery，FBDD）通过实验手段筛选得到低分子量和低亲和力的片段，之后基于药靶结构信息将片段进行优化或连接，得到与药靶亲和力高且类药性强的新分子。它是综合随机筛选和基于结构的药物设计两者发展起来的一项新兴的药物研发技术。Williiam Jencks 等早在 1981 年率先提出了 FBDD 的概念，随着活性检测等技术的不断发展和 FBDD 理论的逐渐完善，这项技术在近十年来得到了快速发展。1996 年 Abbott 公司药物研发人员发表了第一个基于片段的药物设计成功案例，之后全球各大制药公司也纷纷投入巨资用于 FBDD 方法的研究。第一个基于片段的药物设计的药物维罗非尼（Vemurafenib）在 2011 年被美国 FDA 批准上市，另外，采用该方法成功开发的临床候选药物已有十余种。目前 FBDD 技术已经成为继高通量筛选和组合化学方法之后在新药发现领域的又一种重要的研发工具。

5.3.2.1 FBDD 基本原理

FBDD 是在高通量筛选（HTS）背景下出现和发展起来的新策略。高通量筛选的化合物特点是分子量大、结构刚性，不能与靶蛋白很好地结合，而对于其中单个片段的优化往往会影响整个分子的活性。Williiam Jencks 等认为整个分子与靶点的结合可以看作是其片段与靶点间结合能的贡献的函数，或者说一个有生物活性的药物分子可以看成是多个有生物活性的小分子片段叠加的结果。HTS 与 FBDD 的基本原理见图 5-36。FBDD 通过寻找能与药靶各个口袋特异性结合的片段，之后将片段用合适的连接子连接起来，可引起结合能的跳跃式下降，导致亲和力大幅度提高，从而得到高活性的化合物。

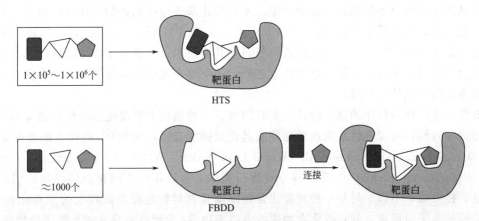

图 5-36　HTS 与 FBDD 基本原理对比

FBDD 在新药设计中拥有自身独特的优势，主要有：①通过筛选较小容量的化合物数据库探索更大的化学空间。一般高通量筛选的化合物库包含 $1\times10^5\sim1\times10^6$ 个化合物，但相对于化合物数量空间而言只覆盖到很小一部分，而小分子量的片段化合物数据库本身化学空间小，分子量小于 160 的可合成分子数量总共约 13.9×10^6，所以筛选很少数量片段数据库就能达到大量筛选高分子量化合物库的效果，一般小分子片段数据库约有 1000 个片段。②得到的候选化合物通常结构新颖，FBDD 通过活性片段的拼接产生新的化合物结构，用这种方法所设计产生的分子化学多样性高，不受已有分子结构的限制。③有更高概率发现具有与靶点匹配的小分子，一个大分子若有部分结构能与靶点结合而其他部位不能很好匹配，它的生物活性可能被抵消，而小分子可以结合到靶点的亚位点，不易受多种因素影响，由片段化合物库发现活性分子的整体效率会大大提高。

5.3.2.2 FBDD 技术

FBDD 通过筛选小分子片段化合物库发现活性片段，然后采用基于结构的药物设计方法，获得片段分子和靶蛋白结合的立体构象，以此为基础进行合理设计，将片段分子优化得到小分子化合物，获得先导化合物。一般分为三个主要环节：①小分子片段化合物库的构建；②活性片段的筛选；③利用结构信息对活性片段进行优化和组装。

（1）片段化合物库的建立　片段化合物库的建立是 FBDD 方法进程的第一步，其质量对于筛选结果和药物设计的成功率有直接影响。在构建各种化合物库的时候，有几个关键因素必须要考虑，如库中化合物的分子量、化合物库的容量以及分子的多样性等。片段库须有以下几个特点：①库中的化合物不能有杂质，而且要有良好的溶解性。这是因为小分子化合物与靶点的亲和力往往比较弱 $K_D > 10\mu mol/L$，为了筛选出有活性的小分子片段必须使用高浓度的小分子化合物（0.2mmol/L），因而要求片段分子必须具备良好的溶解性能，杂质的出现会带来严重的后果，甚至导致整个过程的失败。②要注意药物分子与片段分子的区别。Congreve 等在 Lipinsk 五倍律的基础上，根据统计数据总结出了片段分子应具备三倍律，认为片段分子的分子量应小于 300，脂水分配系数小于 3，氢键供体与受体的数量分别小于 3 个；可旋转键小于 3 个；极性表面积小于 60Å^2。③库中的化合物必须要有较高的配体结合效率（ligand efficiency，LE）。④化合物须剔除一些不利于成药的基团，如很活泼的基团和毒性基团，注重片段分子的"类药性"能提高最终化合物的成药性。⑤库的大小不定，由活性片段化合物的筛选方法所决定，不过均比基于结构的药物设计所需的化合物库小。一般而言，通过采用核磁共振（NMR）或者 X 射线晶体学方法筛选时，片段库中的化合物数通常为 100~1000 个，而采用表面等离子共振技术（SPR），因其具有高通量的特点，库中化合物数可达十万个。除了以上几点之外，还应综合考虑片段分子的化学稳定性以及化学制备方法的简易性等特点。

此外，片段化合物库的建立模式主要有两种。一种是最大限度地保证化合物库的多样性而不考虑专有性，可以直接从商业数据库或其他数据库获得，如 MDL 药物数据报告（MDL Drug Data Report）、世界药物索引（World Drug Index，WDI）、综合药物化学（Comprehensive Medicinal Chemistry）等，建立过程很简单，可以用作不同靶点的筛选，但是缺乏特异性，搜寻效率不高。另外一种片段化合物库则是针对特定靶点而建立的专有化合物库，例如以激酶为靶点而建立的片段化合物库或者以 GPCRs 为靶点而建立的片段化合物库等。

专有化合物库能够有效提高搜寻效率，其建立方法有多种。一种常用方法是将对靶点所属种类的所有活性化合物建立药效团模型，根据药效团模型从商业小分子化合物库中搜寻片段化合物组成化合物库；或者将这些有生物活性的化合物进行聚类分析，从聚类分析结果中找出共有的片段，再从商业小分子数据库中搜寻出含有共同片段的片段化合物组成片段化合物库。这种方法在化合物较少的情况下比较简单方便，但是在化合物结构差异很大的情况下带有一定的主观性，不容易得到准确的结果。还有一种简便的方法是利用逆合成组合分析程序（RECAP）来实现，逆合成组合分析程序识别数据库中的化合物中的 11 种键（图 5-37），切割产生大量小分子片段，将这些片段汇集建立小分子片段数据库，其中环内的键或者切割后产生的基团是简单的甲基、乙基的键不会切割，这保证了片段的有效性。之后可选择在商业数据库中和在有活性化合物中出现频率都很高的片段，可以剔除一些没有特异性（假阳性）的小分子片段。另外，RECAP 可以用同位素标记化合物被切后小分子片段的末端，从而标记片段的连接位点，为之后的化合物结构优化提供了便利。

（2）活性片段的筛选 高灵敏度的现代筛选技术是 FBDD 发展的重要基础，由于小分

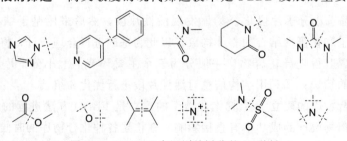

图 5-37　RECAP 中识别并拆分的 11 种键

子片段与靶点的亲和力往往比较低，用传统的方法难以检测，需要借助更为灵敏的技术来筛选出有活性的小分子片段。近年来常用的检测技术有高浓度筛选、核磁共振技术、表面等离子共振技术、X射线单晶衍射、恒温滴定量热法、热漂移检测和质谱等。

① 高浓度筛选　生化测定的高浓度筛选技术（high concentration screening，HCS）是最直接、最简易的活性小分子片段检测技术。这种检测方法最大的特点是简单直接，不需要借助很复杂的仪器，也不需要知道靶点的结构及小分子片段与靶点的作用模式。小分子片段化合物的结合活性较小，需要在很高浓度下才能测得相关靶点的生物应答，如果直接将高浓度的小分子片段作用于靶点或靶细胞、靶组织，通过检测靶点的活性、靶细胞及靶组织的生化指标就能判断小分子片段的活性强弱。同时，生物测试方法可以进行功能测试，比方说直接检测片段分子对蛋白的抑制作用。这种方法要求小分子化合物必须具有良好的溶解度，此外，筛选效率低，所以通常用于活性小分子片段筛选中的终末期筛选，即鉴定和表征筛选。

② 核磁共振技术　核磁共振（nuclear magnetic resonance，NMR）技术广泛用于活性小分子的筛选，其理论基础是受体和小分子结合后引起化学位移变化，通过分析周围化学环境反映出核性质参数的影响规律，得到有机化合物分子结构与分子间相互作用的信息。根据检测对象的属性可以将其分为基于靶点的筛选（structure-based screening）和基于配体的筛选（ligand-based screening）。

基于靶点的筛选是用同位素标记靶点，当靶点和小分子结合前后波谱发生变化，通过检测靶点分子的化学位移变化来筛选出活性小分子。Abbott公司的Hajduk等发明了一种基于靶点的筛选方法，叫做SAR-by-NMR（strucure-activity relationship by NMR），利用^{15}N标记的蛋白和^{15}N-^{1}H HSQC实验来实现。小分子与蛋白结合后，靶点周围的化学环境发生变化，因此，通过HSQC谱图中的化学位移就能知道是否有小分子和蛋白结合，结合位点可以通过化学位移变化的残基来确定。然而这种技术需要大量的同位素标记的靶点（大于200mg），同时对弱亲和力的小分子的灵敏度较小，并且需要知道靶蛋白确切的NMR三维结构，所以一般用于数量较少的化合物库的筛选。

基于配体的筛选基于质子间的自旋扩散效应，当选择性照射蛋白中一部分质子时，质子通过偶极-偶极相互作用影响整个蛋白，并且通过分子间相互作用传递到与蛋白结合的配体上。用经过选择性照射的NMR谱和未经照射的正常谱作差，就可以确定与蛋白结合的小分子，不需要知道靶点的三维结构。基于配体的筛选最具代表性的技术是饱和转移差谱（saturation transfer difference，STD），其特点是检测效率与靶点的分子量成正比，并且可以确定配体与蛋白的实际结合位点，从混合物中直接确定结合到受体上的化合物甚至可以预测其结合力，但不适用于分子量小于20000的靶点。总的来说，基于配体的筛选技术比基于靶点的筛选需要的靶点量更少，灵敏度更高，是目前比较流行的活性小分子筛选技术。

③ 表面等离子共振技术　表面等离子共振技术（SPR）的基本原理在3.4.3.1中已述。通过检测SPR信号可以计算出小分子和靶点结合的热力学参数和动力学常数，从而筛选出活性小分子化合物。由于靶点是固定的，因此它具有高通量的特点，即少量的靶点就可以筛选整个小分子片段库，耗费低且无需标记蛋白，很适用于大容量的片段数据库的筛选。

④ X射线单晶衍射　X射线单晶衍射用于活性小分子筛选可以直观地给出受体和小分子化合物结合的结构信息，这点与核磁共振技术类似；它同样适用于分子量较大的蛋白质，有助于发现靶点分子的新作用位点。但是X射线单晶衍射的应用也有一些限制，比如需要

大量纯化的靶蛋白，有些难以进行晶体生长的靶蛋白并不适合进行单晶衍射分析；另外，由于 X 射线单晶衍射不能提供受体和小分子片段结合的亲和力数据，因此必须和其他筛选技术联用才能判断片段是否有活性。

⑤ 恒温滴定量热法　恒温滴定量热法（isothermal titration calorimetry，ITC）通过测量滴定中靶点和小分子片段结合前后的热量变化来筛选活性小分子片段。它的特点是可以在一个受体小分子结合反应中测定出所有的结合参数，比如结合常数、化学计量数、热量变化、熵和焓等。由于仅仅通过热量变化来判断活性具有一定的不准确性，以及筛选效率低、靶点使用量大等缺点，这种方法并不作为主要的筛选方法。

⑥ 热漂移检测　热漂移检测（thermal shift assay，TSA）原理是利用蛋白质溶液中蛋白质在一定温度下展开，疏水表面暴露，染料与暴露的疏水基团结合产生荧光，而蛋白质与小分子片段结合后引起蛋白质展开的临界温度改变，荧光开始出现的温度改变，利用这一性质来检测小分子是否与蛋白质有结合。在低温下由于蛋白质折叠未展开，染料无法与疏水性表面结合，检测不到荧光。随着温度升高，蛋白质开始熔化，到达临界温度（T_m）时，疏水性表面开始暴露，探针开始与蛋白质结合，荧光信号出现。小分子与蛋白质结合后会引起展开的蛋白质吉布斯自由能（ΔG）上升。而 ΔG 与 T_m 成正相关，结合后 T_m 也上升，荧光出现的温度上升。即小分子如果与蛋白质有亲和力而结合，则荧光开始出现的温度会上升。利用这一性质来筛选活性小分子片段。TSA 有高通量筛选性质，因此适用于活性片段的初步筛选。

⑦ 质谱法　质谱（mass spectrometry，MS）可以通过精确检测分子离子峰来确定各种复合物的形成，结合质荷比和离子强度可以判断出与靶蛋白相结合的片段以及两者之间的亲和力。它不需要对片段或靶蛋白作标记，相对于 NMR 和 X 射线衍射技术，MS 检测灵敏度更高，并且速度快，自动化程度高。

活性小分子片段的筛选需要灵活利用各种检测技术筛选淘汰不合格的小分子片段。筛选过程大致分为三步，第一步是初步筛选，这一步筛选需要迅速缩小筛选范围，适合选用具有高通量性质的热漂移检测技术，将待筛选化合物数量迅速缩小到 30～50 个进入下一步；第二步是特异性结合的确认验证，主要用基于配体的核磁共振技术来验证小分子片段与靶点的结合是否是特异性的，只有特异性的结合才能进入下一步筛选，这一步将化合物数量筛选到10 个左右；第三步是鉴定和表征，利用 X 射线单晶衍射法或者恒温滴定量热法来逐个分析小分子片段与靶点的相互作用，从中筛选出活性最好的先导化合物进行下一步优化。

5.3.2.3　活性片段的优化和组装

活性片段的优化和组装是 FBDD 方法的核心，因为通过筛选获得的片段活性通常较低，通过对其结构进行修饰、改造可以提高生物活性，改善类药性。在 FBDD 技术中进行结构优化的方法主要包括片段连接法、片段生长法和片段自我组装法（fragment self-assembly）。另外，可以通过对靶点的构象分析，在一个活性小分子片段的基础上优化成为一个活性较高的先导化合物，代表的方法有片段优化法（lead progression via fragment optimization）。

(1) 片段连接法　若两个或多个有亲和力的小分子片段结合在靶蛋白的不同位点，并且这些结合位点在空间上较相近，那么可以用合适的连接子将活性片段连接起来。这样能够发挥不同片段的加和效应，使原本在低活性 mmol/L 级的小分子片段活性发生几个数量级的增强，变为高活性 nmol/L 级甚至活性更高的先导化合物，这种设计方法是片段连接法（图 5-38）。该方法适用于有多个结合位点的靶点的药物设计，比如往往有两个结合位点的激酶等。

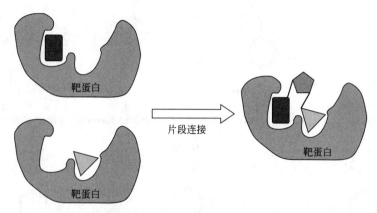

图 5-38　片段连接法原理示意图

Chen 等从已知的信号转录因子的信号转导和 STAT3 抑制剂中抽提出 6 个活性小片段，并将这些活性片段连接而设计出多个结构不同的化合物，细胞实验发现化合物 HJC0123 具有较高的抗癌活性（图 5-39）。目前这个化合物已经进入临床前试验。

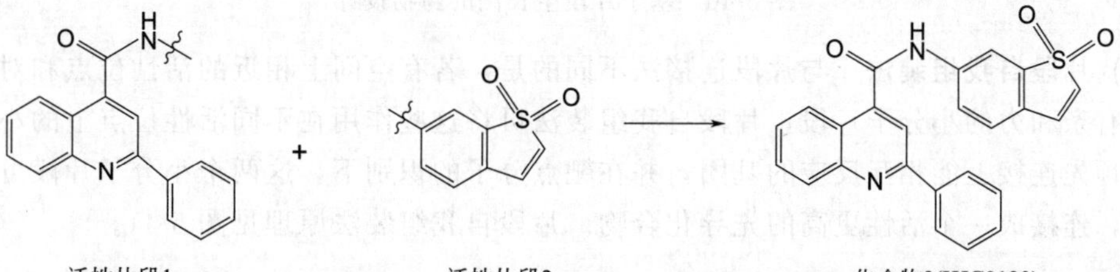

活性片段1　　　　　　　　　　活性片段2　　　　　　　　　化合物3(HJC0123)

图 5-39　基于片段连接法发现 STAT3 抑制剂 HJC0123

（2）片段生长法　　片段生长法又叫片段进化法（fragment evolution method）。通过分析蛋白-配体复合物的相互作用模式和成药性及毒性等，结合蛋白自身的结构特点在片段母核的基础上进行片段的生长和改造，使其变为亲和力更强的分子。片段生长法是一种运用范围很广的药物设计方法，它不需要受体有两个或以上相邻的口袋，但要真正运用好这个方法需要对构效关系进行透彻研究。

Gordon Saxty 等在进行蛋白激酶 B（PKB）抑制剂的药物设计过程中就很好地运用了片段生长法。首先他们从片段库中搜寻到活性片段母核 5-甲基吡唑基，通过使用 X 衍射的方法得到化合物 1 与 PKB 的晶体复合物，对这一晶体复合物进行分析发现化合物 1 与 Ala123 和 Glu121 有氢键相互作用，同时在化合物 1 上方有一个由 Glu127、Glu170、Asn171 及 Asp184 形成的电负性口袋，因此可以通过引入碱性的基团来与这个电负性口袋作用，Gordon Saxty 在化合物 1 的基础上设计出化合物 2 和化合物 3，发现化合物 2 和化合物 3 的活性增加了 30 倍。这一结果得到化合物 3 与蛋白的复合物 3-PKB 晶体结构的证实，即化合物 3 中的氨基可以很好地与电负性口袋嵌合。进一步的研究表明在活性口袋旁有一疏水空腔，受此启发，Gordon Saxty 在化合物 3 的基础上引入疏水的苯环，最后设计出化合物 6

和化合物 **7**，活性测试表明其活性又提高了 10 倍。Gordon Saxty 在此基础上又进行一系列优化，最终得到化合物 **8** 和化合物 **9**（图 5-40），活性已经达到 nmol/L 量级。

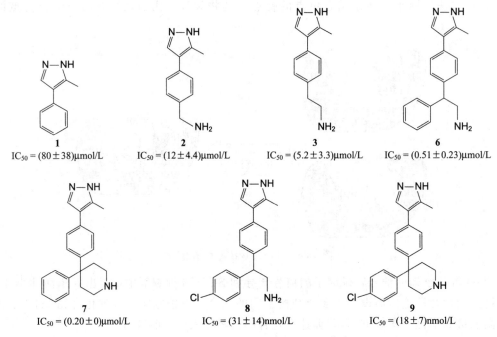

图 5-40　基于片段生长法的药物设计

（3）片段自我组装法　与片段连接法不同的是，若有空间上相近的活性位点和对这些活性位点有亲和力的小分子片段，片段自我组装法可将这些作用在不同活性位点上的小分子片段分别预先连接上能相互反应的基团，并在靶点分子的识别下，这两个小分子片段可发生化学反应，连接成一个活性更高的先导化合物。片段自我组装法原理见图 5-41。

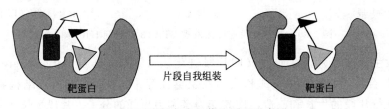

图 5-41　片段自我组装法原理示意图

片段自我组装法最经典的例子是乙酰胆碱酯酶抑制剂的设计（图 5-42）。W. G. Lewis 等人在设计乙酰胆碱酯酶抑制剂的时候发现了作用于乙酰胆碱酯酶两个不同口袋上的活性片段化合物 **4** 和 **5** 在靶蛋白的催化下可以反应生成活性化合物 **6**，生物活性得到大大提高。

（4）片段优化法　片段优化法与传统的先导化合物优化方法类似，因为筛选到的片段分子量小，结合力弱，可以在此片段的基础上接上合适基团对活性分子进行结构改造，改善分子的理化性质和活性。可以通过将筛选到的小分子片段与靶点进行对接，分析对接构象及小分子片段周围的环境，根据分析结果有目的性地优化片段。如在疏水性的空腔可以引入疏水性的基团来产生疏水作用，增加靶点和小分子片段的相互作用，或者在有氢键受体的地方引入有氢键给体的基团等。

如在分子伴侣热休克蛋白 90（heat shock protein 90，HSP90）抑制剂的设计过程中，

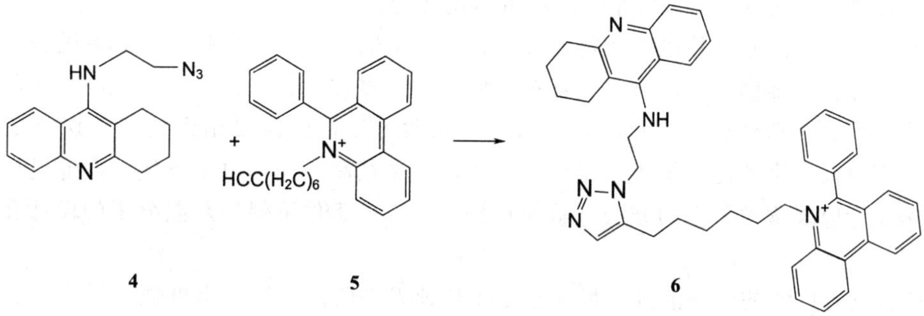

图 5-42　基于片段自我组装法发现乙酰胆碱酯酶抑制剂

C. W. Murray 等根据活性片段 **7** 与 HSP90 的相互作用和 X 单晶衍射的结果，在活性片段 **7** 的结构基础上将甲氧基换成疏水性的异丙基来增强与疏水性口袋的结合力，同时在苯环上增加一个羟基来与它周围的 Asp93 形成氢键；同样将酰胺上的叔氮换成有苯环的更大的疏水性基团来增强与 Met98、Leu107、Phe138、Val150 和 Val186 形成疏水性口袋的结合，结构优化得到活性化合物 **8**。A. J. Woodhead 等在活性化合物 **8** 的基础上对其理化性质、体内药代动力学性质进行优化，最终得到候选化合物 **9**（图 5-43），目前已经进入临床试验。

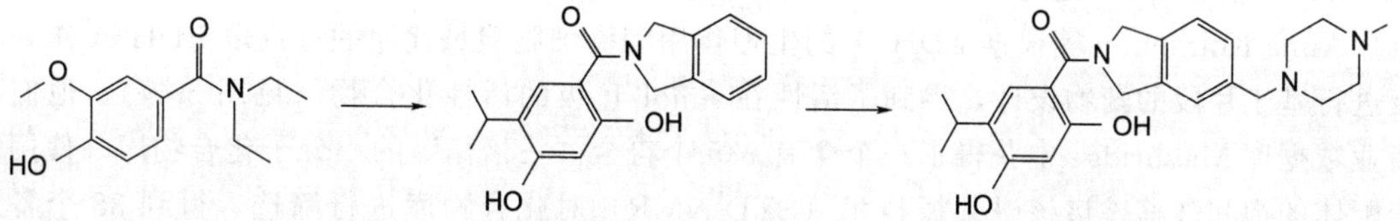

图 5-43　片段优化法发现 HSP90 抑制剂候选化合物 **9**

5.3.2.4　计算机辅助基于片段的药物设计

随着 FBDD 的飞速发展，计算机辅助基于片段的药物设计（computational FBDD，*in silico* FBDD）出现并获得了极大成功，它是将计算机辅助药物设计与 FBDD 技术相结合，运用分子模拟的手段指导基于片段的药物设计的一种方法，被广泛用于片段化合物库的建立、虚拟筛选和片段的优化与组装以及活性预测等各个环节。

在小分子片段化合物库建立的过程中运用计算机技术可以快速地从商业小分子片段数据库中剔除不合适的化合物，提高建库效率，提升化合物库的质量。现在很多 CADD 软件如 Discovery Studio 都可以自己设置限制条件来剔除不必要的基团或化合物，可以很方便地剔除不符合"三倍律"的小分子片段化合物。利用基于计算机的化合物库指纹技术（finger-print）可以用来分析化合物库的多样性，辅助化合物库的建立。

在活性小分子片段的筛选和优化过程中计算机技术可以用来辅助筛选，常用的有三种方法：全新药物设计法、分子对接和自由能计算（free energy calculation）。利用虚拟筛选技术发现具有潜在活性的片段，为下一步运用其他更为精确的检测方法进行一次初筛。对于不知道结合方式的片段，这些计算机技术和方法可以用于结合位点的确定和结合方式的预测，为下一步的优化提供依据。在活性片段的优化和组装中，可利用计算机技术进行片段的生长或片段的连接（详见 5.3.2.3）等设计出新的化合物。

相对于实验性的基于片段的药物设计而言，*in silico* FBDD 技术具有很多优势。在片段库建立时，计算机辅助方法可与实验互补，便于建立多样性、化合物溶解性高、成药性好的片段化合物库。在活性小分子片段筛选方面，实验方法往往需要用到精密的探测仪器如 X 射线单晶衍射仪、高性能的核磁共振仪等，所需耗费很高，使用也不方便，而通过计算机辅助的药物设计以及虚拟筛选的方法，就能在耗费较少的条件下促进片段分子的设计和结构优化的发展。

FBDD 具有广泛的应用前景，目前正处于快速发展阶段，展示出极强的活力。它能作为计算机辅助药物设计、高通量筛选和组合化学等技术的补充，利用自身特色服务于新药研发。

5.3.2.5 案例分析——乳酸脱氢酶抑制剂的设计和优化

乳酸脱氢酶（Lactate dehydrogenase，LDH）催化糖酵解过程中乳酸盐和丙酮酸的相互转化，是糖酵解过程中重要的酶类。哺乳动物细胞中乳酸脱氢酶有两种异构体，乳酸脱氢酶 A（LDH A）和乳酸脱氢酶 B（LDH B）。LDH A 主要催化丙酮酸变成乳酸，大量文献报道 LDH A 在癌细胞的生长繁殖过程中起着重要作用，在多种癌细胞中都检测到 LDH A *m*RNA 和蛋白质的表达上调，LDH A 可以作为治疗癌症的靶点。

Anna Kohlmann 等根据 LDH A 的生理作用和癌细胞能量代谢的特点以 LDH A 作为靶点进行基于片段的药物设计，得到了活性在 nmol/L 级的活性化合物（见图 5-44）。他们从商业数据库 Maybridge 中获得了一个含有 735 个符合"三倍律"的小分子化合物库。使用基于配体的饱和转移差谱核磁共振技术（STD-NMR）对化合物库进行筛选，得到 38 个备选小分子化合物（5.2% 命中率）。为了验证这些备选化合物与 LDH A 的结合位点，以及剔除假阳性的化合物，他们使用 SPR 进行分析，在 38 个备选化合物中选择结构简单、易于改造和合成的化合物 1 作为分析化合物，通过分析作用模式，在疏水性口袋相应位置引入 F 原子来增加亲和力，再加入亲水性基团进行改造，得到化合物 3，但活性没有得到显著提高，且存在脱靶效应。另外，他们发现化合物 5 与 LDH A 的结合口袋跟其他化合物不相同，就在其结构基础上增加了类糖结构 1,2-二醇丙氧基，得到化合物 6，活性虽有提升但依然较差。根据 FBDD 理论，Anna Kohlmann 等提出将结合在两个不同口袋上的活性片段通过一个连接基团连接起来组成一个新的化合物，于是通过连接子连接化合物 3 和 6，又设计了一系列亲水性连接基团，其中连接基团 8 在大大提升活性的同时，电子密度最为合适。于是选择连接基团 8 作为最后的连接基团，最终化合物活性为 $0.9\mu mol/L$，且选择性高，没有明显的脱靶效应。

5.3.3 多靶点药物设计

如今得到广泛认可的多靶点药物设计（multi-target drug design，MTDD）是相对于单靶点的药物设计而言的。在以往大多数药物开发过程中，研发机构都致力于单靶点的药物设计，曾诞生了大量作用于单靶点的高效治疗药物。但是随着近年来肿瘤、心血管疾病、糖尿病等一系列多靶点调控的复杂疾病发病率不断攀升，单靶点药物仅干扰一个靶点、不能改变整个网络疾病的发病通路等缺陷日渐凸显。要想改变这些领域治疗效果不佳的局面，必须改

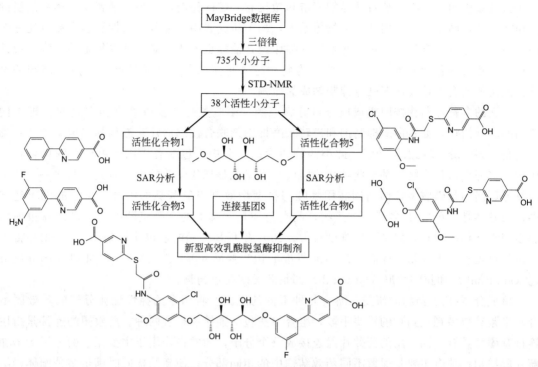

图 5-44　乳酸脱氢酶抑制剂的设计

变药物研发思路，即从单一靶点药物的开发转变为能同时作用于多靶点的药物开发，多靶点药物设计理念应运而生。多靶点药物设计即通过综合分析，合理设计出具有选择性的配体结构特征、并能同时作用于多靶点的药物。多靶点药物能够有效地调节疾病的整个复杂系统，不完全消除信号传导系统中各成员之间的关系，进而能够提高疗效和/或改善安全性；同时，它能够作用于疾病相关的多个靶点，产生多种药理活性，获得所需的多样性的生物调节功能，减少不良反应。

　　20 世纪早期，药物化学家主要基于动物表型来进行新药发现研究，以对疾病的有效性作为药物成功的唯一评价标准。基于这种模式，药物化学家研发出了很多疗效很好的药物，但是对于某些药物所引起的毒性和不良反应往往不能预知，因为无法明确药物在体内的真正作用靶点及该靶点存在的不可避免的不良反应。20 世纪 80 年代以后，生物化学和基因组研究揭示了某些疾病发生、发展的机制，给了人们新的希望，也同时开创了一种新的药物研发模式。2000 年以后，随着人类全基因组测序工作的开展，人们发现了越来越多的与疾病密切相关的蛋白，针对这些靶点蛋白寻找与该靶点专一性结合的小分子化合物成为药物发现的新模式。这种靶向集中型的研发模式促使了不少药物上市，但上市的药物的数目和新鉴定的靶点数并没有人们期待得那么多，并且这种研发模式并不能保证成功，对于肿瘤、糖尿病之类的复杂疾病，效果很有限。这些复杂疾病往往和多种因素相关，通过对某个单一靶点的调节起不到应有的效果，相反，针对与疾病相关的多个靶点进行给药，往往会起到意想不到的效果。组合使用多个与疾病相关的靶点的选择性药物（组合药物疗法），成为治疗艾滋病、糖尿病等复杂疾病的首选方案。多靶点抑制剂，即同时抑制多个靶点的单一化合物实体，成为另一类可以同时调控与疾病相关的多个靶点的药物。与组合药物相比，多靶点抑制剂有更可预测的药代动力学和毒性及不良反应等。科学家们对模型体系中进行的大规模基因敲除表型实验现象表明，生物系统对外界的袭击和微扰有一定的稳健性。为了理解生物体系的稳健性和冗余性，网络分析应用到了生物体系中，相关研究表明，部分同时抑制多个靶点比完全抑制一个靶点更为有效。针对某些疾病的临床组合治疗也表明：对待某些复杂的疾病，应该针对几个相关的靶点来同时进行治疗。为此，越来越多的研究开始转向多靶点抑制剂的设计，但是如何有效地设计多靶点抑制剂成为瓶颈。

广义的多靶点药物按照组成成分可分为三类。第一类是"多药-多靶点"药物，即不同药物的联合治疗，如蛋白酶抑制剂和逆转录酶抑制剂联合使用治疗艾滋病的鸡尾酒疗法；第二类是"多组分-多靶点"药物，此类药物所含的组分中，包括有作用于单靶点的化合物和作用于多靶点的化合物，基于此类药物的研究思路也是现代中药的主要研究思路之一，抗菌药复方新诺明是磺胺类抗菌药磺胺甲噁唑与抗菌增效剂甲氧苄啶的组合，类似的例子还很多；第三类是"单成分-多靶点"药物，此类药物是狭义上的多靶点药物，它可以克服前两类多靶点药物的缺点，但是研发难度最大。2005 年拜耳公司的索拉菲尼是第一个 FDA 批准上市的这类多靶点药物。此后，2006 年批准的达沙替尼（dasatinib）、2007 年批准的苏尼替尼（sunitinib）和拉帕替尼（lapatinib）都是此类多靶点药物。

单成分-多靶点药物的研发策略有几种不同的思路。将两个选择性配体分子的药效团组合起来是获得多靶点药物的重要手段，组合方法包括连接和整合两种。药效团的连接是指用连接基团将具有不同作用的药效片段连接成一个分子，通常在作用于主要靶点的分子上增加新片段结构；整合主要是保留不同药效结构中的相同部分，使新结构同时满足多种配体的结构要求，在不同的药效团部分适当加以取舍。例如在乙酰胆碱酯酶抑制剂卡拉汀（rivastigmine）结构中引入氟西汀（fluoxetine）片段之后，得到的新结构既可以满足乙酰胆碱酯酶抑制剂的药效团要求，又符合 5-羟色胺抑制剂药效团的特征，对两者都有活性。

另外一种方式是以筛选先导化合物为基础的多靶点药物设计，包括两种方法。第一种方法是先在可用化合物数据库中筛选出对某个特定靶点有活性的化合物，再针对另一个靶点进行筛选，然后合并设计，这个过程叫 design in，即将化合物的多靶点活性合并到单一的分子中。接下来平衡各靶点活性，这个过程叫去除设计，即 design out，它是去除不希望得到的靶点活性。第二种方法是挑选一种非选择性化合物进行优化，包括活性平衡和化合物的药代动力学性质的改造。

多靶点药物的发现并不困难，而其优化过程充满挑战。多靶点药物理应在体内相同的血浆浓度下对每个靶点发挥出适宜的活性，而在实际过程中受某个靶点构效关系的影响往往很难实现化合物的活性平衡，多数情况下需要优先调节条件最难满足的药物靶点。另外，多靶点药物需要实现活性和选择性的平衡，在保证对预期靶点有作用的同时逐渐改造提升活性。同时优化多个参数得到理想的多靶点药物是先导化合物优化过程中的一项重任。

多靶点药物设计无疑将会是今后药物设计过程中重要的研究方向，但是设计多靶点的药物比设计单靶点的药物需要考虑的因素多得多，难度也更大。比如，在"多药-多靶点"和"多组分-多靶点"的药物设计中，药物之间可能存在药物相互作用；"多组分-多靶点"药物组分之间可能因为药物吸收、生物利用度、分布等不同，往往采用同一种剂型不能很好地发挥药物之间的协同作用；另外，"单组分-多靶点"药物的设计往往难度很大，不同靶点由于分布环境、数量不同，不能很好地平衡对不同靶点的活性，难以发挥出最好的效果等。药物设计作为今后药物研发的重点方向，仍有很大的发展空间。

多靶点抑制剂的设计是当今新药分子设计的活跃领域之一。临床上使用的多靶点抑制剂的作用机制多是后来发现的。近年来，出现了一种通过组合多个选择性抑制剂的药效团片段来设计多靶点抑制剂的方法，这种方法设计出来的多靶点抑制剂中的有些片段只对一个靶点有用，对其他靶点来说是多余的，所以这种方法设计出来的抑制剂的每单位分子量的结合能效率不高。

目前多靶点抑制剂设计已发展了几种方法，组合选择性抑制剂中的药效团是当前设计多靶点抑制剂的主要方法，根据药效团重叠的程度，可将设计的多靶点抑制剂分成连接型、融合型、并合型多靶点抑制剂，见图5-45。

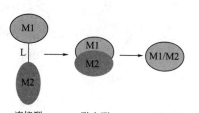

图5-45　连接型、融合型、并合型多靶点抑制剂示意图

（1）连接型多靶点抑制剂　连接型（linking）多靶点抑制剂是当两个靶点的选择性抑制剂（M1和M2）的药效团缺少共性时，用连接基团L将两个抑制剂分子连接成多靶点抑制剂，该抑制剂保留了原来抑制剂的全部结构特征。如果连接基团可以被化学或代谢裂解，则在体内分解成两个独立的小分子M1和M2，分别作用于M1和M2的靶点。一般采用酯键作为可降解的连接基团，酯键可以被血浆酯酶降解。如果连接基团是代谢稳定的不可裂解的片段，则M1-L-M2是一个整体分子，能够分别与两个靶点作分子识别和结合，产生双重作用。Buijsman等将凝血酶抑制剂和抗凝血酶Ⅲ-调节凝血因子Xa的五糖抑制剂连接起来，设计了连接型多靶点抑制剂。与混合使用凝血酶抑制剂和五糖抑制剂相比，这种连接型抑制剂呈现了更强和更长久的抗血栓效果。连接基团的长度和物理化学性质对多靶点抑制剂的成药性影响很大，因为它决定了抑制剂与多个靶点结合和适配的程度以及抑制剂的物理化学性质。

（2）融合型多靶点抑制剂　如果两个选择性抑制剂M1和M2的药效团有相同的特征，可以根据相同部分，使M1和M2融合成一个分子，新的分子仍保留原来各自的药效团。

为了得到更有效的抗高血压药物，Murugesan等设计了血管紧缩素-1（AT1）受体和内皮素-A受体（ETA）的双功能抑制剂（图5-46）。这个设计的出发点是选择性的AT1受体拮抗剂和ETA受体拮抗剂有相同的联苯核心结构。进一步的研究发现，AT1受体和ETA受体能在联苯2位容纳一个酰基磺胺，并在4位容纳一个咪唑啉酮，从而设计出化合物**12**，继而在化合物**12**的基础上改造得到了化合物**13**。

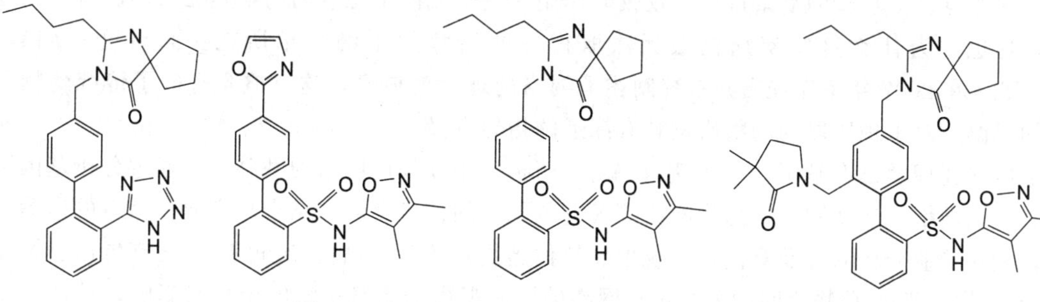

10　　　　　　　**11**　　　　　　　**12**　　　　　　　**13**

图5-46　血管紧缩素-1（AT1）受体和内皮素-A受体（ETA）选择性抑制剂及双功能抑制剂
10—AT1受体选择性抑制剂；**11**—ETA受体选择性抑制剂；**12**—组合后的双靶点抑制剂；**13**—优化后的双靶点抑制剂

另一个例子是通过整合环氧合酶-2（COX-2）抑制剂**14**和5-脂氧酶（5-LOX）的抑制

剂 **15** 而得到了对两个酶都有抑制的化合物 **16**（图 5-47）。

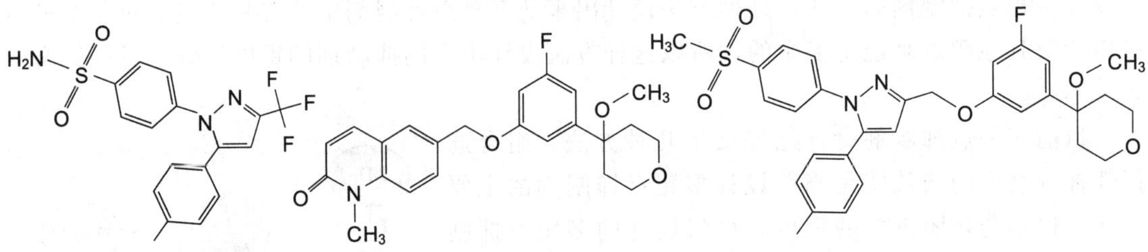

图 5-47　COX-2 的抑制剂（**14**），5-LOX 的
抑制剂（**15**），以及同时抑制两个酶的双功能抑制剂（**16**）的化学结构

　　这种类型的多靶点抑制剂的分子量低于（M1＋M2）的分子量，但一般高于 M1 或 M2 的。由于分子较大，有时会出现溶解性和口服利用度问题。并且，这种类型的抑制剂与连接型多靶点抑制剂一样，往往每单位分子量的结合能效率不高，因为这些分子包含的某些基团对某个靶点是必需的，可对于另外的靶点却是多余的。

　　(3) 并合型多靶点抑制剂　并合型（merging）多靶点抑制剂常常是经随机筛选得到的、具有多重作用的化合物。并合型多靶点抑制剂也可以根据已知的活性分子 M1 和 M2 存在相同的药效团，合并成一个连续的分子而无需加入连接基团。针对属于一个超家族的多个蛋白设计并合型多靶点抑制剂，成功率会更大。并合型多靶点抑制剂的分子量较小，口服效果好，是设计多靶点药物分子的理想策略。

5.3.4　网络药理学

　　在过去的几十年里，新药研发的思路一直都是致力于寻找针对单一靶点的高特异性化合物来治疗疾病，即"一个基因，一个药物，一种疾病"。但在过去的十多年里，新药研发的成本越来越昂贵，失败率却越来越高。除了 FDA 对新药审核的要求越来越高外，更主要的原因是传统的药物研发思路已经不再适用于现在多发的复杂疾病，如心血管疾病、糖尿病、肿瘤等。多数情况下，此类疾病的发生是细胞内调控网络异常所致，发病往往是涉及多基因、多靶点、多步骤的复杂过程，仅仅靠作用于一个或两个靶点的药物是无法彻底解决问题的，这也是为什么这些疾病仍然无法取得好的治疗效果的症结所在。面对这一问题，Hopkins 在 2007 年率先提出并系统阐述了网络药理学的概念，这一概念打破了传统药物研发的思路，对于现阶段的药物研发具有深远的指导意义。

　　网络药理学是在基于"疾病-基因-靶点-药物"相互作用网络的基础上，通过分析基因网络、蛋白网络、疾病网络、药物网络等现有数据库的信息资料，结合从实验中获得的谱图数据，利用专业分析软件及算法，系统地、整体地揭示疾病-疾病、疾病表型-靶点蛋白、靶点蛋白-药物、药物-药物之间的关联，从网络的层面观察药物对疾病的干预与影响，从而找出高效低毒的多靶点新药。与传统药理学的最大区别在于，网络药理学是从系统生物学和生物网络平衡角度阐释疾病的发生发展过程，从改善或恢复生物网络平衡的整体观角度认识药物与机体的相互作用并指导新药发现，强调对信号通路的多途径调节，提高药物的治疗效果，降低毒性和不良反应。通俗地讲，网络药理学就是在基因-疾病-靶点-药物组成的多重网络中发现可产生满意治疗效果的关键节点或节点组合，以此找到可以干扰这些节点或者节点组合的化合物。

寻找网络中的关键节点是网络药理学的关键所在，目前常用的寻找关键节点的方法有系统筛选、数据挖掘和网络拓扑结构分析，其关系见图 5-48。系统筛选法直接通过实验来筛选药物-药物组合或药物-基因组合，从而获知它们之间的关系；数据挖掘是对各种数据库、文献进行关联，搜寻并挖掘出特定的数据，并组成各个网络用于分析其中的关系；网络拓扑结构分析就是分析网络中的拓扑结构，以发现药物靶点，药物靶点位点通常位于生物网络中关键节点和冗余或外周节点之间。

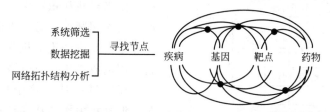

图 5-48　网络药理学寻找关键节点方法示意图

网络药理学的产生离不开基因组学、蛋白质组学、代谢组学等组学技术以及高通量、高内涵筛选等现代新药发现技术的进步，也离不开生物信息学、系统生物学、网络生物学及计算生物学等相关学科的基础理论和研究技术的发展，它是一门综合性的学科。更为重要的是，网络药理学还传递着一个新的药物设计理念，这一药物设计理念和中医药中的"君、臣、佐、使"的思想不谋而合，对于未来药物设计的方向具有重要的指导意义。

目前尚没有出现功能强大的网络药理学专业工具软件，可以通过整合网络搜索算法和生物活性预测方法等有关软件工具来实现网络药理学在新药研发中的常规研究。近年来科学家们对构建疾病-靶点-药物网络的算法或软件进行了有益探索，主要包括 Random walk 算法、PRINCE 算法、CHIPHER 软件和 Pajek 软件等。其中 Random walk 算法采取随机步长，模拟研究对象的运动轨迹，可以实现从任意一个节点（疾病、靶点或药物）出发，随机计算该节点与其相邻节点的相似性，构建疾病-靶点-药物网络，探索网络各节点之间的相关性。CIPHER 软件是一款基于人类疾病基因网络的专业软件，它首先将人类表型网络、蛋白网络和基因-表型网络组合成一个集成网络，然后对特定表型和基因任意组合，以计算表型之间的相似性，通过集成网络计算基因之间的相似性，然后计算表型和基因之间的线性相关性，并作为二者之间的一致性打分。

鉴于网络药理学的发展仍处于初期阶段，其应用过程中还存在不少难题，如在进行数据挖掘过程中，如何弥补不同的数据库信息的不统一、不完整；在进行多靶点药物设计过程中，如何避免脱靶效应等。毋庸置疑的是，网络药理学作为预测和分析药物不良反应产生可能性和药物作用新靶点的有效工具，在未来能够得到更好的发展。

5.3.5　反向对接

反向对接技术（reverse docking）在 2001 年作为一个新概念由 Y. Z. Chen 等人提出。一般的分子对接是利用已知的靶点来预测小分子化合物的活性，它常用来筛选对特定靶点有活性的化合物。而反向对接技术正好相反，它利用分子对接来寻找已知化合物的作用靶点，

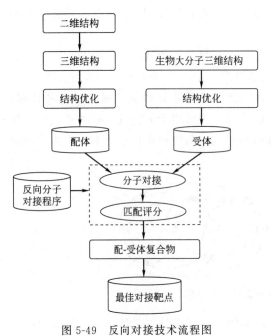

图 5-49　反向对接技术流程图

为药物靶点的发现和确认提供新的思路。反向对接技术基于"锁-钥模型"学说，以活性已知的小分子化合物（天然产物、先导化合物及化学合成物）为探针，在靶点数据库内筛选出能够与之匹配的蛋白质，根据空间和能量匹配进行蛋白结构及靶点分析，进而预测药物潜在的作用靶点，反向对接技术的一般流程见图 5-49。利用反向对接技术一方面可以用来寻找从植物中分离出来的活性天然产物的作用靶点；另一方面用来阐明药物毒性和不良反应产生的机理，发现一些老药有新的用途或者治疗领域等。

反向对接技术这个概念提出并没有很久，但其相关操作技术已逐渐成熟。很多常用的分子对接软件如 Autodock、GOLD 等可以用来进行反向对接寻找靶点，此外，一些课题组也自己编写了反向对接程序和在线服务器，比较著名的有药物发现和设计中心（Drug Discovery and Design Center，DDDC）提供的在线服务器 TarFisDock，还有新加坡国立大学开发的 INVDOCK 等。表 5-2 是常见的反向分子对接的软件和在线服务器。

表 5-2　常见的反向对接程序

反向对接程序	网址
INVDOCK	http://bidd. nus. edu. sg/group/softwares/invdock. htm
TarFisDock	http://www. dddc. ac. cn/tarfisdock/
PharmMapper	http://lilab. ecust. edu. cn/pharmmapper/
AutoDock	http://www. scripps. edu/mb/olson/doc/autodock
FlexX	http://www. tripos. com/
GOLD	http://www. ccdc. cam. ac. uk/products/life_sciences/gold

复旦大学药学院付伟教授课题组曾对 GOLD、FlexX、Tarfisdock 三个程序，以及在对接程序 Dock 的基础上引入两个打分函数 X-Score、M-Score 进行反向对接测试。利用 8 个能同时作用于多靶点的活性化合物筛选包含 1714 个实体的蛋白数据库，结果证实在预测活性化合物的作用靶点方面，Dock 中引入 X-Score 发展的反向对接方法最为准确。另外，这项研究同时也证实了反向对接策略在预测药物的不良反应方面能发挥重要作用。

筛选靶点的种类和数量会直接影响反向对接的准确性和效率。常用的靶点数据库 RCSB PDB 数据库是比较完整的蛋白质数据库，将其作为靶蛋白数据库可以提高反向对接结果的准确性，但是其中包含大量重复以及和疾病无关的蛋白质，所以通常用它筛选效率会比较低。DDDC 建的靶蛋白数据库 PDTD 也是一个比较常用的靶蛋白数据库，与 RCSB PDB 数据库相比，里面只有靶蛋白，但蛋白信息不够完整，用来筛选可能会遗漏一些靶蛋白。常见的靶蛋白数据库见表 5-3。

表 5-3　常见的靶蛋白数据库

靶蛋白数据库	网址
PDTD	http://www.dddc.ac.cn/pdtd/
PDB	http://www.rcsb.org/pdb
BindingDB	http://www.bindingdb.org/bind/index.jsp
PDBbind	http://www.pdbbind.org/
AffinDB	http://www.agklebe.de/affinity
TargetBank	http://lilab.ecust.edu.cn/targetbank/tarHome.do

目前看来，反向对接技术的发展仍处于初级阶段，靶点数据库蛋白结构的不完整和反向对接操作程序的烦琐都是影响这项技术进一步发展的制约因素。就这项技术本身而言，它能为新靶点的发现和新药研发提供有效途径，是一项重要的计算机辅助药物设计方法，理应得到更好的利用和发展。

5.3.6　组合化学与合理药物设计的结合策略

利用组合化学技术的根本目的，就是为了发现新的先导化合物，但是用组合化学方法配以高通量筛选，命中率不到万分之一。随着合理药物设计（主要是计算机辅助基于结构的药物设计）、组合化学、群集筛选（包括高通量筛选）技术的发展，它们之间互相结合、互相补充、互相提高。组合化学与计算机辅助药物设计相结合，成为新药研究的有效策略，主要体现在：①以计算机辅助方法表征构建块的差异性，指导分子多样性的组合化学库的设计；②以计算机构建虚拟的组合化学库，用于基于结构的药物设计。

5.3.6.1　组合化学库的设计

组合化学的概念与组合数学有关。如果有 X 个单体基元分子构建块作为构成化合物的基本结构单元，按排列组合规律，即可产生 X^n 个聚合度为 n 的寡聚物。例如有 20 种氨基酸合成多肽，则三肽的种类可以有 20^3 种，即 8000 种，而八肽可达 2.56×10^{10} 种。如果构建块中有多个位置可供形成共价键，比如单糖有 3 个羟基可进行糖基化反应合成寡糖，则可合成的分子数目更多。

组合化学库中样品的合成方法，主要有化学合成方法、酶合成方法和基因工程合成方法等。化学合成法是建立组合化学库的主要方法。在传统化学合成中，经制备、分离和纯化等过程得到的是单个化合物，而在组合化学合成中，能够对一组化合物与另一组化合物的每一种组合提供结合的可能，得到一大群化合物。组合方式有同步合成技术（parallel approach）和均分法（mix-split approach）等。组合技术有液相或固相技术。自 20 世纪 80 年代中期开始，陆续发展了棒簇合成法（multipin synthesis）、茶袋法（tea-bag method）、一珠一肽法（one-bead，one-peptide）、光控定位合成法（light directed synthesis）等。

以基因工程合成方法合成多肽时，由于多肽序列与 DNA 编码相关联，就能以合成或克隆的寡聚核苷酸为模板，通过转录和翻译，表达出多肽分子。也能利用基因突变技术随机组合合成 DNA，表达出的多肽如具有活性，便可通过编码 DNA 推导出多肽序列。

利用生物转化技术，用酶催化或微生物转化方法产生化合物库，即为组合生物催化（combinatorial biocatalyst）。组合生物催化具有反应效率高、特异性强、可对复杂底物结构进行广谱和多样性的衍生化、易于实现高通量化和自动化等优点。比如可以通过酶促反应，依次连接上构建块，用于生成多酮体、糖类等化合物库。

有时为了增加化合物的多样性，可以将一个库中的化合物以组合方式通过一步或若干步反应，将原来的化合物转化为结构类似的新的化合物库，形成衍生库（library from library，或 second generation library），该库可以有效地用于化合物的优化。

为提高产生先导化合物的成功率，组合化学库中的化合物样品数量要多，但数量并不是唯一的因素，更关键的是质量。衡量质量的指标是分子差异性（molecular diversity）。合成化合物样品库时，要选用结构和性质分散度大的构建块，才能得到分子差异性大，即化合物样品类型多的化合物样品。

但在作先导化合物结构优化时，要求组合化学库中的化合物在结构上有分子相似性，所以组合化学库并不是越大越好，关键是库中化合物是否能满足我们的需要。由此可见，建立高质量的组合化学库的前提是选择差异性合适的构建块。构建块一般常选用在药物中经常出现的活性官能团，如醇羟基、酚羟基、氨基、胍基、脒基、卤素、羧基、氰基、硝基、酰胺基、咪唑基、吲哚基、吡啶基等，并且合成原料经济易得，能进行快速合成等。

组合化学库的构建，可以在药物或先导化合物的核心结构上连接不同的活性官能团构建块；也可以以生物系统中药物作用的机制为基础，设计合成基本骨架。

采用计算机辅助设计，以各种理化参数来表征各构建块之间的差异性，计算构建块的理化或拓扑特征，进而计算可能组成的分子的差异性甚至生物活性，用得分高的构建块来构建组合化学库，这项技术称为计算机辅助组合化学设计（computer-aided combinatorial chemistry design），简称组合化学设计（combi-chem design）。

5.3.6.2　虚拟组合化学库用于基于结构的药物设计

在组合化学研究及其在药物设计应用中，常需组建虚拟化合物库（虚拟库），虚拟库由计算机合成库中的化合物组成，具有分子多样性，它们并不是真正的存在，而只是储存化合物的结构及其检索，包括化合物理化性质的计算值（参见 3.1.4）。如果需要，可以用已知的化学反应和可得的单体基元分子（构建块）来合成，这样避免了化合物库的合成，同时仍满足了药物设计的需要。

在计算机中产生一个虚拟库，再根据库中虚拟化合物的分子差异性，从中选择部分化合物组成具有分子多样性虚拟库的子库（sublibrary），然后通过组合化学技术合成子库的化合物，并作高通量筛选。这样大大减少了组合合成的量，提高了化合物高通量筛选的命中率。根据筛选结果，还可进一步对子库进行优化，直到找到先导化合物。这样，只需合成一个子库，就达到了合成所有组合样品库再进行全部筛选的同样的目的。

由于基于结构的药物设计的缺陷，设计出的化合物分子尚不能保证具有生物活性，仍需人工单个地合成加以筛选；而组合化学采用合成大量化合物的方法，经群集筛选，得到活性化合物的命中率很低。如能将两种不同的策略配合使用，则能发挥各自的特长，弥补缺陷，提高药物发现的效率，见图 5-50。

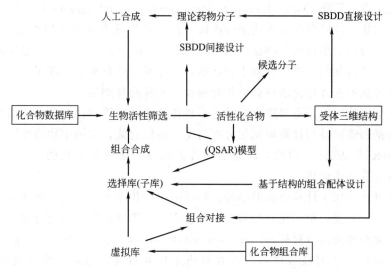

图 5-50　基于结构的药物设计和组合化学综合的策略示意图

　　应用基于结构的药物设计原理，根据靶点活性位点结构和受点与配体之间的互补性，设计虚拟组合库中的配体。先用全新药物设计的方法或分子对接的方法在活性位点设计一个母核或母板，选择母核连接构建块的生长位点。但是构建块的选择除了考察其能否与作用位点结合，或能否符合其他三维结构标准，还要考虑分子多样性，并以组合方式进行连接。得到的虚拟库经过结构或其他标准的挑选得到子库，经组合合成和自动筛选后，得到的 SAR 数据进一步用于下一轮子库的选择、合成和分析。见图 5-51。

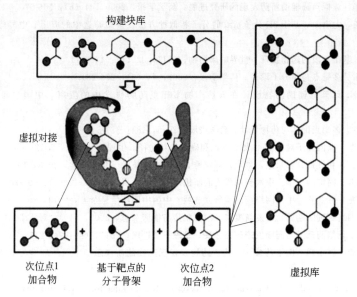

图 5-51　基于结构的组合配体设计示意图

在基于结构的药物设计的指导下选择母板和构建块，由计算机组成虚拟库

　　这一方式称为基于结构的组合配体设计（structure-based combinatorial ligand design，SBCLD）。典型的软件有 Caflisch 的 MCSS 和 CCLD 程序。先以多版本同步搜寻程序 MCSS（multiple copy simultaneous search）进行搜寻，以确定一系列已知化学片段在受体结合位点的最佳位置和取向，达到局部能量最低，得到官能团映射图（functionality map），然后用

计算机组合配体设计程序 CCLD（computational combinatorial ligand design）将那些已限定在最小位置上的化学片段以组合方式进行连接，自动产生具有分子多样性的一系列化合物，这一化合物库称为基于结构的药物设计引导库（directed libraries），对库化合物作高通量筛选，或以计算机评价其结合能，预测生物活性，这样就在计算机上生成了一个虚拟库。虚拟库建立后，就可从中选择理论活性高的化合物作合成和药理测试。

当生成一个虚拟库后，可对库中分子进行理化性质的计算，比如分子的亲脂性、分子极性等，同时根据药效团模型计算虚拟化合物与受点的结合能，预测生物活性理论值，并建立构效关系（SAR 或 QSAR）模型，以此来评价虚拟库，指导新一轮的组合化学库的设计、先导化合物设计及结构优化。

虚拟库还可直接用于计算机辅助筛选。将虚拟组合化学库中的化合物逐个与已知三维结构的受体分子进行对接，根据化合物与受体契合程度，选择得分高的化合物来进行合成和药理测试。这一策略称为组合对接（combinatorial docking），也称虚拟筛选。随着计算机计算速度的提高，现在分子对接程序可以在计算机上作并行计算处理，称为虚拟高通量筛选（virtual high throughput screening，VHTS）。

参考文献

[1] 任景，等. 基于片段的药物发现方法进展. 药学学报，2013，48（1）：14-24.

[2] 董国强，盛春泉，张万年. 基于片段的药物设计方法研究进展. 中国药物化学杂志，2010，（3）：226-232.

[3] 姜凤超. 多靶点作用药物及其设计. 药学学报，2009，44（3）：282-287.

[4] 刘艾林，杜冠华. 虚拟筛选辅助新药发现的研究进展. 药学学报，2009，44（6）：566-570.

[5] 唐玉焕，林克江，尤启冬. 基于 2D 分子指纹的分子相似性方法在虚拟筛选中的应用. 中国药科大学学报，2009，（2）：178-184.

[6] 东圆珍，冯军. 基于片段的药物发现. 世界临床药物，2011，32（8）：488-494.

[7] 郭彦伸，郭宗儒. 多靶点药物分子设计. 药学学报，2009，44（3）：276-281.

[8] 乔连生，张燕玲. 计算机辅助药物设计在天然产物多靶点药物研发中的应用. 中国中药杂志，2014，（11）：1951-1955.

[9] 陈翠丽，尤启冬. 多靶点配体与药物设计. 药学进展，2005，（8）：337-343.

[10] 范胜军，李学军. 反向分子对接-药物靶点发现和确认的新途径. 生理科学进展，2012，43（5）：367-370.

[11] 曹长春，吕剑虹，翟红梅，韩永红，刘斌，刘家秀. 反向对接技术. 北方药学，2013，10（3）：160.

[12] 刘志华，孙晓波. 网络药理学：中医药现代化的新机遇. 药学学报，2012，47（6）：696-703.

[13] 张贵彪，陈启龙，苏式兵. 中药网络药理学研究进展. 中国中医药信息杂志，2013，20：103-106.

[14] 潘家祜. 基于网络药理学的药物研发新模式. 中国新药与临床杂志，2009，（10）：721-726.

[15] 王娟，李学军. 网络药理学与药物发现研究进展. 生理科学进展，2011，（4）：241-245.

[16] 周文霞，程肖蕊，张永祥. 网络药理学：认识药物及发现药物的新理念. 中国药理学与毒理学杂志，2012，01：4-9.

[17] Bello M, Martinezarchundia M, Correabasurto J. Automated docking for novel drug discovery. Expert Opinion on Drug Discovery，2013，（8）：821-834.

[18] Ferreira L, et al. Molecular Docking and Structure-Based Drug Design Strategies. Molecules，2015，20（7）：13384-13421.

[19] Fantin V R, St-Pierre J, Leder P. Attenuation of LDH-A expression uncovers a link between glycolysis, mitochondrial physiology, and tumor maintenance. Cancer Cell，2006，（9）：425-434.

[20] Vasseur R, et al. Inverse docking method for new proteins targets identification：A parallel approach. Parallel Computing，2015，42：48-59.

［21］ Zheng R，Chen T-S，Lu T，A Comparative Reverse Docking Strategy to Identify Potential Antineoplastic Targets of Tea Functional Components and Binding Mode. International Journal of Molecular Sciences，2011，12（12）：5200-5212.

［22］ Minho Lee，Dongsup Kim. Large-scale reverse docking profiles and theirapplications. BMC Bioinformatics，2012，13（Suppl 17）：S6.

［23］ Chen K，Mizianty M J，Kurgan L. ATPsite：sequence-based prediction of ATP-binding residues，Proteome Science，2011，9（Suppl 1）：S4.

［24］ Hopkins A L. Network pharmacology. Nat Biotechnol，2007，25（10）：1110-1111.

［25］ Saxty G，et al. Identification of Inhibitors of Protein Kinase B Using Fragment-Based Lead Discovery†. Journal of Medicinal Chemistry，2007，50（10）：2293-2296.

［26］ Murray Christopher W，et al. Fragment-Based Drug Discovery Applied to Hsp90. Discovery of Two Lead Series with High Ligand Efficiency. J Med Chem，2010，53（16）：5942-5955.

［27］ Gong J，et al. ChemMapper：a versatile web server for exploring pharmacology and chemical structure association based on molecular 3D similarity method. Bioinformatics，2013，29（14）：1827-1829.

［28］ Krautscheid Y，et al. Pharmacophore Modeling，Virtual Screening，andin Vitro Testing Reveal Haloperidol，Eprazinone，and Fenbutrazate as Neurokinin Receptors Ligands. Journal of Chemical Information and Modeling，2014，54（6）：1747-1757.

［29］ Yang S. Pharmacophore modeling and applications in drug discovery：challenges and recent advances. Drug Discovery Today，2010，15（11-12）：444-450.

［30］ Chen H，et al. Fragment-based drug design and identification of HJC0123, a novel orally bioavailable STAT3 inhibitor for cancer therapy. European Journal of Medicinal Chemistry，2013，62：498-507.

［31］ Congreve M，et al. Recent Developments in Fragment-Based Drug Discovery. Journal of Medicinal Chemistry，2008，51（13）：3661-3680.

［32］ Deng X，Guo L，Xu L，et al. Discovery of novel potent and selective ligands for 5-HT2A receptor with quinazoline scaffold. Bioorganic & Medicinal Chemistry Letter，2015，25：3970-3974.

［33］ Lian P，Li L，Geng C，et al. Higher-Affinity Agonists of 5-HT1AR Dicovered through Tuning the Binding-Site Flexibility. J Chem Inf Model，2015，55：1616-1627.

进一步参考和选读文献

［1］ Wierling C，et al. Network and systems biology：essential steps in virtualizing drug discovery and development. Drug Discovery Today：Technologies，2015，15：33-40.

［2］ Huang R，Leung I. Protein-Directed Dynamic Combinatorial Chemistry：A Guide to Protein Ligand and Inhibitor Discovery. Molecules，2016，21（7）：910.

［3］ Zimmermann G R，Lehár J，Keith C T. Multi-target therapeutics：when the whole is greater than the sum of the parts. Drug Discovery Today，2007，12（1-2）：34-42.

［4］ Ain Q U，et al. Machine-learning scoring functions to improve structure-based binding affinity prediction and virtual screening. Wiley Interdiscip Rev Comput Mol Sci，2015，5（6）：405-424.

［5］ Xiong Xiuming，et al. Force fields and scoring functions for carbohydrate simulation. Carbohydrate Research，2015，401：73-81.

［6］ Francesca Spyrakis，et al. Open challenges in structure-based virtual screening：Receptor modeling，target flexibility consideration and active site water molecules description. Archives of Biochemistry and Biophysics，2015，583：105-119.

［7］ Barabàsi A，Gulbahce N，Loscalzo J，Network medicine：a network-based approach to human disease. Nature Reviews Genetics，2011，12（1）：56-68.

［8］ Adrià Cereto-Massagué，et al. Molecular fingerprint similarity search in virtual screening. Methods，2015，71：58-63.

［9］ Liu Hui-fang，Shen Qing. Evaluation of various inverse docking schemes in multiple targets identification. Journal of Molecular Graphics & Modelling，2010，（29）：326-330.

［10］ Besnard J，et al. Automated design of ligands to polypharmacological profiles. Nature，2012，492（7428）：215-220.

［11］ Jiayu Gong，et al. ChemMapper：a versatile web server for exploring pharmacology and chemical structure association based on molecular 3D similarity method. BIOINFORMATICS APPLICATIONS NOTE，2013，29：1827-1829.

［12］ Thilagavathi Ramasamy，et al. Performance evaluation of structure based and ligand based virtual screening methods on ten selected anti-cancer targets. Bioorganic & Medicinal Chemistry Letters，2015，25：4632-4636.

（付伟）

Entities must not be multiplied beyond necessity。
如无必要，勿增实体。

威廉·奥卡姆【中世纪哲学家】

先导化合物优化

6.1 从苗头到先导与先导化合物优化 ▪▪▪▪

苗头化合物（hit），又称命中物，是大多数药物发现及开发项目的起点。苗头化合物定义为通过随机筛选、偶然发现、高通量筛选或者合理药物设计等途径发现的具有初步活性的化合物。在药物发现和开发的实践过程中，只有经过多重筛选和评估的苗头化合物才能成功转变成为具有可开发前景的先导化合物，而其他苗头化合物则被淘汰。根据初步筛选生物活性、分子量及亲脂性的不同结果，苗头化合物可分为以下三种类型。

① 具有中等靶点亲和力（>0.1μmol/L）、较小分子量（<350）及较低 ClgP 值（< 3）的化合物：这属于典型的先导结构类型，一般可通过结构优化及改造转化为有效的先导化合物。

② 具有较高的靶点亲和力（≪0.1μmol/L）、较大分子量（≫350）及较低 ClgP 值（<3）的化合物：此类化合物多为天然来源的次生代谢产物，某些情况下可在保留生物活性的前提下通过结构简化、衍生化等方法转化为具有优势结构的先导化合物。

③ 具有中等的靶点亲和力（>0.1μmol/L）、较大分子量（≫350）及较高 ClgP 值（>3）的化合物：此类化合物一般为来源于化合物组合库、通过高通量筛选后所获得的苗头化合物，其类药性一般较差。与典型先导结构不同，此类化合物与生物靶点之间的相互作用没有得到优化。从此类结构出发，经结构改造及优化后获得的化合物常会出现分子量增大、亲脂性提高及水溶性变差的问题，故此类化合物难以转化为有效的先导化合物。

此外，通过高通量筛选及虚拟筛选（virtual screening，VS）方法所发现的某些苗头化合物，因属于多活性（promiscuous）结构、可形成共价键及属于已知骨架类型的化合物而分别存在选择性差、毒性大、知识产权保护限制等问题，一般也不适合开发作为先导化合物。

从苗头到先导（from hit to lead，H2L）是改善化合物生物活性、完善构效关系并增加新颖性的过程。在遴选先导化合物时，一般选择类先导化合物性（lead-likeness）（参见 6.2 先导化合物优化的原则及策略）作为指导原则，以便为后期药物候选物（drug candidate）的开发留出足够的成药性优化空间。事实上，以先导化合物/已上市药物（代谢产物、老药新用等）作为药物发现的起点同样也比较常见。

与苗头化合物不同，先导化合物要求具有"可开发成为候选药物（candidate）"的潜质，具体包括：在活性上具备明确的构效关系（structure-activity relationship，SAR）和量效关系（dose-effect correlation）；在性质上，要求化合物具备可优化成为药物候选物的基本属性，如口服生物利用度（F）>10%（口服吸收），消除半衰期（$T_{1/2}$）>30min（消除稳定性），大鼠肝微粒体清除率<23μL/(min·mg)（代谢稳定性），非肝药酶诱导剂或抑制剂（毒性、药物相互作用）以及血浆蛋白结合率<99.5%（药动学性质）。虽然先导化合物具有可开发成为药物候选物的潜质，但是本身却存在生物学或药理活性较差、靶点选择性不理想、体内无活性、可能存在毒性或不良反应、易被代谢失活、口服吸收差等问题。因此，只有通过结构修饰和优化，才可成为生物活性强、选择性好、药代动力学性质佳、安全性符合

要求的药物候选物，这一过程即称为先导化合物优化。与从苗头到先导过程所强调的化合物生物活性及结构新颖性相比，先导化合物的优化需要平衡化合物在活性、药动学性质及毒性等方面的各种性质，使其达到药物候选物的要求。

可以看到，虽然"从苗头到先导"与"先导化合物优化"之间存在一定的区别，但在结构改造的策略与优化方面存在较多的重叠性。在改造和修饰化合物结构的同时，也可能会影响到化合物在生物活性、理化性质、毒性等方面的性质。因此，在实际研究工作中两者相互融合、互为补充、不可分割。"从苗头到先导"与"先导化合物优化"过程的比较列于表 6-1，均在本章"先导化合物优化"的内容范畴内介绍。

表 6-1　"从苗头到先导"与"先导化合物优化"过程的比较

项目	从苗头到先导	先导化合物优化
关注点	构效关系、生物活性和结构新颖性	药动学性质、体内性质、安全性
参与化学家数	3～4 名	10 名或更多
新合成化合物数	数以百计	数以千计
骨架数	许多	很少
预期成果	系列先导化合物	药物候选物

6.2　先导化合物优化的原则及策略 ▪▪▪▪

在从苗头到先导的药物发现阶段，化合物的构效关系、生物活性与结构新颖性是需要考察的主要内容。但是关注化合物的品质同样重要，具体可通过配体效率和配体亲脂性效率进行表征。

6.2.1　配体效率与配体亲脂性效率

配体效率（ligand efficiency，LE）是指化合物按照非氢重原子数标准化处理后的结合自由能，该指标反映了化合物分子非氢重原子对其靶点结合能力的贡献度。该概念最早由 Hopkins 提出，定义为：

$$LE = -\Delta G / N_{非氢原子}$$

式中，$N_{非氢原子}$ 为化合物分子中除了氢原子以外的全部原子数；$\Delta G = 2.303RT\lg K_d$，其中 K_d 为复合物结合常数。结合常数与离解常数之间成对数关系，ΔG 改变 5.68kJ/mol，结合力则相应的变化 10 倍。配体效率与化合物的活性及原子数有关，遵循"小即是美（Small is beautiful）"原则。这一概念可通过比较以下两个周期素依赖性激酶 2（CDK2）抑制剂结合活性与配体效率之间的关系进行说明（图 6-1）。图上 μmol/L 活性水平配体（右侧化合物）的活性较弱，但配体效率却高于 nmol/L 水平化合物（左侧化合物），可见小分子量配体与靶点的结合效率更高，具有更好的原子经济性和品质。

配体效率目前已经成为评估片段苗头、高通量筛选苗头、虚拟筛选苗头以及相应优化化合物品质的重要工具。配体效率越高，化合物品质就越好。作用于不同分子靶点的理想分子的配体效率值存在一定差异。对于 HSP90 等靶点，抑制剂的配体效率多有出现大于

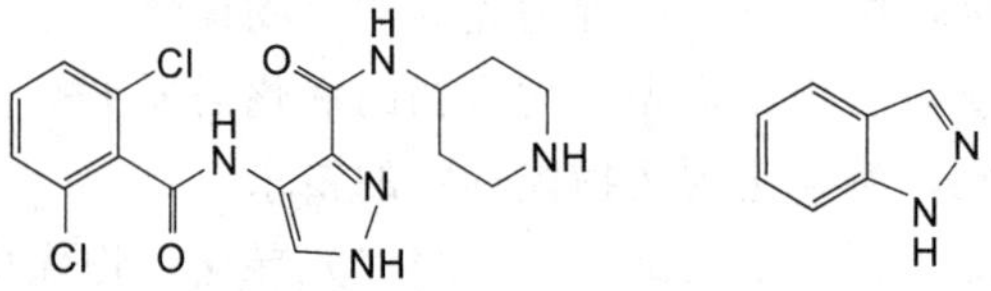

IC$_{50}$/(nmol/L)	47	185000
重原子数	25	9
分子量	382	118
LE/[kcal/(mol·原子)]	0.40	0.57

图 6-1　CDK2 的配体效率比较

1kcal＝4.1868kJ

2.09kJ/mol 的情况，而干扰蛋白-蛋白相互作用的抑制剂所对应的配体效率可能出现远低于 1.25kJ/（mol 重原子）的情况。以上现象产生的原因可能与不同靶点在成药性 （druggability）上的差异有关。通常情况下，K_d 值为 10nmol/L、分子量为 500（约 38 个重原子）的药物候选物的配体效率约为 0.29kcal/（mol 重原子），因此，药物候选物的配体效率一般不应低于 1.25kJ/（mol 重原子）。在评估苗头品质及先导化合物优化时都应密切监测该指标。

配体亲脂性效率（ligand lipophilicity efficiency，LLE）是将化合物的活性强弱与亲脂性同时作为考察度量的方法，从亲脂性考察化合物的品质，可防止分子"过于肥腻"。LLE 定义为：

$$LLE＝pIC_{50}－ClgP$$

式中，pIC_{50} 是 IC$_{50}$（或 EC$_{50}$）的负对数，数值越大表示活性越强；ClgP 则为化合物的计算脂水分配系数。在生物活性相同的情况下，亲脂性越高，则 LLE 值就越低，化合物的品质就越差。反之，在同等生物活性的情况下，亲脂性越低，则 LLE 值就越高，化合物的品质就越好。因此，配体亲脂性效率与化合物的品质之间存在正相关性。

由于化合物在优化过程中通常都会出现分子量增大及亲脂性升高等不利于化合物类药性的现象，因此，需要在从苗头到先导阶段即对这两个参数进行有效控制，以利于后继先导化合物的优化改造。

6.2.2　类先导化合物性与三倍律

除对化合物产生生物活性的品质及结构新颖性有要求外，通过"从苗头到先导阶段"获得的先导化合物，一般还要求符合三倍律（rule of 3，RO3）的标准，即类先导化合物性 （lead likeness）。所谓"三倍律"，并非是指三条规则或指导，而是所涉参数均为 3 或者 3 的倍数，具体表述为：分子量＜300；脂水分配系数 ClgP≤3；氢键供体数不超过 3 个；氢键受体数不超过 3 个；可旋转键数不超过 3 个；极性表面积（PSA）≤60Å²。

上述标准所涉化合物相关特性的具体意义及讨论可参见 6.4.4 类药性与五倍律。虽然不符合其中的任何一项可能并不会导致化合物的"类先导化合物性"降低，但是在违背多项或超出规定界值较多的情况下，化合物"类先导化合物性"会受到严重的影响。其中，分子量、脂水分配系数是需要优先考虑的参数，而对于作用于中枢神经系统的药物，还需要特别关注极性表面积的高低。此类化合物在进一步推进到先导化合物优化阶段之前，必须综合考虑此类因素的影响。

6.2.3　先导化合物优化原则

当化合物过渡到先导化合物优化阶段后，生物活性已不再是化合物研究的核心内容，考察的重点转移到了与体内活性、生物利用度、代谢稳定性和毒性有关的其他性质方面。但仍需认识到，调整化合物的结构一般都会影响包括生物活性在内的所有性质。虽然在完成大量化合物的筛选工作基础上的成功率仍然不高，但是可通过适当的原则降低风险、节约投资。

(1) 适度修饰原则　在先导化合物优化阶段，随着合成类似物数量的增多，应尽可能减少骨架的多样性。从苗头到先导阶段，可通过小幅（甲基、乙基、异丙基同系物取代）或大幅（骨架跃迁、开环/闭环、杂环上杂原子移位）结构改造考察结构对化合物生物活性的影响。在此过程中将活性不理想、选择性差的化合物剔除，留下的化合物可进入到先导化合物优化阶段。同时，在认识此类化合物构效关系的基础上对其他性质进行考察，此时的工作集中在对类似物更加深入与细致的挖掘研究中。进入到先导化合物优化阶段的化合物已经满足了许多严苛的标准，但失败率仍然居高不下。在这种情况下，通过大幅骨架改造所产生化合物的性质往往是难以预期的，即便是对靶点已有充分认识且有相关经验的药物化学家而言也是一个巨大的挑战。事实上，对现有结构的小幅修饰即可解决许多后期的问题，尽管仍需要完成大量化合物的合成与筛选。

(2) 替补原则　虽然在先导化合物阶段应坚持适度修饰的原则，但是这并不意味着先导化合物优化阶段不欢迎多样性，也并不意味着不需要再进行大幅的结构改造尝试。特别是从苗头到先导过程中发现的数个系列化合物，都应同步进入到先导化合物优化阶段。维持较大程度的结构差异性能够避免在研发后期因出现无法预知的问题而导致整个系列化合物在开发的后期"全军覆没"。有鉴于此，在先导化合物优化阶段应将有限的资源合理分配到具有结构多样性的多个系列先导化合物之中，而不是待研发后期失败后才去面对仅有一个系列先导化合物的尴尬境地。因此，药物化学家在先导化合物优化时应考虑具有结构多样性的"备选"先导化合物。

(3) 均衡原则　需要认识到，生物活性仅是影响药物安全有效的一个方面，药物研发的成功与否还依赖于化合物能否到达作用的靶点、是否具有代谢稳定性、是否存在安全性问题等因素。而这些因素在本质上都取决于药物的化学结构。因此，化合物结构的优化在改变一种性质的同时，也会引起其他性质发生相应的变化。所有性质都达到最优化的"理想"药物是不存在的。因此，需要摒弃唯活性和选择性是瞻的观念。在实际研究开发过程中，早在从苗头到先导阶段的初期就会对化合物的多种性质同步进行优化；而进入先导化合物优化阶段后，工作的重点则转移到了化合物的体内活性、代谢稳定性（含药物-药物相互作用）及潜在毒性等方面。为完成各种性质的调整优化，最终获得在各种性质方面最为均衡的化合物（图 6-2）。

(4) 及早淘汰原则　尽管业界关于能否通过不行即止/降低成本（failing fast and cheap）策略提高研发成功率的认识仍有争议。但需认识到，药物候选物进入到临床后要求制药企业向公众披露相关信息，不利的结果将会影响到其声誉以及市场价值，因此，在该情况下作出相关研究项目的决定将变得非常的困难。在这种背景下，在选定药物候选物进入临床研究之前，有必要安排更多的研究以最大程度确保候选物的安全性（深入的毒理学筛查）和有效性（在充分的疾病认识基础上转化模型的建立以及生物标记物的确立）。不过，在进

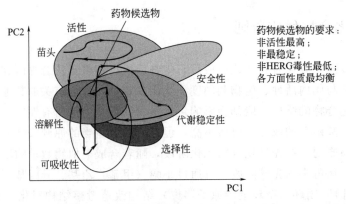

图 6-2　药物发现过程化合物特征主成分（principle components）
二维分析空间曲线路径图

行药物研发过程中仍然需要根据具体的情况考虑"及早淘汰原则"（fail early）的适用性。对于能满足临床上迫切需要（unmet medical need）的药物研究项目［如罕见病（rare disease）的孤儿药（orphan drugs）研发项目］，市场上尚无该疾病治疗药物或者现有药物存在重大缺陷，在该情况下，即便药物候选物存在着缺陷，但经过合理的风险-获益评估后，仍然存在获得药品监管部门批准的可能，因此需放宽淘汰的标准；对于市场上已有大量同类药物（如抗高血压药物、降血糖药物等）的情况，在研药物如出现某些问题极可能导致研发最终失败，在这种情况下应采用更加严格的淘汰标准。由此可见，在药物研究开发过程中需不断对开发项目进行合理评估并制订合理决策。

6.2.4　先导化合物优化基本策略

生物电子等排、同系物、拟似物、拼合、开环/闭环、骨架跃迁、前药原理、软药与硬药设计等经典药物设计理念与策略在"从苗头到先导"及"先导化合物优化"过程中已成为了药物化学工作者的基本策略。此类方法的实质是通过调整化合物的微观结构实现化合物性质优化的目的，在实施过程中存在着偶然性、盲目性及低效率的问题。最初基于结构的药物设计思想就是根据对生物靶点三维结构性质的认识，通过"合理药物设计"方法进行有目的的配体设计，从而克服上述提及的经典药物设计问题。目前计算机辅助药物设计的思想也已经融入到了先导化合物发现和先导化合物优化的各个方面。从早期的 Hansch 定量构效关系（QSAR），到以 CoMFA（comparative molecular field analysis）和 CoMSIA（comparative molecular similarity index analysis）为代表的三维定量构效关系（3D-QSAR）方法、药效团及基于靶点结构的药物设计，这在提高工作效率、减少化合物合成数量等方面发挥了积极的作用。但由于当时可用的靶点晶体结构非常有限（尤其是缺乏活性小分子与靶点的晶体复合物结构），且计算机对现实情况的模拟过于简单和理想，因此通过计算机辅助设计所获得的结果与现实仍存在较大的差异。但近十多年来，随着蛋白质结晶学、结构生物学及大规模计算机辅助技术等相关学科的发展，计算机辅助药物设计在与其他相关领域融合的基础上在药物发现与开发过程中发挥了不可或缺的作用。

在以生物活性和结构新颖性为主导的从苗头到先导过程中，基于结构的计算机辅助药物设计思想与组合化学多样性原理结合有利于发现符合多样性要求的结构；与相似性原理相结合有助于设计小型核心化合物库并能高效筛选出构效关系明确、活性良好的化合物；与蛋白质结晶学相结合有助于通过基于片段的药物设计方法寻找到结构新颖、配体效率高的新结构化合物。而在以各种性质为主导的先导化合物优化过程中，不但可通过基于经验的方法（knowledge based methods）表征药物候选物的"类药性"，还可通过计算机辅助设计的虚拟模型预测药物候选物的理化性质及各种药动学性质。我们在本章下文内容中对此类方法进行概述。

6.3 化合物药效学性质的优化 ■■■

6.3.1 基于靶点结构的优化

基于结构的药物设计已渗透到药物研究的早期阶段。根据结构改造后化合物的生物活性是否得到改善以及新合成化合物与靶点复合物的晶体结构解析结果，能够为下一步的研究工作提供指导。这对于检验预测的靶点与配体分子的结合模式具有实际意义。同时，在新设计合成类似物与蛋白复合物的晶体解析过程中，经常会有令人意外的发现，如结构高度相似的类似物表现出了完全不同的结合模式，或者因蛋白质氨基酸残基侧链构象意外变化而导致靶点结合口袋形状的改变。这些发现都为进一步改善配体与靶点的相互作用提供了新的可能。

基于结构优化模式只有在多学科专业工作者互助紧密协作的基础上才能取得成功：需要由基因组学、蛋白质组学、生物化学组负责发现靶蛋白并进行验证；由结构生物学/生物物理学组同步培养单晶并解析晶体结构；核磁共振分析组负责确定已知活性化合物与复合物的相互作用方式；合成药物化学组负责提供化合物及后继的类似物；药理学组负责完成初步的生物活性筛选；分子模拟/计算机辅助药物设计组根据所获得的配体-靶点复合物的晶体结构及相关的生物学活性数据设计下一步的改造策略并进入下一轮的循环（图6-3）。成功的苗头化合物在该循环过程中需要不断反馈/产生新数据、新策略和新思想，最终获得合理的先导化合物。

基于靶点结构的分子优化实例：

以新类型磷酸二酯酶10A抑制剂的发现为例，磷酸二酯酶（phosphodiesterase，PDE）是一类具有良好成药性的药物靶点。此类靶点可分为多种亚型，有相应的药物上市：PDE-Ⅰ抑制剂，己酮可可碱（血管扩张药）；PDE-Ⅲ抑制剂，米力农（心衰治疗药）；PDE-Ⅴ抑制剂，西地那非（男性勃起功能障碍治疗药）。其中，辉瑞于1997年上市的西地那非（商品名：万艾可）在市场上取得了巨大的成功。同领域的许多研究者对磷酸二酯酶其他亚型的成药性也表现出了极大的兴趣。其他曾开发过的磷酸二酯酶其他亚型抑制剂及其适应证还包括PDE-Ⅳ型抑制剂Rolipram（抗炎抗哮喘药物）、PDE-9A型抑制剂BAY 73-6691（老年痴呆症治疗药）。本实例探讨的是辉瑞公司开发的PDE-10A型抑制剂PF-2545920（抗精神病药物）。

虽然磷酸二酯酶的亚型众多，生物学活性各异，但是其催化结构域却比较保守。在研究此类靶点抑制剂时，需要考虑亚型选择性的问题。辉瑞的研究者首先对其内部化合物库进行

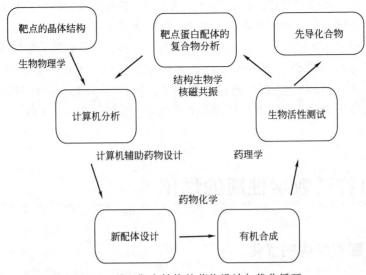

图 6-3　基于靶点结构的药物设计与优化循环

了筛选，发现了 PDE-10A 抑制活性为 35nmol/L 的苗头化合物三芳基咪唑（triarylimidazole），并且相较于其他 PDE 亚型的选择性达到 100 倍以上。该化合物与 PDE-10A 的晶体复合物分析结果（图 6-4，见文前）表明，三芳基咪唑与保守的谷氨酰胺残基（Gln 726）并没有形成氢键，而是形成阳离子（氨基）-π 相互作用；噻吩与疏水口袋结合，该口袋位于 PDE-10A 可结合其他底物的疏水口袋狭缝处；咪唑通过氢键受体与 Tyr 693 的酚羟基发生氢键作用。进一步的研究发现了通过进一步结构改造提高选择性的线索：①在所有 PDE 家族的 21 个亚型中，只有 PDE-10A 在靠近保守 Gln 726 处的第 725 位为甘氨酸，其他亚型均为较大侧链的残基；②上述疏水口袋的底部由连接 14 号螺旋及 15 号螺旋的环区所组成，PDE-10A 的环区结构比除 PDE-5 和 PDE-6 之外的其他所有 PDE 更长，因此，PDE-10A 所形成的该口袋相较于其他 PDE 亚型更深；③PDE-10A 存在非保守性的氨基酸残基 Tyr 693（其他亚型为苯丙氨酸或色氨酸），可提供氢键供体与抑制剂发生特异性的氢键相互作用。

　　根据从晶体复合物分析所获得的信息，研究者设计并合成了新一轮的化合物：①与 PDE-10A 选择性口袋结合；②与 Tyr 693 形成氢键；③类先导化合物性：分子量低于 100，ClgP≤4，控制最小氢键供体数以保证血脑屏障透过性。此轮筛选发现了下列新苗头化合物及吡唑先导化合物。

　　研究者们最终也获得了该新苗头化合物与吡唑先导化合物的晶体复合物结构，具体如图 6-5 所示（见文前），实现了最初的设计目的。完成进一步结构优化改善化合物血脑屏障透过能力后所得到的化合物 PF-2545920，进入临床 II 期研究。

6.3.2　基于片段结构的优化

　　基于片段的药物设计是基于结构的药物发现的延伸与最新进展。该方法首先通过表面等离子共振（SPR）、质谱、核磁共振等生物物理技术筛选小分子片段库［一般符合"三倍律"的标准（参见 6.2.2 类先导化合物性与三倍律）］，发现分子量小、结合效率高的活性化合物；通过核磁共振、表面等离子共振技术、X 单晶衍射技术确定活性化合物与靶点蛋白复合物的作用模式；进而通过拼合、连接或者生长方法设计并优化活性小分子，得到活性优化、类药性更好的先导和候选化合物。相较于传统的随机筛选方法，基于片段的药物发现以小分子片段筛选、结构生物学为核心，注重筛选效率及化合物的品质，可通过筛选较少数量的片段化合物探索更大的化学空间，更有效率地发现苗头化合物，获得配体效率更高且成药性更好的化学结构。基于片段的药物发现作为一种强大的药物发现工具，在工业界和学术界已经逐步得到了广泛应用，是目前药物发现与创制的重要组成部分（图6-6）。

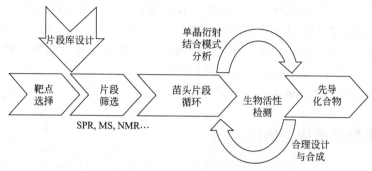

图 6-6　基于片段药物设计（FBDD）的流程图

基于片段的药物优化策略通过基于片段的策略进行优化，具体优化流程见图6-7。

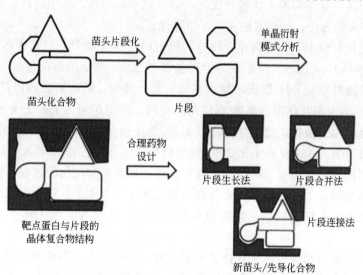

图 6-7　基于片段的苗头化合物优化方法

首先，需要进行苗头化合物片段化（hit fragmentation），或称为骨架删减（scaffold pruning），将苗头化合物结构分解为具有片段特征的分子。这一过程是优化能否成功的关键步骤。分解过程既不是按官能团分解，也不是平均分解。分解后所获得的片段通常要求遵循"三倍律"的要求。片段的分子量小、结构简单，能够通过分子结构的简化实现比更复杂分子更有效的抽样效率，但由于片段化合物分子量小，生物活性预期偏弱（通常为 $\mu mol/L$ 量级）。虽然给低活性片段苗头化合物的检测带来了许多技术上的挑战，但为了克服这些难题而去筛选分子量更大、结构更加复杂的分子无疑也违背了基于片段筛选的初衷。从复杂性程度低的片段化合物中发现苗头片段化合物的成功率更高，而通过"三倍律"方法则能够有效地限制片段分子的结构复杂性。此外，要求片段应具有比较好的水溶性，以便片段化合物在较高浓度下其较弱的相互作用可被检出；在实际工作中还要求控制好片段的大小、氢键个数及柔性（可旋转键数），以便为后期的结构改造留出空间。

通过分解所获得的片段制备后需要与靶点蛋白形成复合物并采集单晶衍射数据，以便对片段与靶点的结合方式进行分析，一般会选择 4～6 个苗头化合物进行进一步研究，最终通过片段生长法、片段合并法或片段连接法等合理药物设计思想设计并合成新苗头/先导化合物。从设计改造效果上看，在片段基础上进行的小幅改造和优化，往往比尝试对分子进行大幅修改更为有效。与片段连接法相比，片段生长法能够更为有效地控制所生成的苗头/先导化合物的理化性质。在此设计过程中，通常需要合成 50～100 个化合物，不仅能够将片段活性从 $\mu mol/L$ 级提升至 $nmol/L$ 级，而且能够获得多个不同的先导结构系列。在这一过程中，除了追踪化合物的生物活性及其与靶蛋白的结合方式外，还需要及时监测化合物的配体效率、配体亲脂性效率及合成可行性等相关指标。

6.3.3 基于配体结构的优化

无论是从苗头到先导还是先导化合物优化，在获知靶点或靶点-配体复合物结构信息的基础上，均可通过基于结构的药物设计方法进行优化。在靶点所有信息都不明确的情况下，也可通过基于配体三维结构的方法进行优化，如药效团模型法、基于配体相似性的虚拟筛选及 3D-QSAR 等典型方法，这些方法在 5.2 中详述。

在化合物优化过程中，为提高化合物与其靶蛋白的结合能力，根据吉布斯（Gibbs）自由能计算式 $\Delta G = \Delta H - T \Delta S$，需要获得尽可能低的 ΔG，其负值较大才能产生尽可能高的结合力，即要求降低焓变 ΔH 值或增加熵变 ΔS 值。其中，影响焓变的因素包括离子-离子相互作用、离子-偶极相互作用、偶极-偶极相互作用、氢键作用、阳离子-π 相互作用、电荷转移作用、螯合作用、卤键、范德华作用及芳环-芳环相互作用（药物相互作用的内容参见 1.4.1）。从本质上看，ΔH 反映了化合物/靶点相互作用与靶点/溶剂相互作用的结合强度差异性，所有有利的相互作用对于结合焓变都有贡献。如果结构优化的过程以焓变为主，则需要在化合物结构中加入上述特异性、定向性的相互作用。事实上，内源性配体与靶点的结合方式主要以焓变为主。根据药物化学家的研究经验，以焓变为基础优化得到的化合物品质更好。

影响熵变的因素包括蛋白及化合物在构象自由度上的损失（不利的作用）以及将水分子释放到周围水环境中的疏水作用（有利的作用）。在现实的优化过程中，增加熵值是改善活性最快的方法，如增加亲脂性，可使配体与靶蛋白结合后疏水表面有序排列的水分子被打乱，熵值增加；提高结构刚性或构象限制，可减少配体与靶点结合时自由度的损失，熵值增加。但是在以熵为主导的优化过程中，都无法避免分子量增大、疏水性增加的问题，进而会导致化合物的生物作用选择性降低、溶解性下降、蛋白结合升高及潜在的药物蓄积问题。

为克服在优化过程中分子量变大、脂溶性升高的问题，可在焓效率（enthalpic efficiency，EE）指导下进行焓主导的活性优化。在下式中，ΔH 表示焓变，$N_{重原子数}$ 则表示非氢重原子数。

$$EE = \frac{\Delta H}{N_{重原子数}}$$

其他指标还包括分子非依赖性焓效率（size-independent enthalpic efficiency，SIHE），该式中将分子大小因素排除后对结合焓的贡献度进行评估。

$$\text{SIHE} = \frac{-\Delta H}{40 \times 2.303RT} N_{\text{重原子数}}^{0.3}$$

在"从苗头到先导"的优化阶段，一般在配体效率（LE）和配体亲脂性效率（LLE）指导下进行优化。但在"先导化合物优化"阶段，需采用更复杂的度量指标进行指导。如 CNS MPO（中枢神经系统多参数优化法）综合考虑了六种理化参数，包括亲脂性（ClgP）、pH 7.4 时脂水分布系数（ClgD）、分子量、拓扑极性表面积、氢键供体数及大多数碱性中心的 pK_a（酸性离解常数的负对数值），该方法能够为中枢神经系统药物优化提供支持。文献中有关改善候选分子理化性质的必要性已经有大量讨论，近期的研究证据表明，通过改善化合物的理化性质的确能够改善药物开发的成功率。辉瑞的科学家于 2007 年提出了化合物安全性评价（compound safety evaluator，CSE）的多参数描述符，该指标将来源于评估杂泛性及毒性的少量组成检测结果［如转染人肝脏上皮（THLE）细胞毒性、Ames 实验及 hERG 抑制活性］及 ClgP、拓扑极性表面积和 pK_a 等理化性质描述符整合成一个单一的描述变量。该 CSE 指标与预测或实测给药剂量信息相结合后，能够在先导化合物优化及选择推进的化合物方面，帮助药物化学家作出更准确的决策。

6.3.4　骨架跃迁

结构新颖性是"从苗头到先导"过程所考察的核心问题之一，骨架跃迁（scaffold hopping）是应用最为广泛的方法之一。骨架跃迁的基本出发点是将生物活性分子划分为药效团与骨架两个部分。其中，药效团定义为化合物产生生物活性所必需的重要官能基团及其在空间上的相对位置；而骨架本身的功能仅是将药效团的各要素固定在相应的空间位置上，实际上并不直接参与药效作用，例如，环丙沙星的结构拆分为药效团与结构骨架，见图 6-8，因此存在结构上被替换的可能性。

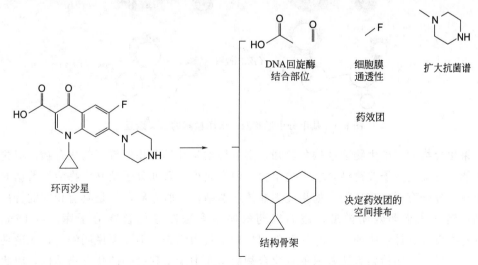

图 6-8　环丙沙星分子药效团与结构骨架的拆解

骨架跃迁的主要目的是通过结构差异较大的片段替换生物活性分子的骨架部分，但分子的生物活性仍维持不变。分子片段的交换与重组都是药物化学家进行分子结构改造的经典方法，它并不需要获得三维结构信息。结构闭环或开环、将一个环系替换为其他的环系或者调整两个环系之间连接链的类型及长度，都能获得有效的新化合物类型。而骨架跃迁方法则通过计算机辅助设计方法来鉴别和替换骨架，得到新骨架结构的化合物。

骨架改造具有以下多方面的优势：①将亲脂性骨架替换为极性更高的骨架有利于提高化合物的水溶性。②将易被代谢的骨架替换为稳定性更高或毒性更低的骨架有利于改善药动学性质。研究结果显示，中心骨架结构存在毒性或其他不良反应。例如，某些吡啶或咪唑类化合物可能与细胞色素 P450 酶系相结合，某些氨基噻唑类化合物存在代谢不稳定的问题。③将柔性骨架（如肽类骨架）替换为刚性骨架可显著提高生物结合活性、整体药物代谢及药动学性质。④某些情况下，中心骨架直接参与蛋白相互作用，骨架改变可改善化合物的结合活性。⑤中心骨架的改变可获得具有知识产权的新结构。

常用的骨架跃迁方法有形状匹配法、药效团检索法、片段法和二维分子指纹相似性法。

如果在形状上互相匹配并且具有相同的静电作用、范德华力、氢键和疏水键等定向相互作用，则两个化合物可视为具有相似性。但如果仅有一个活性化合物且生物活性构象未知的情况下，该分子通常会存在形状不同的各种低能构象，在此情况下，形状匹配的运用非常有限；但如果化合物具有很高的结构刚性或者可根据 X 射线晶体衍射结构采集到药物分子的活性构象，则该构象可作为检索新结构的模板。形状与氢键结合能力具有完全不依赖于分子化学结构的优势，进而增加了识别真正新骨架类型的可能性。形状匹配方法通过鉴别相匹配的药效团和骨架，进而作骨架替换。目前已有的形状匹配工具有 FlexS（http：//www. biosolveit. de）及 ROCS（Openeye Scientific Software，http：//www. eyesopen. com）等软件（图 6-9）。

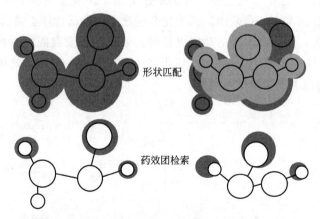

图 6-9　基于分子形状及药效团检索的骨架跃迁

如果化合物的三维生物活性构象已知，则可检索与其具有相似特征的化合物，但这种方法并不能区分决定分子关键结合能力的组分。但在获得一系列分子及其生物活性数据的情况下，上述区分是有可能实现的。如果此类配体虽然结构有所差异，但是具有相同的特征及形状，则可建立三维药效团模型，进而以药效团检索法搜寻化合物分子库。以 Discovery Studio 药物设计软件包中的 Catalyst 药效团构建工具为代表。但需要说明的是，无论是柔性叠合还是三维药效团检索方法都只能从化合物数据库中检索到已知的化合物结构，因此，该策略存在一定的局限性。

在骨架跃迁过程中，最为常用的方法是活性化合物片段法（图 6-10）。活性化合物片段

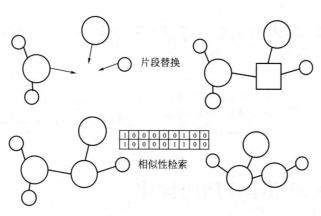

片段替换

相似性检索

图 6-10　基于片段及二维分子指纹的骨架跃迁

法主要分为两个步骤：第一步，将与三维查询结构相匹配但不符合药效团特征的结构部分删除；第二步，将检索到的结构片段通过重合键的片段连接方式装配到复合结构中，这种方式可获得新骨架的化合物。

此外，以分子二维描述符（原子类型及原子间连接关系）的组合（又称分子指纹）为基础，同样也能够完成相似性检索达到骨架跃迁的目的（图 6-10）。在二维描述符中，通过字符串的形式描述"含有"（1）或"不含有"（0）结构片段的特征（如羧基或特定的环体系）或 2~7 个原子长度的特定形式（分子指纹）。二维子结构可通过两种方式记录在指纹中。一种为字典型方法，这种方法通常需要已知子结构的一组列表，每个子结构分别与指纹码上的一个特定字段相对应，因此，分子中一个子结构的存在与二进制向量特定位置上的一个字段之间为一一对应关系。这种方法简单且比较完备。另一种则称为分子型方法，其分子指纹以分子本身为基础产生，指纹算法对分子处理后会产生以下信息：每个原子类型；与该原子间隔一根键的原子（及其连接键关系）；与该原子间隔两根键的原子（及其连接键关系）；……与该原子间隔 N 根键的原子（及其连接关系）。例如，分子 OC═CN 经分子型方法处理后会产生如下信息：0 键，C、O、N；1 键，OC、C═C、CN；2 键，OC═C、C═CN；3键，OC═CN。与字典型方法相比，分子型方法具有其特点。首先，该方法编码多对多的关系，通过混杂算法将多个字段与特定的分子子结构相对应，这种方式可能会导致每个字节都与不同子结构相关联的情况。其次，预设子结构并没有事先定义的字典可供查阅；因此会出现同类子结构（如四原子三键的子结构）都被纳入混杂计算进而导致同一个子结构与多个字节相对应的情况。典型的字典型方法有 MDL key fingerprints（BIOVIA Inc.；http：//www. accelrys. com）；典型的分子型方法包括 Daylight fingerprints（Daylight Chemical Information Systems Inc.；http：//www. daylight. com）。而 Unity fingerprint（Certara Inc.；http：//www. tripos. com）则多以分子型方法为主，但是某些字段则使用了字典型方法。

上文所述的四种骨架跃迁方法的相关信息特点汇总列于表 6-2。

表 6-2　骨架跃迁典型方法列举

方法	形状匹配法	药效团检索法	片段法	二维指纹相似性
软件	FlexS（BioSolveIT，http://www. biosolveit. de/）	Catalyst（Accelrys, Inc, http://www. accelrys. com/）	MOE（Chemical Computing Group Inc.）	Daylight Fingerprints（http://www. daylight. com）

方法	形状匹配法	药效团检索法	片段法	二维指纹相似性
优点	快速,高成功率,适合刚性小分子	以最多信息为基础的合理设计方法	高成功率	快速且适用性广泛
缺点	需要获得生物活性构象的知识,但无法了解官能团的相对重要性	需要获得生物活性构象及结构叠合等相关知识	根据容许条件的不同,可获得许多结构或无结果,跃迁结果存在评价的问题	由于化学结构被高度字符参数化,因此存在很高的不确定性

6.4 化合物药动学性质的优化

6.4.1 药代动力学的意义

药代动力学是研究药物在生物体体内的含量随时间变化规律的学科,药代动力学反映了机体对于药物的吸收、分布、代谢、排泄的动态处置变化过程。药代动力学性质对于药物的疗效及安全性都可产生重要影响,具体过程如图 6-11 所示。药物的口服制剂在胃肠道发生崩解释药后吸收入血。在此过程中,首过效应、药泵外排、肝肠循环等因素都会导致药物吸收减少而降低药效。药物在吸收入血后,药物只有分布在靶点且达到有效浓度时才能产生药效作用。对于作用于中枢神经系统的药物,还要求药物能够渗透血脑屏障并达到有效浓度水平。药物作用于靶部位产生药效,作用于其他组织和器官则易发生毒性和不良反应。许多药物可与血浆蛋白发生结合,结合态的药物活性消失。虽然药物血浆蛋白结合过程是一个可逆的过程,但对于血浆蛋白结合率超过 90％ 以上的药物,容易因不同药物竞争性结合血浆蛋白而产生药物-药物的相互作用,影响用药安全。许多药物经肝脏肝药酶代谢,产生失活或活性增强的代谢产物。因此,肝功能不全者在用药时容易出现安全性问题。对于需要经过肝脏代谢激活的某些前药(如氯吡格雷),因基因多态性的存在导致肝药酶表达量差异,进而使得某些患者对药物代谢过慢,也会引起药物失效的问题。此外,

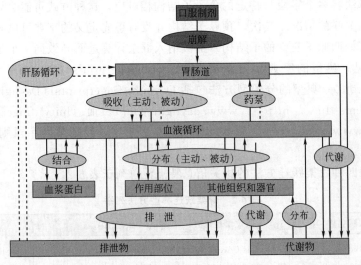

图 6-11　口服吸收药物在体内的处置过程

如果代谢产物本身存在毒性，也会出现安全性的问题。不同药物对肝药酶的竞争结合、抑制及诱导作用，同样也可能会带来药物安全性方面的问题。由于药物的理化性质及亲组织性的特征，会出现药物蓄积的现象，因此，在重复给药后可能带来危害。多数药物及其代谢产物通过肾脏进行排泄，肾功能不全者因药代动力学性质的改变也会有潜在的安全性问题。因此，药物的药代动力学特征对于药物的疗效及安全性都产生重要影响，需要在药物设计时加以重视。

6.4.2 基于性质药物设计优化的目标

机体对于药物的处置特征（即药代动力学性质）与分子形状、亲脂性、分子柔性、极性表面积、分子量、熔点、水溶解性、可旋转键数、芳环数等药物本身的结构特征及理化性质之间存在一定程度的相关性。因此，基于性质药物设计中优化的最终目标是获得具有合理药代动力学性质的药物候选物，最终实现药物或药物候选物的良好口服吸收、定向分布、可控代谢、优化消除或降低毒性和不良反应的目标。

6.4.3 成药性

成药性是药物除药理活性与药代动力学及安全性相关的其他所有性质，也是化合物具有临床I期研究资格的特征性指标。化合物的成药性评估内容包括物化性质（溶解度、亲脂性、解离性、渗透性及化学稳定性）、生化性质（代谢转化、血浆蛋白结合、转运蛋白结合）、药代动力学性质（生物利用度、半衰期、肾清除率、药物-药物相互作用）及安全性［CYP底物/抑制/诱导作用、hERG作用、细胞毒性、三致作用（致癌、致畸、致突变）］等多个方面。

成药性评估可通过物理化学实验方法、体外、离体及体内等方法进行检测。可用于性质预测的软件见表6-4。

成药性优化实例：芬太尼及其类似物（图6-12）的成药性优化

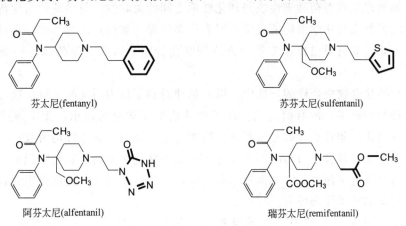

芬太尼(fentanyl)　　　　　苏芬太尼(sulfentanil)

阿芬太尼(alfentanil)　　　　瑞芬太尼(remifentanil)

图 6-12　芬太尼及其类似物的结构

突发性癌痛（breakthrough cancer pain，BTCP）是癌症晚期患者的常见症状，具有诱发期短（约3min）、持续期短（平均30min）的特点。速释硫酸吗啡片是临床主流治疗的选择，但由于该药起效慢（＞30min），与疼痛症状的缓解要求并不匹配。美国 FDA 于 1998 年批准了芬太尼（fentanyl）的口腔黏膜给药剂型 actiq，起效时间 10～15min，应用于突发性疼痛治疗时可在很大程度上解决该问题。由于芬太尼属于高脂溶性药物，虽然能够迅速渗透中枢神经系统及脂肪组织，但也存在消除半衰期长达 7h 而导致药物蓄积的问题，这与其分子中的苯乙基结构密切相关。结构类似物苏芬太尼（sulfentanil）将苯乙基替换成为噻吩乙基结构，尽管噻吩的脂溶性高于苯基，但由于该基团容易被氧化代谢甚至开环生成高极性的砜或亚砜代谢产物，因此，苏芬太尼的消除半衰期相比于芬太尼反而缩短到 2～3h。在阿芬太尼（alfentanil）结构中，通过电中性且亲水性好的四氮唑酮片段取代了苯乙基结构，尽管其镇痛活性仅为芬太尼的 1/4，但是起效时间却比芬太尼快 4 倍，终末消除半衰期进一步缩短为 1～2h，且用药后心血管并发症的发生率低于芬太尼。瑞芬太尼（remifentanil）完全摒弃了芳基取代结构，改用了丙酸甲酯取代基。瑞芬太尼的酯键易被酯酶水解后失活，终末消除半衰期仅为 10～20min，无阿片样作用蓄积的风险，患者在停药后可迅速复原，大大降低了安全性风险。由此可见，成药性优化的目的虽然与药效活性的相关性不高，但是对于保障用药的安全至关重要。

6.4.4　类药性与五倍律

机体在对药物的处置过程中具有良好口服吸收、定向分布、可控代谢、优化消除或毒性和不良反应小等特点，这是对药物候选物在药代动力学方面的基本要求。但在苗头化合物的优化阶段，通过人体试验来对此类药动学性质进行考察和筛选既不现实，也不符合伦理要求，虽然在先导化合物阶段可通过各种体外模型（肝微粒体等）及动物体内试验（专项药动学研究、放射性标记配体追踪试验）进行考察，但存在用量小、周期长、费用高以及试验结果对人体适用性不确定等问题。

为解决这一问题，遂提出了类药性的概念，即理想的药物应具有良好的类药性。由于机体对于药物的处置过程属于非特异性过程，本质由药物的理化性质所决定。因此，类药性问题的核心是如何建立理想药动学性质与理化性质之间的关联性。与单纯的结构特征不同，药物的理化性质虽然由其化学结构所决定，但有许多性质（如熔点、溶解性）却只能通过实验方法获得。因此，如何通过快速方便的方法判断化合物是否具有类药性是一个重要的研究课题。

在众多判断化合物类药性的方法中，以五倍律得到了最为广泛的认可，这与五倍律所具有的以下优势密切相关：所有信息只依赖于化合物的结构直观得出，无需通过实验方法获得，易实现自动化，非常适合高通量筛选；简单易记，所有判据条件均为数字 5 或者 5 的倍数；五倍律来源于对现有上市药物的详尽分析以及药物化学家的长期经验积累，证据确实可靠，所代表的含义对于药物化学家而言非常直观，富有启发意义；五倍律非常有效，已经成为药物发现开发的标准筛选环节。

五倍律的表述如下：在不符合下列两项及以上的情况下，化合物可能会出现口服吸收及生物膜透膜能力低下的问题：分子量≤500；氢键供体数（所有 OH 与 NH 数目的总和）≤5（实例见表 6-3）；计算脂水分配系数（ClgP）≤5；氢键受体数（所有 N 与 O 数目的总和）≤10。

表 6-3　五倍律中的氢键计数

官能团	氢键供体数	氢键受体数
羟基	1(OH)	1(O)
羧基	1(OH)	2(2 Os)
N,N-双取代酰氨基	0	2(N,O)
伯氨基	2(NH$_2$)	1(N)
仲氨基	1(NH)	1(N)
醛基	0	1(O)
酯基	0	2(O)
醚基	0	1(O)
氰基	0	1(N)
吡啶基	0	1(N)

辉瑞药物化学家利宾斯基（Lipinski）在对美国药物命名委员会（United States Adopted Names，USAN）目录中顺利通过临床Ⅰ期试验且已转入到临床Ⅱ期试验的化合物进行统计分析的基础上，初步形成了五倍律的概念。所考察的所有化合物在临床Ⅰ期研究中均表现出了可接受的毒性及药动学性质，从而继续进入临床Ⅱ期研究。在对 2200 个此类化合物分析的基础上确定了五倍律。研究表明：口服吸收有效的化合物对于五倍律的符合率达到 90%。而性质超出五倍律所规定界值的化合物则存在较高的口服吸收风险。

分子量与分子的大小有关。分子量过大会影响化合物的水溶性，并且在被动吸收扩散过程中难以渗透生物膜上脂肪链有序紧密排列的磷脂双分子层，不利于吸收。与计算脂水分配系数、氢键给体/供体不同，分子量作为反映化合物大小的参数，对口服生物利用度影响的物理本质却仍然不明。此外，分子的柔性也是反映分子形状的重要参数，只考虑分子大小（分子量）而忽略分子柔性的做法并不可取。事实上，分子柔性高（尤其是含脂肪疏水链的分子），一方面，易出现分子自身的疏水固缩（hydrophobic collapse）现象，不利于分散在水性环境中；另一方面，药物小分子在通过生物膜磷脂双分子层时需要损失可旋转键的自由度，因此，分子柔性过高在熵变上同样会带来不利的影响。然而，分子柔性有利于化合物形状在不同的环境中发生改变，适合与不同靶点发生结合。因此，在分子结构的优化与改造过程中，需要对此性质进行权衡。分子柔性参数通常用可旋转键（rotatable bonds，RB）的数目表示。对于具有类药性的药物分子而言，可旋转键的数目通常要求≤10。

五倍律有着坚实的理化性质基础。氢键可增加化合物的水溶性，化合物只有在氢键破坏后才能渗透磷脂双分子层。因此，氢键数的增多不利于化合物从水相经被动扩散形式分配到磷脂双分子层中。值得注意的是，在结构比较复杂的分子中，可能存在将不产生贡献的氢键（如被包埋在分子内部）被计入的情况。此时，考虑选用极性表面积（polar surface area，PSA）指标，它比氢键给体/受体个数更能够反映分子的真实情况。极性表面积定义为分子中极性原子表面的总和，这可通过计算极性原子 O、N、OH 和 NH 的范德华表面积获得。根据分子结构计算所获得的极性表面积也称为拓扑极性表面积（topological polar surface area，tPSA）。极性原子表面积越大，分子就越难以过膜。大量现有药物的研究表明，非中枢神经系统药物的 PSA 要求≤140Å^2，中枢神经系统（CNS）药物则要求≤90Å^2。

虽然只违反上述任何一项可能不会导致化合物的吸收能力低下，但在违反多项及超出规定界值量较多的情况下，化合物表现出吸收及过膜能力低下的可能性就很高。虽然药物还可通过主动转运、细胞间隙渗透及胞吞等方式吸收，但大多数药物都是以被动扩散的方式进行转运的，因此，五倍律对于类药性的界定具有实用价值。

此外，由于先导化合物的优化过程都无法避免化合物分子量的增大和疏水性的升高。因此，当代制药界在先导化合物优化的过程中，对先导化合物的性质采取了更加严格的约束，即要求符合三倍律，以便在后期改造过程中留有余地，在候选药物阶段使化合物最终能够满足五倍律的要求。

药物分子的性质参数计算实例如图 6-13 所示。

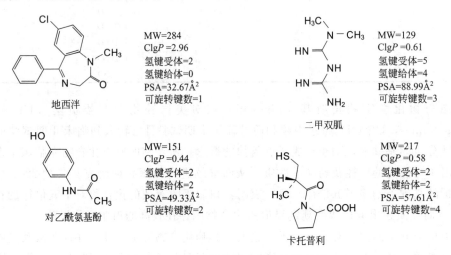

Cl
CH_3
N
N
O
地西泮
MW=284
ClgP =2.96
氢键受体=2
氢键给体=0
PSA=32.67Å²
可旋转键数=1
H_3C
N − CH_3
HN
NH
HN
NH_2
二甲双胍
MW=129
ClgP =0.61
氢键受体=5
氢键给体=4
PSA=88.99Å²
可旋转键数=3
HO
HN
O
CH_3
对乙酰氨基酚
MW=151
ClgP =0.44
氢键受体=2
氢键给体=2
PSA=49.33Å²
可旋转键数=2
HS
H
H_3C
O
N
COOH
卡托普利
MW=217
ClgP =0.58
氢键受体=2
氢键给体=2
PSA=57.61Å²
可旋转键数=4

图 6-13　药物分子性质参数的计算实例

6.4.5　药动学性质的预测优化

由于人体结构的复杂性，我们对某些作用机制的认识仍有待完善。五倍律具有直观、简单及普遍适用的优点，非常适合在从苗头到先导化合物的过程中作为粗略的筛选标准使用。但在结构相对变化较小、以性质作为研究核心的先导化合物优化阶段，还有许多可靠性、准确性更好的定量预测方法可供选择：定量构效关系（QSAR）与定量结构性质关系（QSPR）、相似性检索、分子模拟（配体-蛋白对接、药效团构建、子结构等方法）及基于化合物性质的药动学性质预测（physiologically based pharmacokinetics，PBPK）。其中以 PBPK 方法最有价值，通过该方法能够获得关于各具体因素如何影响药动学性质的信息。但此类模型方法需要以化合物实验数据为基础，建立化合物实验数据与化合物分子描述符之间的函数关系（图 6-14），即通过建立模型的方法根据现有化合物的实验数据预测新化合物的相关数据。

$Y=f(X)$

Y=ADME/T性质

- 透膜性
- 溶解性
- 吸收
- 分布
- 代谢
- 血脑屏障
- 口服生物利用度
- 代谢稳定性
- 毒性……

X=分子描述符

- MW
- Clg *P*
- tPSA
- 可旋转键数

图 6-14　药动学性质实验数据与分子描述符之间函数关系的建立

在对 ADME/T 机制的认识相对清楚的情况下，可通过分子模拟方法（如与细胞色素结构域或 hERG 结构进行对接）预测某些相关的药动学性质/毒性。而定量构效关系则由以下步骤（图 6-15）组成：数据收集（训练集）、描述符的产生及选择（分子性质、指纹等用于化合物性质表征的描述符）、统计学模型（多线性回归、神经网络），并建立目标性质（如溶解性）与描述符之间的相关性模型，同时通过一个测试集进行验证。通过这种方式，可建立分子结构（用 X 表示，输入变量）与所观测到活性（用 Y 表示，输出变量）之间的关系。与定量构效关系分析方法类似，选取实验数据已知的化合物集作为训练集，建立 Y-X 的拟合模型，进行定量构动关系（quantitative structure-pharmacokinetics relationship，QSPR）、定量构毒关系（quantitative structure-toxicity relationship，QSTR）分析。通常情况下，模型只对结构与训练集化合物类似的分子的性质进行准确预测。Y-X 之间的线性回归模型通常通过统计学回归方法建立。例如，单一的 ADME/T 性质参数在受到多重生物学机制的影响下，采用非线性方法可能是更加合理的方法。

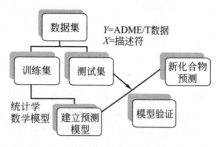

图 6-15 药动学性质预测模型的构建流程图

用于 ADME/T 性质预测的常用商业软件包见表 6-4。

表 6-4 可用于 ADME/T 性质预测的常用商业软件列表

公司名	互联网址	软件名
ACD/labs	http://www.acdlabs.com	ADME-Tox Prediction
Simulations Plus，Inc.	http://www.simulationsplus.com	ADMET Predictor™
Schrödinger	http://www.schrodinger.com	QikProp
BIO-RAD	http://www.bio-rad.com	KnowItAll
BIOVIA	http://www.accelrys.com	TOPKAT
Molecular Discovery	http://www.moldiscovery.com	VolSurf+
CompuDrug	http://www.compudrug.com	MetabolExpert HazardExpert Pro
MultiCASE	http://www.multicase.com	Meta-PC
SimCYP	http://www.simcyp.com	ADME Prediction Toolbox

先导化合物优化由"从苗头到先导"与"先导化合物优化"两个部分所组成。优化的目的是为了改善化合物的生物活性、作用靶点选择性及结构新颖性（H2L 阶段），使其成为合格的先导化合物；或者均衡生物活性、理化性质（药动学性质）及毒性之间的关系，使其成为合格的药物候选物。以上两个阶段虽然优化目标不同，但在药物发现过程中相互交织、互为补充、不可分割。

在"从苗头到先导"阶段，需选择多个结构复杂程度较低、高结合焓的极性苗头化合物作为出发点，通过基于靶点结构、化合物片段及配体结构的策略，在配体效率和配体亲脂性效率的指导下进行优化，同时兼顾"类先导化合物性"的三倍律原则，要求严格控制分子量及 ClgP 值的增加。

在"先导化合物优化"阶段，则需要更多地考虑类药性五倍律的限制因素、药动学性质预测，结合实验室检测数据和反馈，根据优化的目标针对各项度量指标进行优化，最终实现药效、药动、毒性等各方性质的均衡。

参考文献

[1] 郭宗儒．药物分子设计的策略：苗头和先导化合物的品质决定新药的成败．药学学报，2008，43（9）：898-904.

[2] 郭宗儒．化学物效率与先导物优化．药学学报，2013，48（12）：1755-1762.

［3］ Hann M M. Molecular obesity，potency and other addictions in drug discovery. Med Chem Comm，2011，(2)：349.

［4］ Scott D E，Coyne A G，Hudson S A Abell. Fragment-based approaches in drug discovery and chemical biology. Biochemistry，2012，51：4990-5003.

［5］ Hughes J P，Rees S，Kalindjian S B，Philpott K L. Principles of early drug discovery. British Journal of Pharmacology，2011，162：1239-1249.

［6］ Zhu T，Cao S Y，Su P C，Patel R，Shah D，Chokshi H B，Szukala R，Johnson M E，Hevener K E. Hit identification and optimization in virtual screening：practical recommendations based on a critical literature analysis. Journal of Medicinal Chemistry，2013，56：6560-6572.

［7］ Gleeson M P，Hersey A，Montanari D，Overington J. Probing the links between in vitro potency，ADMET and physicochemical parameters. Nature Reviews Drug Discovery，2011，10 (3)：197-208.

［8］ Bakunova S M，Bakunov S A，Patrick D A，Kumar EVKS，Ohemeng K A，Bridges A S，Wenzler T，Barszcz T，Jones S K，Werbovetz K A，Brun R，Tidwell R R. Structure-Activity Study of Pentamidine Analogues as Antiprotozoal Agents. Journal of Medicinal Chemistry，2009，52 (7)：5188-5196.

进一步参考和选读文献

［1］ Tsaioun K，Kates S A. ADMET for Medicinal Chemists：A Practical Guide. New York：John Wiley & Sons Inc，2011.

［2］ Kerns E H，Di L. Drug-like Properties：Concepts，Structure Design and Methods：from ADME to Toxicity Optimization. Elsevier Inc，2008.

［3］ Rydzewski R M. Real World Drug Discovery：A Chemist's Guide to Biotech and Pharmaceutical Research. Elsevier Inc，2008.

［4］ Dorwald F Z. Lead Optimization for Medicinal Chemists. New York：John Wiley & Sons Inc，2013.

［5］ Hann M M，Keseru GM. Finding the sweet spot：the role of nature and nurture in medicinal chemistry. Nature Reviews Drug Discovery，2012，11 (5)：355-365.

（李炜）

7

计算机辅助药物设计应用实例

7.1 基于靶点蛋白结构的药物设计案例 ▪▪▪▪

7.1.1 抗流感病毒药物设计——基于唾液酸酶结构的药物设计

流感是一种常见的疾病，但到目前为止，还没成功地开发出能有效地消灭流感病毒的药物。唾液酸酶（sialidase），又名神经氨酸酶或酰基神经氨酸水解酶（neuraminidase），是一种苷水解酶，可水解出以 α-苷键连接在糖蛋白和糖脂末端的唾液酸（sialic acid）。唾液酸主要是 N-乙酰基神经氨酸（N-acetyl-neuraminic acid，Neu5Ac）（见图 7-1，**1a**），在细胞表面的糖与蛋白质的识别中起着重要的作用。

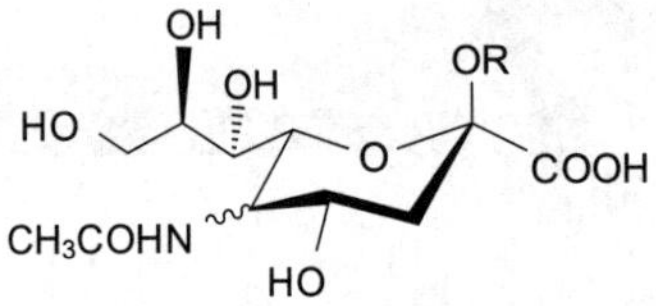

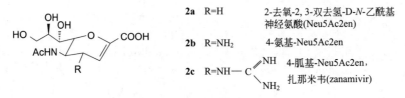

1a R=H
1b R=糖基

图 7-1　唾液酸（**1a**）及其糖缀合物（**1b**）的结构式

许多含有唾液酸酶的微生物都是致病的，这种酶在微生物的感染和所致疾病的传播中非常关键。唾液酸酶抑制剂的研究是抗病毒尤其是抗流感病毒药物研究的一个重要领域。唾液酸酶是一种有着相同亚基的四聚体，存在于流感病毒体的表面。其晶体结构的测定为设计出新的强效和具选择性的抗流感药物提供了条件。早期发现的非选择性唾液酸酶抑制剂 2-去氧-2,3-双去氢-D-N-乙酰基神经氨酸（Neu5Ac2en）（图 7-2，**2a**）在动物感染模型中显示出没有任何效果。

2a　R=H　　2-去氧-2,3-双去氢-D-N-乙酰基
　　　　　　　神经氨酸(Neu5Ac2en)

2b　R=NH₂　4-氨基-Neu5Ac2en

2c　R=NH—C〈NH／NH₂〉　4-胍基-Neu5Ac2en，扎那米韦(zanamivir)

图 7-2　唾液酸酶抑制剂的结构式

Von Itzstein 等基于唾液酸酶的晶体结构，以计算机辅助进行酶抑制剂的直接药物设计。用软件 GRID 扫描唾液酸酶结构，分析唾液酸和其他唾液酸类似物与酶受点的相互作用，得知唾液酸以及不饱和的唾液酸类似物 Neu5Ac2en 是以吡喃糖的船式构象与唾液酸酶产生能量有利的相互作用的。GRID 用质子化的伯胺作为探针，以 -67kJ/mol 能量水平为界，计算与酶表面之间的作用能，发现酶结构上有亲正电的作用位点。根据这一提示，对抑制剂结构进行修改。如果 4-羟基被氨基所取代（见图 7-2，**2b**），结合作用就会大大增加，原因在于氨基可与酶蛋白的 Glu 119 羧基侧链产生盐桥作用 [图 7-3(a)，见文前]。如果 4-羟基被更强的碱性基团胍基取代（见图 7-2，**2c**），则会产生更大的作用力，因 Neu5Ac2en 衍生物的胍基末端氮原子与 Glu 119 和 Glu 227 进行横向结合，故显示出比 4-氨基取代物更大的酶亲和性 [图 7-3(b)，见文前]。

根据以上分析结果设计并合成出的两种具有预测活性的化合物 4-氨基-Neu5Ac2en 和 4-胍基-Neu5Ac2en，分别与流感病毒 A/Tokyo/3/67 唾液酸酶作用，得到酶-抑制剂复合物，X 射线衍射研究结果表明复合物的作用模型与图 7-3(a) 和 （b） 所示的预测模型基本一致。正如预测那样，4-氨基-Neu5Ac2en 的 4-氨基与 Glu 119 之间形成一个盐桥［图 7-3(c)］，4-胍基-Neu5Ac2en 的末端氮原子与 Glu 227 和 Glu 119 的羧基形成能量有利的横向结合［图 7-3(d)］。

酶抑制活性的测定更进一步确证 4-氨基和 4-胍基取代 Neu5Ac2en 为高效竞争性唾液酸酶抑制剂，对流感病毒 A/Tokyo/3/67 唾液酸酶的抑制活性 K_i 分别为 5×10^{-8} mol/L 和 2×10^{-10} mol/L，比母体结构 Neu5Ac2en （K_i 为 1×10^{-6} mol/L） 抑制剂的结合能力分别提高 20 倍和 5000 倍。体内和体外试验中，两者都有明显的抗病毒感染效果。4-胍基-Neu5Ac2en 的药物名为扎那米韦（zanamivir），由 Glaxo-SmithKline 公司开发上市。由于该药的水溶性很大，不能从消化道吸收，只能制成鼻腔喷剂、滴鼻液或吸入剂。

为了制成消化道可吸收的、患者乐于接受的口服药，药物分子结构需增加疏水的脂肪性基团，但是与此矛盾的是抑制剂的分子结构要求有碱性的亲水性基团。

Gilead Science Inc. 公司的 Kim 等在 M. von Itzstein 工作的基础上，研究开发了可以口服的酶抑制剂。根据从配体与唾液酸酶复合物的晶体结构中得到的信息作构效分析，以碳环代替 Neu5Ac2en 类抑制剂的二氢吡喃环，得到新结构类型，同时，此新结构类型还具有化学性能更稳定，更易作结构优化等优点。

唾液酸 （**1a**） 与唾液酸酶复合物的高分辨 X 射线晶体结构提示，由于配体羧基与酶活性位点的 Arg 118、Arg 292 和 Arg 371 形成强烈的离子键，配体的构象变形较大。**1a** 在溶液中，其羧基处于横键，但在复合物中，其羧基却处于假横键，此构象和 Neu5Ac2en （**2a**） 与酶的结合模型相似，其中二氢吡喃环上的双键使得环上的氧只能处于环平面。于是假设在糖缀合物 （**1b**） 水解出唾液酸 （**1a**） 过程中，配体形成碳正离子中间体，则其中 2 位的碳正离子可以被邻位的氧原子所稳定 （见图 7-4）。

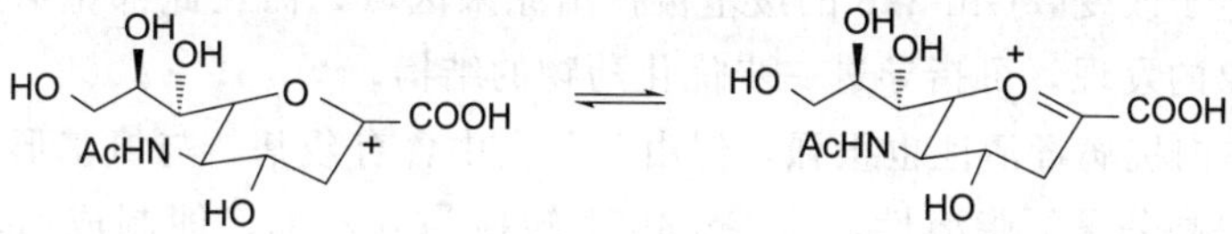

图 7-4　唾液酸糖缀合物在唾液酸酶水解反应中的水解中间体

在理论上具有与过渡态相似结构的化合物应该有着对酶较强的亲和能力。以中间体 **3b** 作为关键的过渡态类似物，其构象与上述晶体分析结果一致。将 **3b** 中的镁正离子电子等排成双键，以环己烯骨架代替二氢吡喃环，设计出两种碳环类化合物 **4** 和 **5** （见图 7-5），这一结构上的改变对构象的变化并不大，其中 **4** 的结构比 **5** 的结构更接近于中间体 **3b**。

4 的酶抑制活性表明，随着 C3 位烷氧基中烷基的碳链增长 （化合物 **4a~e**），活性逐渐增大，在丙基时 （化合物 **4d**） 达最大，由此说明丙基与酶活性位点的氨基酸残基有明显的疏水作用。在丙基的 β 位加上甲基支链 （化合物 **4f**），活性比 **4d** 并无增加。但当甲基支链连接在丙基的 α 位 （化合物 **4g**） 时，活性大大增加，这一结果暗示着在 α 位还有另一个疏水作用区。将 α 位甲基换成乙基 （化合物 **4h**，化合物代号为 GS 4071） 时，活性更大，再进一

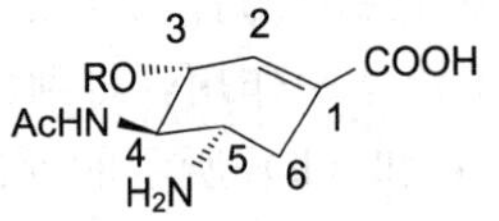

4	R	IC_{50}
a	—H	6300
b	—CH_3	3700
c	—CH_2CH_3	2000
d	—$CH_2CH_2CH_3$	180
e	—$CH_2CH_2CH_2CH_3$	300
f	—$CH_2CH(CH_3)_2$	200
g	—$CH(CH_3)CH_2CH_3$ (R)	10
	(S)	9
h	—$CH(CH_2CH_3)_2$	1
i	—$CH(CH_2CH_2CH_3)_2$	16

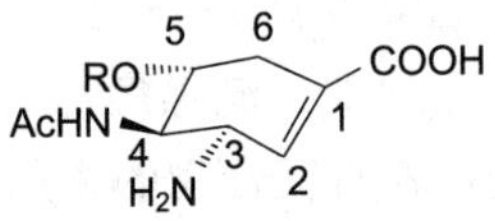

图 7-5　环己烯类唾液酸酶抑制剂

步加长碳链（化合物 **4i**），活性又减小，说明 **4h** 中的 3-戊基与酶活性位点作用最佳。如果把 **4h** 中 C5 位氨基换成胍基，则活性进一步增强。由此得到的以 **4h** 类似物为代表的碳环类酶抑制剂，药理活性比所有已知药物更大。

GS 4071 与唾液酸酶复合物的晶体结构（PDB：2HT8）（图 7-6，见文前）确证了 GS 4071 的羧基与酶的三个精氨酸（Arg 118、Arg 292、Arg 371）相互作用，氨基与 Glu 119 和 Asp 151 有强烈的氢键作用，乙酰氨基中的甲基占据了 Trp 178 和 Ile 222 所构成的疏水口袋，酰基中的氧原子与 Arg 152 相互作用。以上结合模型与 Neu5Ac2en 类的抑制剂相类似，但是在 GS 4071 中 C3 位的 3-戊基的侧链与 Glu 276、Ala 246、Arg 224 和 Ile 222 的烃基构成的较大的疏水表面相互作用，这与 Neu5Ac2en 类抑制剂上的甘油基侧链末端的两个羟基与 Glu 276 的羧基形成两个氢键的作用方式不同。为了容纳 GS 4071 中体积庞大的 3-戊基，酶的构象发生了改变，Glu 276 的羧基被挤出原来区域，而在此部位形成了一个大的疏水口袋。这一现象的发现，可指导进一步优化药物的结构。

GS 4071 的体内抗病毒活性也很强，但由于分子中含有羧基，与氨基形成分子内盐，水溶性仍很大。为提高分子的脂溶性，将 GS 4071 转换为其乙酯，即制成前药，口服生物利用度良好，吸收后在体内可被肝脏酯化酶水解为活性代谢物 GS 4071。该前药的化合物代号为 GS 4104，商品名为奥塞米韦（oseltarmivir），已由 Roche 公司开发上市。

7.1.2　AChE 抑制剂的研究——基于 AChE 晶体结构的药物设计

7.1.2.1　AChE 的结构和功能

阿尔茨海默病（Alzheimer's disease，AD）是一种以记忆力减退和认知障碍为主要症状的中枢神经系统退行性疾病，以皮层、海马等脑区胆碱能神经元减少、β-淀粉样蛋白（β-amyloid protein，Aβ）异常沉积、形成老年斑（senile plaques，SP）和神经元纤维缠结（neurofibrillary tangles，NFT）等典型性病理改变为特点。AD 病因复杂，可能的发病机制包括胆碱能损伤、Aβ 异常沉积、Tau 蛋白磷酸化、氧化应激和慢性炎症等。其中胆碱能神经损伤导致的突触间隙乙酰胆碱（acetylcholine，ACh）缺乏，与 AD 症状密切关联。目前 AD 治疗药物以乙酰胆碱酯酶（acetylcholinesterase，AChE）抑制剂为主，包括他克林（tarcrine，Cognex®）、多奈哌齐（donepezil，Aricept®）、利斯的明（rivastigmine，Exelon®）、加兰他敏（galanthamine，Reminyl®）和我国自主研发的石杉碱甲（huperzine A，双益平®）。

AChE 是胆碱能神经递质 ACh 水解的主要关键酶，与丁酰胆碱酯酶（butylcholinesterase，BChE）同属 α/β 水解酶折叠蛋白超家族。1991 年，以色列 Weizmann 研究所 Sussman 教授首次用 X 射线晶体衍射手段成功解析电鳐 AChE（*Torpedo californica* AChE，*Tc* AChE）三维结构，明确其活性位点是一个由 42 个氨基酸围绕成的深而窄的疏水空穴，有几个重要的活性区域（图 7-7）：①催化位点（catalytic site，CS）：由 Ser 200、His 440 和 Glu 327 组成的催化三联体，位于活性口袋的底部，催化底物 ACh 乙酰基的水解；②阴离子位点：Trp 84 位于催化位点附近，是与底物或酶抑制剂形成阳离子-π 相互作用的关键性残基；③外周阴离子位点（peripheral anionic site，PAS）：由 Tyr 70、Asp 72、Tyr 121、Trp 279 和 Tyr 334 组成，以 Trp 279 为中心，位于活性口袋的顶端，通过静电场将底物或抑制剂富集至酶表面，促使其更容易进入催化位点；④门控柔性残基：Phe 330 位于收窄的中部瓶颈，侧链柔性很大，其空间取向对于配受体的结合有较大影响。

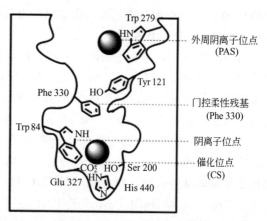

图 7-7 *Tc* AChE 的活性位点

与不同底物或抑制剂结合时，AChE Phe 330 的空间取向是不同的，据此可将 AChE 构象分为闭口、半开和开口三类。代表性晶体复合物分别是他克林（闭口，1ACJ）、石杉碱甲（半开，1VOT）和多奈哌齐（开口，1EVE）复合物（图 7-8，见文前，Phe 330 用黄色棒状模型表示）。①他克林与 AChE 催化位点作用［图 7-8(a)］：吖啶环上氮原子与 His 440 骨架羰基形成氢键，环外氮原子与水分子氢键键合；Phe 330 侧链苯基构象扭转，恰好使他克林处于 Phe 330 和 Trp 84 的疏水夹层中，形成平行的三明治样 π-π 堆积结构。②石杉碱甲也与 AChE 催化位点作用［图 7-8(b)，见文前］：吡啶酮羰基与 Tyr 130 酚羟基形成氢键，环上酰胺氮原子和环外伯胺氮原子分别通过水桥形成氢键结合；Phe 330 为半开构象，伯胺质子化后与 Trp 84 和 Phe 330 形成阳离子-π 作用。③多奈哌齐同时与 AChE 催化位点和 PAS 结合［图 7-8(c)，见文前］：苄基哌啶深入底部，苄基与 Trp 84 形成面对面的 π-π 作用；Phe 330 为开口构象，恰与哌啶环的椅式构象平行，有疏水作用，并与质子化氮原子有阳离子-π 作用；茚酮部分与外周阴离子位点结合，其苯基与 Trp 279 形成 π-π 疏水堆积，酮羰基通过水桥与酶形成氢键结合，甲氧基暴露于溶剂区。因此，在研究抑制剂与 AChE 的结合模式时，Phe 330 的空间取向是影响活性口袋构象和抑制剂结合方式的重要因素。

7.1.2.2 美普他酚与 *Tc* AChE 结合模式的分子对接研究

美普他酚（meptazinol，MEP）是一个以外消旋体上市、作用于阿片受体的低、非成瘾性镇痛药。Ennis C 等发现美普他酚消旋体抑制 AChE 的 IC_{50} 为 $6.4\mu mol/L$，左旋体活性更强（IC_{50} 为 $3.3\mu mol/L$），而右旋体几乎没有活性。复旦大学药学院仇缀百研究小组通过拆分和单晶 X 衍射确定左旋体的绝对构型为 S。为探讨美普他酚与 AChE 的结合模式，以及左、右旋体酶抑制活性差异的分子机制，Xie Q 等通过对比 FlexX 和 GOLD 两种对接方法在 AChE 抑制剂结合模式研究中的适用性，建立一种能准确预测已知复合物中配体结合构象的 GOLD 分子对接算法，并运用建立的方法比较（－）-和（＋）-美普他酚的对接得分及其与酶活性位点之间的作用差异。

FlexX 和 GOLD 是常用的两大对接软件，在算法上有各自的特点。FlexX 用片段连接法增量构造配体构象，以 Böhm 结合自由能函数评价对接得分（为负值）；GOLD 用遗传算法搜寻构象，能量函数则以分子力学函数来评价，即 Fitness 得分（为正值）。研究者首先考察两种对接方法对 7 个已知 Tc AChE 复合物中配体结合构象和亲和力高低的预测能力，按 Phe 330 空间取向将复合物中的配体分组（表 7-1）；对闭口、半开和开口的酶构象（分别为 1ACJ、1VOT 和 1EVE）进行分次对接，以解决关键氨基酸残基 Phe 330 的柔性问题；配体的初始构象取自复合物，修正原子类型和键级后，在 SYBYL 6.9 中添加 Gasteiger-Marsili 电荷，Tripos 力场下用 Powell 迭代法分子力学优化 100 步；对接计算运用 FlexX 1.11.1 模块和 GOLD 2.1 软件，FlexX 报告 30 个结合构象，GOLD 遗传算法（GA）设置为 3 倍速，报告 10 个对接结果；不论分组每个配体均与三个酶构象进行对接（数据未显示），在检验对接方法重现配体结合模式的同时，验证其能否对应正确的酶口袋构象（即 Phe 330 取向）。

表 7-1　配体对应于酶构象的 GOLD 和 FlexX 对接结果

酶构象	配体	PDB	GOLD		FlexX		IC_{50}/(nmol/L)
			Fitness	RMSD/Å	F_Score	RMSD/Å	
闭口构象	huprine X	1E66	70.48	0.9428	−13.9	11.3687	0.026(K_i)
（1ACJ）	他克林	1ACJ	50.19	0.5404	−13.5	14.7315	93
半开构象	BW284c51	1E3Q	85.36	4.1937	−14.3	4.6601	0.0036
（1VOT）	腾喜龙	2ACK	43.93	1.2034	−18	1.2315	240
	石杉碱甲	1VOT	50.78	1.2146	−18.3	3.5703	58.4
开口构象	多奈哌齐	1EVE	66.15	0.5437	−12	17.545	13.6
（1EVE）	加兰他敏	1QTI	57.53	0.7819	−27	0.5628	1995

注：Fitness：GOLD 对接中最优结合构象的得分；F_Score：FlexX 对接中最优结合构象的得分；RMSD：对接构象与晶体构象之间重原子坐标的均方根偏差值；IC_{50}：抑制 AChE 的 IC_{50} 实测值。

对接计算结果说明，GOLD 能够识别与配体作用时的最佳酶口袋构象（Phe 330 取向），并能良好重现已知配体在晶体结构中的结合模式［均方根偏差（RMSD）值<1.5Å，表 7-1］。BW284c51 结合模式预测不理想（RMSD 4.19Å），可能与结构中较多的可旋转键和较大的柔性有关。当酶构象与配体分组对应时，对接得分（Fitness）与抑制活性（IC_{50}）之间存在一定的相关性（表 7-1），即 Fitness 越大，活性越高，IC_{50} 值越小。相比之下，FlexX 不仅结合模式的预测能力差（RMSD 较大），活性的预测也不理想（与 F_Score 不相关）。因此，GOLD 对接方法的表现明显优于 FlexX，不仅能够精确预测复合物晶体结构中小分子配体的结合模式，还能良好识别酶活性口袋的构象，是适用于 AChE 体系研究的可信度较高的分子对接方法。

运用建立的 GOLD 对接方法，Xie Q 等进一步研究（－）-和（＋）-美普他酚与 AChE 的结合模式，并讨论结合模式的差异对酶抑制活性的影响。由于酶活性口袋存在三种可能的构象，分别进行三次独立的分子对接。（−）-和（＋）-MEP 的三维结构取自小分子的单晶结构数据，能量优化的参数设置和 GOLD 对接的 GA 参数设置同前。

（−）-和（＋）-MEP 在 Tc AChE 三种酶活性口袋中的对接得分和相互作用参数见表 7-2。氢键相互作用以氢键供体、氢键受体和它们之间的距离为评价标准。疏水相互作用通过计算 MEP 的芳环或七元环中心与疏水性残基 Trp 84 或 Phe 330 芳环中心的距离来评价。结果分析如下：根据 Ennis 的药理实验结果，（−）-MEP 的活性明显强于（＋）-MEP，（−）-MEP 的得分应高于（＋）-MEP，只有开口酶构象的结果与之相符，因此认为（−）-MEP 和（＋）-MEP 均与开口构象的 AChE 结合。在酶活性位点 ［图 7-9(a)］，（−）-MEP 的苯环与 Trp 84 形成 π-π 堆积作用（平均距离为 4.320Å），（−）-MEP 的七元环与 Phe 330 形成疏水作用（平均距离为 4.003Å）。同时，（−）-MEP 的酚羟基与催化位点关键残基 Glu 199 的羧基形成强氢键（1.953Å）。（＋）-MEP 结合方向倒置，酚羟基缺乏良好的氢键作用，这可能正是（＋）-MEP 得分低、活性差的原因所在 ［图 7-9(b)］。本研究对美普他酚与 AChE 作用模式的探讨，对于进一步的美普他酚结构改造和后续的 AChE 抑制剂药物设计具有重要的指导意义。

表 7-2　（−）-MEP 和 （＋）-MEP 与 Tc AChE 三种酶构象的对接结果分析

美普他酚		开口构象(1EVE)		半开构象(1VOT)		闭口构象(1ACJ)	
		（−）-MEP	（＋）-MEP	（−）-MEP	（＋）-MEP	（−）-MEP	（＋）-MEP
Fitness 得分		47.37	45.02	44.95	44.34	45.73	48.34
氢键作用	氢键供体	Ph-OH		Trp 84-NH	Ph-OH,Ser 122-OH		Ph-OH
	氢键受体	Glu199-O	—	Ph-O	Trp 84-CO,Ph-O	—	Asp 72-COO
	距离/Å	1.953		2.557	2.681,2.470		2.054
疏水作用（距离)/Å	Trp 84	4.320	4.086	4.045	3.958	3.777	4.720
	Phe 330	4.003	3.519	4.118	—	4.281	4.107

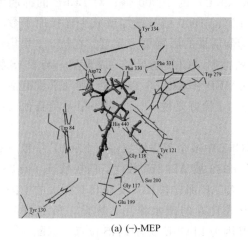

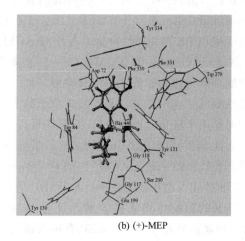

(a) (−)-MEP　　　　　　　　　　　　　　(b) (+)-MEP

图 7-9　美普他酚与开口酶构象（1EVE）的结合模式图

7.1.2.3 （一）-美普他酚双配体衍生物的合理设计及其与 mAChE 和 hBChE 结合模式的分子对接研究

AChE 不仅是 ACh 水解的关键酶，在 Aβ 沉积过程中也扮演着十分重要的角色。老年斑中 Aβ 与 AChE 共存，AChE 可诱导和加速 Aβ 沉积的形成。AChE 这一非胆碱功能与其 PAS 位点附近的结构域有关，以 Trp 279（TcAChE 序列编号）为中心，由 Leu 274-Met 308 的疏水性残基组成。PAS 特异性阻断剂碘化丙啶（propidium）和 PAS 定向单克隆抗体均可抑制 AChE 诱导的 Aβ 聚集。因此，AChE 双位点抑制剂同时结合于 AChE 催化位点和 PAS，不仅增强对 AChE 的抑制活性，还能产生对 Aβ 沉积的抑制作用，从改善症状和干预病程两方面协同治疗 AD。Xie Q 等设计与合成一系列 （一）-美普他酚双配体衍生物，期望通过与 AChE 催化位点和 PAS 的双位点结合提高 AChE 抑制活性，并抑制 AChE 诱导的 Aβ 聚集。进一步通过分子对接研究揭示 （一）-美普他酚双配体与 AChE 和 BChE 的结合模式，验证双配体的设计思想。

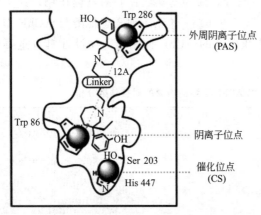

图 7-10 （一）-美普他酚双配体的设计

AChE 的阴离子位点 Trp 86（哺乳动物 AChE 序列编号）与 PAS 中心 Trp 286（哺乳动物 AChE 序列编号）之间的距离为 12Å。AChE 双位点抑制剂的柔性连接链以合适的链长和构象扭曲适应与 Trp 86 和 Trp 286 的同时结合。根据 （一）-MEP 与 AChE 结合模式的对接研究，（一）-MEP 的苯酚环深入底部的催化位点，七元氮杂䓬环向谷口延伸，为保持 （一）-MEP 单体在活性位点的结合方式，Xie Q 等选择以氮杂䓬环上的氮原子为连接点、以不同长度的链烃（$n＝2\sim12$）连接成 （一）-N-去甲基美普他酚双配体 XQ 系列化合物（图 7-10）。

体外 AChE 和 BChE 抑制活性试验结果（表 7-3）显示，AChE 抑制活性的强弱与连接链长（n）密切相关，而连接链长对 BChE 抑制活性的影响则小得多。不论是对 AChE 还是 BChE，9 个碳原子连接的双配体 XQ509 都表现出抑制活性的最强值，它对 AChE 的抑制活性（IC_{50} 3.9nmol/L）是 （一）-MEP（IC_{50} 41μmol/L）的 10000 倍；对 BChE 的抑制活性（IC_{50} 10nmol/L）是 （一）-MEP（IC_{50} 15μmol/L）的 1500 倍。增加或减少连接原子数均使 AChE 和 BChE 抑制活性降低，其中对 AChE 抑制活性的影响更为显著。在抗 Aβ 聚集试验中，XQ509（$n＝9$）和 XQ510（$n＝10$）能有效抑制 AChE 诱导的 Aβ 聚集，与 PAS 特异性抑制剂碘化丙啶的活性相当或略强，而 （一）-MEP 和 XQ508（$n＝8$）则几乎没有活性或者活性很低。这一结果说明连接碳原子数为 9 或 10 恰好是使 （一）-N-去甲基美普他酚双配体同时作用于催化位点和 PAS 的最佳距离。

对比 hBChE 与 mAChE 的结构，发现 mAChE 中多个芳香性残基在 hBChE 中被脂肪族氨基酸替代，特别是 mAChE PAS 中心残基 Trp 286 被 Ala 277 替代，门控残基 Tyr 337 被 Ala 328 替代，这些改变使 BChE 活性口袋不像 AChE 那样狭长，反而具有更大的空间，使不同链长的双配体均能被容纳，且与 BChE 形成良好的疏水作用，因此，所有双配体的 BChE 抑制活性均较 （一）-MEP 有很大提高。又因为 hBChE 没有 PAS 位点，双配体不需要满足适应双位点结合的距离，故连接链长对 BChE 活性的影响不显著。

表 7-3　XQ 系列双配体衍生物的 AChE/BChE 抑制活性、对接得分和 Aβ 聚集抑制活性

| 化合物 | n | IC$_{50}$/(nmol/L) | | AChE 选择性 | Fitness 对接得分 | IC$_{50}$/(μmol/L) |
		小鼠脑 AChE	小鼠血浆 BChE			AChE 诱导的 Aβ 聚集
XQ502	2	43000 ±20000	125±9	0.0029	62.24	—
XQ503	3	42000±14000	130±50	0.0031	63.85	—
XQ504	4	21000±7000	104±29	0.0049	55.1	—
XQ505	5	4000±1000	190±40	0.048	55.5	—
XQ506	6	1219±19	116±20	0.098	53.85	—
XQ507	7	270±70	102±19	0.38	61.12	—
XQ508	8	79±19	62±8	0.80	49.99	15.2% at 200μmol/L
XQ509	9	3.9±1.3	10±3	2.6	49.22	16.6±0.5
XQ510	10	9.5±4.5	17±6	1.8	42	5.8±0.3
XQ511	11	24±8	74±11	3.1	40.33	—
XQ512	12	42±20	100±50	2.4	45.93	—
（−)MEP		41000±14000	15000±4000	0.37	47.37	0% at 200μmol/L
Propidium		—	—	—		12.8±0.4

　　研究者用与前述相似的 GOLD 对接方法简单预测出的 Fitness 得分结果与实测的活性值之间缺乏足够的相关性（表 7-3），而且也没有能够暗示链长变化趋势与活性之间的规律性。分析可能的原因是：首先，双配体的可旋转键数目过多，运用前述 3 倍速 GA 参数不能满足构象搜寻的要求，需改变 GA 参数、增加运算回次以应对连接链的柔性；其次，单一打分函数（GOLDScore）的评价略有片面，可改用多种打分函数进行一致性打分（Consensus Score，CScore）综合评价；再次，酶源种属不同，酶活实验的酶源为小鼠脑 mAChE，而对接用的是电鳐 Tc AChE，二者的序列同源性仅为 59%，且催化活性位点附近有一关键残基不同，即 Tc AChE 的 Phe 330 在 m/h AChE 中为 Tyr 337。

　　为更准确地评价连接链高度柔性的 XQ 系列双配体与 mAChE 和 hBChE 的结合模式，Xie Q 等调整策略，把对接和打分分步进行。对接计算时，mAChE 和 hBChE 分别来源于琥珀酰胆碱-mAChE 复合物（PDB：2HA2，分辨率 2.05Å）和天然 hBChE（PDB：1P0I，分辨率 2.0Å）。配体分子用 CORINA 由二维自动生成三维坐标，两个 N 原子均质子化，并添加 Gasteiger-Huckel 电荷，用 Tripos 力场进行 1000 步的分子力学优化。首先用 GOLD 3.0 对接产生配体构象集合，GA 参数设置为默认值，每个配体运算 600 回次，每回次输出 1 个构象，即每个配体产生 600 个构象；每一个构象都用 SYBYL SCORE 模块中的 G-Score、PMF、D-Score 和 ChemScore，以及一个独立的半经验自由能打分函数 X-Score 评价得分，并比较五种不同打分函数对 XQ 系列双配体的最优评分与酶抑制活性（−lg

IC_{50}）之间的相关性（相关性系数 r）。需要注意的是，除 X-Score 得分为正值，分值越高活性越强，与 $-\lg IC_{50}$ 成正相关；其余四个打分函数均为负值，分值越低活性越强，与 $-\lg IC_{50}$ 成负相关。

计算结果（表 7-4）表明，对于 mAChE，五个打分函数中的四个表现出良好的相关性，即 X-Score、G-Score、D-Score 和 ChemScore，相关系数 r 分别为 0.73、−0.78、−0.90 和 −0.73，而 PMF 得分值与活性成正相关，与相关性预期相反。hBChE 情况相似（表 7-5），但相关系数 r 较小。因此，PMF 不适用于本体系，在后续结合构象评估时将其摈弃，原因可能是 PMF 属基于知识的打分函数，建立在有限的已知复合物晶体结构集的基础上。

表 7-4　XQ 系列双配体与 mAChE（2HA2）对接的打分函数评价和相关性分析

化合物	n	$-\lg IC_{50}$	X-Score	G-Score	PMF	D-Score	ChemScore
XQ502	2	4.367	8.27	−430.78	−184.51	−257.12	−58.1
XQ503	3	4.377	8.26	−423.21	−183.38	−260.3	−56.91
XQ504	4	4.678	8.45	−420.46	−179.53	−265.54	−60
XQ505	5	5.398	8.42	−440.87	−180.25	−279.65	−57.14
XQ506	6	5.914	8.47	−455.78	−174.11	−278.47	−58.15
XQ507	7	6.569	8.6	−468.15	−174.32	−293.83	−61.13
XQ508	8	7.100	8.42	−476.15	−168.78	−304.89	−62.35
XQ509	9	8.407	8.46	−459.98	−165.61	−310.42	−61.77
XQ510	10	8.022	8.68	−477.15	−175.8	−312.71	−62.6
XQ511	11	7.626	8.63	−480.56	−171.94	−312.96	−62.89
XQ512	12	7.377	8.73	−524.16	−171.2	−339.76	−68.07
相关系数(r)			0.734	−0.775	0.878	−0.902	−0.727

表 7-5　XQ 系列双配体与 hBChE（1P0I）对接的打分函数评价和相关性分析

化合物	n	$-\lg IC_{50}$	X-Score	G-Score	PMF	D-Score	ChemScore
XQ502	2	6.903	7.76	−421.27	−97.67	−222.08	−45.75
XQ53	3	6.886	7.92	−424.96	−99.9	−249.26	−46.87
XQ504	4	6.983	7.83	−403.16	−105.27	−249.67	−51.15
XQ505	5	6.721	7.93	−426.88	−113.21	−260.68	−54.81
XQ506	6	6.936	7.95	−443.58	−103.99	−268.62	−48.83
XQ507	7	6.991	8.08	−461.27	−100.61	−267.84	−49.1
XQ508	8	7.208	8.14	−462.95	−102.74	−275.88	−50.51
XQ509	9	8.000	8.16	−480.82	−107.86	−280.62	−51.29
XQ510	10	7.770	8.24	−461.71	−96.71	−279.64	−52.33
XQ511	11	7.131	8.14	−470.88	−90.02	−291.14	−52.95
XQ512	12	7.000	8.13	−489.13	−103.11	−291.98	−54.9
相关系数(r)			0.676	−0.545	0.089	−0.449	−0.162

如何将相关性较好的四种打分函数的得分统一是结合构象遴选的关键，这不是一个简单的加和问题，因为不同打分函数的算法不同，且分值的跨度也各不相同，我们需要的是一种一致性打分的方法。借鉴 Wang R 等提出的"rank-by-rank"策略，即一个构象的综合排名是它分别用几种不同方法评价时得分排名的平均值，Xie Q 等建立起自己的综合评价体系，即针对每一种打分方法，都按照得分由高到低（X-Score）或由低到高（G-Score、D-Score和 ChemScore）的顺序进行构象排序，并记录每一个构象在四种不同打分函数评价中的得分排名。对每一个构象的四个得分排名取平均值作为该构象的综合排名，并以此作为一致性评

分的标准。综合排名越小，一致性评价越高，可以认为这个构象与酶的作用也越合理。

当然，仅从打分函数的角度去挑选最优结合构象是不够全面的，还应考虑对接环节生成构象的重现率，重现率高的构象合理性也相应增加。GOLD 对接程序会自动对所产生的构象依不同的 RMSD 值进行分簇，选定一个 RMSD 值作为分簇标准，然后挑出含构象数较多的 5～10 个簇，在每个簇中挑选一致性评价最高的 1 个构象为代表，最后比较不同簇的代表性构象之间的一致性得分高低和相互作用力的差异，最终确定最优结合构象。本研究中，分簇标准设定为 mAChE 2.55Å 和 hBChE 2.40Å。

表 7-6 列出了 mAChE 7 个簇（Clu No. 01～07）中每个簇包含的构象数（Confs）、代表性构象用四种打分函数评价的得分值（Score）和得分排名（Rank），以及一致性排名（CScore）结果。其中 07 号簇的代表性构象一致性评价最高，远超其他簇构象，因此确定这个构象是 XQ509 与 mAChE 的最优结合构象。同理，hBChE 05 号簇的代表性构象一致性评价最高（表 7-7），因此确定其为 XQ509 与 hBChE 的最优结合构象。

表 7-6　双配体 XQ509 与 mAChE（2HA2）对接结果的构象比较

Clu No.	构象数	X-Score		G-Score		D-Score		ChemScore		一致性排名
		得分值	排名	得分值	排名	得分值	排名	得分值	排名	
01	17	8.07	84	−398.65	41	−250.84	164	−48.63	190	119.75
02	14	8.03	101	−383.2	79	−256.72	127	−51.25	104	102.75
03	13	7.73	278	−336.97	267	−232.79	330	−47.3	245	280
04	12	8.01	108	−385.51	72	−262.08	88	−51.32	102	92.5
05	12	7.86	184	−353.96	170	−256.67	128	−51.23	105	146.75
06	11	7.99	115	−375.06	97	−249.48	183	−48.92	173	142
07	11	8.24	22	−401.6	36	−265.13	69	−53.87	49	44

表 7-7　双配体 XQ509 与 hAChE（1P0I）对接结果的构象比较

Clu No.	构象数	X-Score		G-Score		D-Score		ChemScore		一致性排名
		得分值	排名	得分值	排名	得分值	排名	得分值	排名	
01	31	7.72	52	−366.68	73	−244.82	52	−42.53	37	53.5
02	20	7.55	108	−345.04	156	−224.61	205	−36.06	293	190.5
03	19	7.91	20	−377.99	49	−243.82	56	−42.06	44	42.25
04	17	7.72	55	−336.75	193	−232.17	129	−42.15	42	104.75
05	16	7.98	12	−388.63	35	−242.42	63	−42.65	36	36.5
06	12	7.68	61	−390.58	29	−248.23	35	−43.52	32	39.25

XQ509 与 mAChE 的结合模式如图 7-11(a)（见文前）所示（用 PyMOL 展示），XQ509 两个（−）-N-去甲基美普他酚 [（−）-norMEP] 片段分别作用于 mAChE 的催化位点和 PAS。在催化位点，（−）-norMEP 片段的苯环与阴离子位点 Trp86 发生 π-π 疏水堆积作用；在 PAS 位点，另一（−）-norMEP 片段的七元氮杂草环与 Trp286 形成疏水和阳离子-π 作用。XQ509 催化位点的苯环中心与 PAS 位点的氮杂草环中心之间的距离为 13.5Å。催化中心的（−）-norMEP 片段与 mAChE 形成两个氢键，分别是酚羟基与催化位点 His 447 骨架羰基之间和氮杂草环质子化氮上的氢原子与 Tyr 124 侧链羟基之间。此外，一些脂肪族和芳香族氨基酸残基也参与疏水相互作用，如 Tyr 72、Gly 120、Tyr 124、Ser 293、Phe 338 和 Tyr 341 等。图 7-11(c)（见文前）用 LigPlot 4.4.2 标示了所有参与氢键和疏水作用的残基

及其相关原子。

XQ509 与 hBChE 的结合模式如图 7-11(b) 和 (d)所示。与 mAChE 不同，在以亲脂性残基为主的、空间扩大的 hBChE 活性口袋中，XQ509 以一种蜷曲式的构象与之结合。XQ509 与 hBChE 之间形成三个氢键：其中一个 (－)-norMEP 的酚羟基与 Asp 70 的羧基形成氢键；另一个 (－)-norMEP 的酚羟基与 Glu 276 的羧基形成氢键；同时，酚羟基氧还与 Gln 119 侧链酰胺氮原子上的氢形成氢键。Ala 277 和 Ala 328 对 XQ509 与 hBChE 之间的疏水作用有所贡献，其他残基，如 Gln 119、Leu 286、Val 288 和 Phe 398 也与 XQ509 之间形成良好的疏水作用。

本研究发现了具有高效 AChE 抑制活性和 AChE 诱导 Aβ 聚集抑制活性的 (－)-美普他酚双配体衍生物，分子对接研究验证了连接链长为 9 的 (－)-美普他酚双配体可同时结合于 AChE 的催化位点和 PAS 位点。

7.1.2.4　(－)-美普他酚双配体 XQ509-Tc AChE 复合物晶体结构解析

为进一步揭示 XQ509 与 AChE 的准确结合方式，并验证对接研究结果的可信度，对 XQ509 与 Tc AChE 复合物进行 X 射线晶体结构解析，该研究由以色列 Weizmann 研究所 Sussman 小组完成。Tc AChE 三角晶型酶蛋白结晶于 4℃浸泡于 $2\mu L$ 的 1mmol/L XQ509 溶液中［40% PEG 200（体积分数)/150mmol/L MES，pH 7.4］20h，用悬滴法获取复合物结晶。基于已解析的天然 Tc AChE（PDB：1EA5）结构用 CCP4 程序进行细化。在 Coot 程序辅助下，用初始 F_o-F_c 图将 XQ509 匹配到 Tc AChE 催化位点和连接链的正密度图中，PAS 附近仅有少部分正密度信号出现，然而即使在 $2F_o$-F_c 图中 PAS 的电子密度仍不高［图 7-12(a)，见文前］，说明 PAS 的 (－)-norMEP 片段可能存在不止一种结合构象。因此，在 PDB 2W6C 中没有采集到 PAS 的 (－)-norMEP 原子坐标，XQ509-Tc AChE 复合物晶体结构如图 7-12(b) 和 (c)所示。晶体衍射结果显示，作用于 AChE 催化位点的 (－)-norMEP 酚羟基与 His4 40（相应 mAChE 序列编号为 His 447，下同）侧链咪唑环上的 $N^{\varepsilon 2}$（≡N—）原子形成氢键。七元氮杂䓬环与阴离子位点 Trp 84（Trp 86）形成疏水作用。PAS 的 (－)-norMEP 单元尽管没有固定的结合模式，但碱性氮原子与 Trp 279（Trp 286）之间的阳离子-π 作用明确。

分子对接预测的结合模式［图 7-12(a) 和 (c)，见文前］与复合物晶体结构［图 7-12(b) 和 (c)］之间存在一定的偏差。首先，XQ509 与 His 440 之间的氢键作用发生在咪唑侧链而非主链羰基；其次，苯酚环与 Trp 84（Trp 86）之间没有 π-π 疏水堆积作用；再次，氮杂䓬环质子化氮上的氢与 Tyr 121（Tyr 124）侧链羟基之间没有氢键作用。XQ509 连接链长、可旋转键多、构象柔性大，可能是分子对接预测结合模式偏差的主要原因。此外，在研究中还发现，晶体结构中催化中心 (－)-norMEP 的七元环构象比较特殊，优势构象并不是苯酚环处于横键（e 键）的低能构象，而是处于竖键（a 键）的较高能量构象。在美普他酚盐酸盐溶液的 NMR 研究中发现两种稳定存在的美普他酚构象，其中一种也是类似的竖键（a 键）构象。在前述的分子对接研究中，并没有考虑七元环上苯酚环位于竖键（a 键）的情况，七元环构象的复杂性可能是预测结合模式偏差的另一原因。

XQ509 与 AChE 晶体结构的解析为进一步以 XQ509 为模板的新一轮 AChE 抑制剂设计提供了有力依据。

7.1.3 SARS 病毒 3CL 主蛋白酶抑制剂的研究——基于同源蛋白结构的药物设计

非典型性肺炎是一种致命性的呼吸道传染性疾病，由 SARS 病毒感染引起，在 2003 年春季流行于中国南部地区并导致了数千人的感染。由于其传染性及危险性，在当时研究其预防疫苗及有效药物十分重要且急迫。SARS 病毒 3C like（SARS-CoV 3CL）蛋白酶作为 SARS 病毒生理周期中一个重要的蛋白酶是对抗 SARS 的一个重要潜在靶点，它的抑制剂可能成为治疗非典型性肺炎的新型药物。该酶的晶体结构已于 2004 年解析得到，基于 SARS-CoV 3CL 蛋白酶结构的药物设计也已应用于抑制剂研究中。

当时关于 SARS-CoV 3CL 蛋白酶抑制剂已有一些报道。人们通过对化合物库的筛选得到一些活性的小分子抑制剂以及一些基于底物活性口袋设计的化合物。这些化合物的骨架是多样性的，包括 C2 对称的多肽类似物、3-喹啉甲酸衍生物、噻吩-2-羧酸衍生物、有机锌化合物、Cinanserin、Calmodulin、羰基谷氨酸类似物、苯胺衍生物、双功能的硼酸类化合物、靛红类化合物以及苯氧乙酸衍生物。在上述化合物中，一些化合物含有金属离子螯合体系或者共轭体系，这些抑制剂分子可能与 SARS-CoV 3CL 蛋白酶活性口袋中的半胱氨酸 Cys 145 发生共价反应，生成共价键；另外，一些报道的多肽类似物具有复杂的骨架结构，虽然活性较强，但是该类化合物的生物利用度欠佳。当时仅有极少数的化合物报道的 IC$_{50}$ 值低于 $\mu mol/L$ 级。

SARS-CoV 3CL 蛋白酶的催化部位由半胱氨酸 Cys 145 和组氨酸 His 41 的催化二联体组成，半胱氨酸残基在催化过程中作为亲核基团进攻肽键的羰基而催化多肽水解反应进行。SARS-CoV 3CL 蛋白酶的催化结构域与其他 3C 蛋白酶类似，如人类鼻病毒（HRV）3C 蛋白酶，因此被命名为 3C like 蛋白酶。据此有人设想人类鼻病毒 3C 蛋白酶的抑制剂可能成为 SARS-CoV 3CL 蛋白酶的抑制剂。Chen 等报道 HRV 抑制剂 N-取代的靛红类化合物是有效的 SARS-CoV 3CL 蛋白酶抑制剂。他们主要关注靛红环上 4 位、5 位、7 位及 N 取代的侧链与底物结合位点的 P1、P2 位点的相互作用，因为这两个位点在鼻病毒 3C 蛋白酶中是重要的结合位点。在他们所合成的大部分靛红类化合物中，5 位取代基为卤素或氢，其中活性最高的化合物为 N-芳基取代的 5-碘靛红。他们采用对接程序搭建了小分子与靶点的结合模型并解释了他们所设计的化合物与靶点的构效关系（图 7-13，见文前），其中 5 位取代基碘与靶点的 Phe 140 产生疏水相互作用。

通过比较人鼻病毒 3C 蛋白酶与 SARS-CoV 3CL 蛋白酶的精细结构，周璐等发现在 SARS-CoV 3CL 蛋白酶口袋中底物 P1 位点是谷氨酰胺，因此，若是在抑制剂的相应位置引入谷氨酰胺 Gln 的侧链酰胺基团从而占据该位点，就能与底物识别位点的 Phe 140 和 His 163 形成氢键，增加抑制剂与蛋白酶的结合能力，这点在人类鼻病毒中也有类似报道。因此设计并合成了一类 N-取代的 5 位为甲酰胺的靛红衍生物并与 5 位卤素取代的靛红化合物进行了比较。研究者将靛红类衍生物与 SARS-CoV 3CL 蛋白酶进行分子对接，所采用的蛋白结构是报道的一例该酶与一共价抑制剂的复合物晶体结构（PDB：2D2D）。利用 SYBYL 程序（Tripos，Inc. 版本 6.91）将 5-甲酰胺靛红类化合物的酰胺键与晶体结构中的相应的酰胺键叠合，固定 5 位酰胺后进行对接优化。从对接结果（图 7-14～图 7-15，见文前）中可以看出，靛红环上 2 位、3 位的羰基分别与 Cys 145 和 His 41 形成氢键，而 5 位的甲酰胺占据 P1 位点，与 Phe 140 的主链氧和 His 163 的咪唑环形成氢键。N 取代的疏水侧链进入由

Met 49和 Met 165 形成的疏水 S2 位点。化合物的结合模式与鼻病毒中的靛红化合物类似，只是鼻病毒 3C 蛋白酶中的 P1 位点为 Thr 142，而不是 SARS-CoV 3CL 蛋白酶中的 Phe 140。随后的活性测定结果也显示，5-甲酰胺靛红类化合物活性显著优于 5-卤素取代靛红类化合物，且对其他蛋白水解酶的选择性较好，证明前期基于同源蛋白结构的化合物设计策略是可行的。

根据所构建的化合物与 SARS-CoV 3CL 蛋白酶的对接结构，研究者对所设计合成的系列衍生物进行进一步的结合模式分析。采用对接打分程序 SCORE 计算了系列化合物与蛋白酶结合的解离常数 pK_i 值（$pK_i = -\lg K_i$）。将计算的 pK_i 值与实验测得的解离常数进行比较发现，实验得到的 pK_i 与理论计算得到的 pK_i 值相关性较好（$R^2 = 0.85$）（表 7-8，图 7-16），进一步验证了对接结合模型的合理性。

表 7-8　目标化合物的体外酶抑制活性及 SCORE 打分结果

化合物编号	R^1	R^2	IC_{50} 或 100μmol/L 抑制率/(μmol/L)	K_i（实验值）	K_i（理论值）	pK_i（实验值）	pK_i（理论值）[①]
1e	H	I	—				
2a	CH_3	I	—				
2b	$CH_3CH_2CH_2$	I	25%				
2c	$n\text{-}C_4H_9$	I	66±5	6.6×10^{-5}	8.5×10^{-5}	4.18	4.07
2d	$PhCH_2$	I	50±20	5.0×10^{-5}	3.0×10^{-5}	4.3	4.53
2f	$\beta\text{-}C_{10}H_7CH_2$	I	1.1±0.2	1.1×10^{-6}	1.2×10^{-6}	5.96	5.93
4f	$\beta\text{-}C_{10}H_7CH_2$	CO_2H	46%				
5a	CH_3	$CONH_2$	71±6	7.1×10^{-5}	2.9×10^{-4}	4.14	3.54
5b	$CH_3C_2CH_2$	$CONH_2$	25±2	2.5×10^{-5}	1.6×10^{-4}	4.6	3.79
5c	$n\text{-}C_4H_9$	$CONH_2$	19±2	1.9×10^{-5}	1.7×10^{-4}	4.72	3.78
5d	$PhCH_2$	$CONH_2$	12.5±0.5	1.3×10^{-5}	3.3×10^{-5}	4.9	4.48
5e	H	$CONH_2$	—				
5f	$\beta\text{-}C_{10}H_7CH_2$	$CONH_2$	0.37±0.03	1.2×10^{-7}	4.1×10^{-7}	6.92	6.39

① pK_i 值由 SCORE 程序计算。

注："—" 在 100μmol/L 时抑制活性小于 25%。

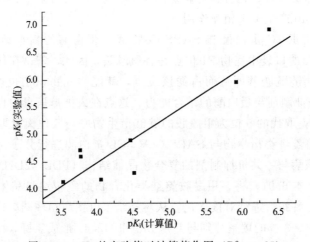

图 7-16　pK_i 的实验值对计算值作图（$R^2 = 0.85$）

从该实例中可发现，通过对比同源蛋白的晶体结构及结合口袋关键残基的差异，基于已有的抑制剂分子设计引入合理药效团来针对特定氨基酸产生相互作用，能够快速有效地得到高活性先导化合物。在此过程中采用分子对接方法预测了化合物与靶点的结合模型，并通过打分程序计算理论值与实验值的相关性，能够进一步优化对接模型。

7.2 基于虚拟筛选的药物设计案例 ■■■■

虚拟筛选是计算机辅助药物设计发现先导化合物的主流方法之一。付伟课题组在进行 5-羟色胺受体（5-HT$_{1A}$R）激动剂研究时结合动态药效团虚拟筛选（dynamic pharmacophore-based virtual screening，DPB-VS）和基于分子对接的虚拟筛选（docking-basedvirtual screening，DB-VS）方法，综合利用量子化学计算、分子动力学模拟和同源模建、分子对接等分子模拟手段，成功发现了具有高选择性和活性的新型 5-HT$_{1A}$R 激动剂。

7.2.1 5-羟色胺 1A 受体激动剂 FW01 的发现

5-羟色胺（5-HT）是脑内重要的神经递质，与人的情绪控制、维持认知能力和记忆力等多种生理活动密切相关，其不正常的代谢过程会造成神经退行性疾病如帕金森综合征和各种精神疾病等。5-HT$_{1A}$R 激动剂能够有效缓解抑郁、焦虑等病症，具有重要的研究价值和广阔的市场前景。

该课题组采用了动态药效团模型的虚拟筛选策略进行新结构类型 5-羟色胺受体激动剂的发现（图 7-17）。该课题组研究者首先利用 NCBI BLAST 程序对 5-HT$_{1A}$R 的一级序列进行相似性搜寻，选择同源性最高的激动态 β_2AR 结构作为模板蛋白。用 ClustalX 2.0 程序对 5-HT$_{1A}$R 的一级序列和模板蛋白进行序列比对，使用 Discovery Studio 3.5 程序中同源模建方法构建了 5-HT$_{1A}$R 的蛋白模型，5-HT$_{1A}$R 和 β_2AR 序列同源性（identity）为 35.9%，

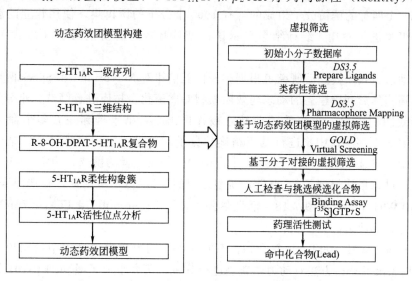

图 7-17 5-HT$_{1A}$R 激动剂筛选策略

因此可构建出准确度较高的激动态的 $5\text{-}HT_{1A}R$ 蛋白的三维结构。在 GOLDSuite 5.0 软件中对工具药 R-8-OH-DPAT（$5\text{-}HT_{1A}R$ 完全激动剂，结构见图 7-18）与 $5\text{-}HT_{1A}R$ 蛋白模型进行分子对接，并用分子力学方法对复合物体系进行能量优化。首先该课题组预测了复合物体系中 R-8-OH-DPAT 与活性口袋的作用模式（图 7-19），证实了其保守作用力与实验数据一致后，将对接后优化的复合物插入含水的 POPC 磷脂双分子层，加水分子和 150mmol/L 的 NaCl 离子构成体系总电荷为中性的动力学模拟体系，体系为 $80\text{Å} \times 80\text{Å} \times 86\text{Å}$ 的立方体，其侧视图示于图 7-19（见文前）。体系进行最陡下降法和牛顿-拉普森方法的逐步能量优化后，使用 GORMACS 4.5.1 程序进行限制性动力学模拟，然后进行 1ns 动力学模拟达平衡状态之后，最终进行 100ns 的平衡态分子动力学模拟（production run），记录复合物在动力学模拟过程中的构象变化。

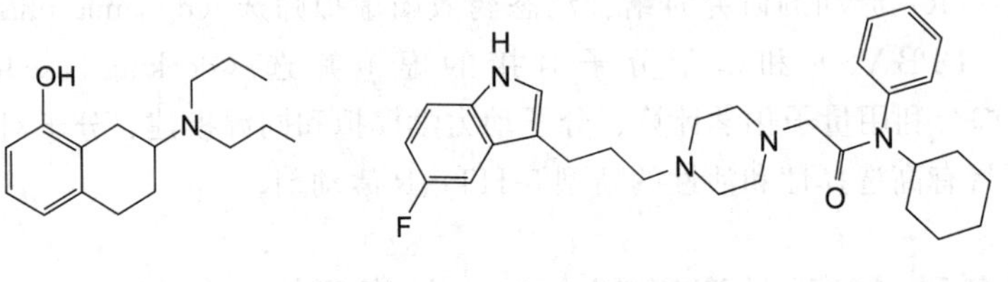

R-8-OH-DPAT   FW01

图 7-18 $5\text{-}HT_{1A}R$ 激动剂 R-8-OH-DPAT 和 **FW01** 的结构

最终对动力学模拟结果进行分析，从动力学模拟中取样 5000 个蛋白构象，根据它们的均方根偏差（RMSD）进行构象团簇分析，选择 5 个最大的团簇（图 7-20，见文前），从中选出每个团簇的代表构象用于构建动态药效团模型。在 GRID 22 程序中，分别用 COO－、N1＋、O、N1 和 DRY 5 种小分子探针探测 5 个 $5\text{-}HT_{1A}R$ 构象集群的活性位点。研究者根据探针的团簇分析确定了 4 个药效团单元，另外在 $5\text{-}HT_{1A}R$ 活性口袋中选取 3 个刚性残基 F6.51、D3.32 和 Y7.43 构建排除体积并入药效团，进行化合物库搜索时该排除体积位置不能被小分子所占据，因此，排除体积限制了小分子化合物的形状以提高筛选的正确率，构建的动态药效团模型见图 7-20(b)。为了验证构建的药效团模型，构建由 25 个已知的小分子激动剂和 975 个匹配的诱饵分子组成的含有 1000 个分子的诱饵集，使用建立的动态药效团模型对该诱饵集进行筛选，统计结果显示该模型具有较高的富集因子（25.45）和命中率（63.6%）。

构建了动态药效团模型后研究者根据类药性五倍律对 Maybridge 和 Specs 两个小分子数据库进行初筛。然后利用建立的动态药效团模型对类药化合物库进行筛选，小分子化合物应至少满足药效团模型中三个药效团单元才被筛选出来，结果得到一万多个命中物。利用 GOLD 软件对一万多个命中物进行基于精确的分子对接进一步的虚拟筛选，结合打分函数和结合构象确定筛选结果，得到了 1500 个命中物。经研究者的挑选，确定了 45 个命中物进行生物活性测试，最终得到了 10 个具有新型骨架的 $5\text{-}HT_{1A}R$ 激动剂，筛选流程见图 7-21。其中化合物 **FW01**（结构见图 7-18）活性最强，$K_i = 51.9\text{nmol/L}$，$EC_{50} = 7\text{nmol/L}$，能够进行进一步优化和改造。

研究者根据 **FW01**-$5\text{-}HT_{1A}R$ 复合物体系在 100ns 动力学模拟过程中的构象变化，使用 GROMOS 构象聚类分析方法对动力学轨迹进行分析，研究小分子激动剂 **FW01** 结合后 7 个跨膜螺旋的构象变化，分析结合口袋、螺旋中间弯曲处（kink）及 TM3-TM6 胞内端的氢键

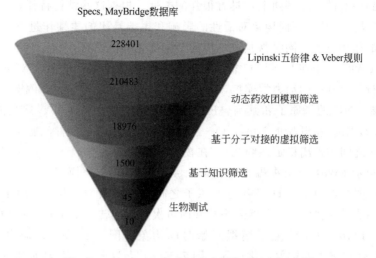

图 7-21　5-HT$_{1A}$R 激动剂的虚拟筛选流程示意图

或盐桥网络的变化，结合其他 GPCR 家族成员的信号传递过程及所有可用的实验数据，根据模拟结果推论出了 **FW01** 激活 5-HT$_{1A}$R 的分子机制：5-HT$_{1A}$R 处于非激活态，带正电荷的 **FW01** 分子刺激了 5-HT$_{1A}$R 膜外第 2 个和第 3 个 LOOP，使其构建的活性口袋上方的盖子打开，**FW01** 分子进入 5-HT$_{1A}$R 胞外端由跨膜螺旋 TM3、5、6 和 7 组成的负电性活性口袋，通过静电引力和疏水作用相互识别从而结合，形成激发态的过渡态 R′，激动剂分子和活性位点的关键残基产生相互作用，这些残基为开启受体激活的分子开关，触动这些残基后引起受体蛋白螺旋构象的协调变化，如跨膜螺旋 TM6 胞内端的明显外移和周围残基的扭转，跨膜螺旋 TM3 及 TM7 胞内端向外运动等，使受体构象变化进入到过渡态 R″，这一系列构象变化使受体结构处于松弛状态，最终受体与下游 G 蛋白结合将信号从胞外端转导至胞内端，受体处于激活态 R*（图 7-22，见文前）。

7.2.2　5-羟色胺 1A 受体激动剂 FW01 的结构改造和优化

研究者对 **FW01** 的化学结构及其与 5-HT$_{1A}$R 的结合模式进行分析（图 7-23），发现 **FW01** 的头端基团（headgroup）占据受体活性位点的亚口袋 SP1 区，该口袋由关键残基丝氨酸 S5.42、苯丙氨酸 F6.51 和苯丙氨酸 F6.52 组成（采用 Ballesteros-Weinstein 系统命名法）。分子对接结果显示，**FW01** 的头端基团在 SP1 主要采取两种构象态，一种构象通过 1 位—NH 与受体 S5.42 侧链—OH 形成氢键（HB$_{S5.42-1}$），另一种结合构象通过 5 位—F 与 S5.42 侧链上的—OH 产生氢键作用（HB$_{S5.42-5}$）。**FW01** 分子的尾端基团占据了活性位点的亚口袋 2（SP2），分子对接结果显示，其尾端基团在 SP2 主要采取苯环向上（phenyl up）和苯环向下（phenyl down）这两种不同的构象状态。总的来说，在受体的活性口袋中，**FW01** 有四种典型的结合构象（图 7-24，见文前），每种构象占不同比例。从结构上来讲，**FW01** 分子的头、尾两端基团通

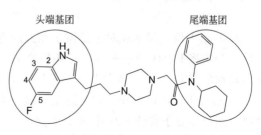

图 7-23　先导化合物 **FW01** 的结构分析

过脂肪链连接到中心的哌嗪基团上，具有很强的柔性。根据这些结构特征，可对 **FW01** 与 5-HT$_{1A}$R 结合时其头端基团不同构象对活性的影响和尾端基团的柔性作进一步探究，以更好地理解 **FW01** 的作用方式，同时为其进一步的结构优化提供思路。

为了解释 **FW01** 分子在与活性口袋结合时的不同构象状态，研究者对 **FW01**-5-HT$_{1A}$R 复合物体系进行了 200ns 的动力学模拟，在此过程中分别记录了 S5.42 侧链羟基上的—O 与 **FW01** 分子头端—NH 的氮原子和其与—F 原子的距离信息（图 7-25，见文前）。两对原子之间的距离显示，在模拟开始前 50ns，O—N 间距离稳定在 3Å 左右，能够产生稳定的氢键作用，而 O—F 之间的距离稳定在约 7Å。在模拟进行到 50ns 时，O—F 和 O—N 之间的距离相互交换，提示 **FW01** 分子头端发生翻转，从 HB$_{S5.42-1}$ 结合模式［图 7-25（a）］转换为 HB$_{S5.42-5}$ 模式［图 7-25（b）］，即羟基与氮原子之间的氢键断裂，与—F 原子形成了新的氢键。这种状态一直持续到 150ns，然后头端基团再次迅速翻转，从 HB$_{S5.42-5}$ 模式重新变换为 HB$_{S5.42-1}$ 模式，**FW01** 分子恢复至模拟开始时的构象［图 7-25（c）］。动力学模拟记录了 **FW01** 分子在活性口袋中的构象变化过程［图 7-25（d）］，这些动力学特征表明 **FW01** 分子头端在与受体 SP1 结合时，可以在两种构象态之间迅速转换。研究者进而利用 Schrödinger 程序寻找 **FW01** 分子头端基团发生翻转的最低能量路径（minimum energy path，MEP），计算其转动能垒仅为 4.18kJ/mol，证实了头端发生迅速翻转现象的可能性。

为验证 **FW01** 分子头端与受体 S5.42 形成氢键作用对其受体亲和力的贡献，研究者设计了 **6b**、**6a-1** 和 **6b-1** 三个衍生物，结构列于表 7-9，分别屏蔽两种氢键 HB$_{S5.42-5}$ 和 HB$_{S5.42-1}$，以确定它们对激动剂活性的影响。结果表明，在屏蔽两种氢键中的一种或同时屏蔽时都会使化合物与受体的亲和力明显下降（表 7-9），这表明 **FW01** 分子头端与受体 S5.42 形成的两种氢键作用对于激动剂的结合非常重要。同时，衍生物在活性口袋中采取的构象态比例表明，激动剂分子头端更倾向于采取能形成氢键的构象。

表 7-9 FW01 分子头端改造衍生物结构、预测结合自由能和实验活性数据

化合物	FW01	6b	6a-1	6b-1
氢键数目	2	1	1	0
头端基团				
HB$_{S5.42-1}$ / HB$_{S5.42-5}$ ①	2.9∶1	7.3∶1	1∶1.7	1∶1.1
ΔG_{bind}② /(kcal/mol)	−10.83	−10.29	−10.09	−9.02
K_i/(nmol/L)	51±16	314±7	542±3	82.29%

① 两种氢键比例由对接结果得出。

② 每个自由能值是总体的加权平均。

注：82.29% 表示放射性配体在 10μmol/L 浓度下的抑制率。

鉴于 SP1 位氢键形成对于受体亲和力的重要性，研究者设计合成了 **6c**、**6d** 和 **6e** 三种衍生物，分别将 **FW01** 分子头端—F 基替换成—Cl、—CN 和—OH 取代基，希望能进一步提升激动剂的活性。研究者使用 Gaussian 09 软件，利用量子力学方法中第一性原则计算（first-principle calculation）方法测定了这三种衍生物与受体形成的氢键能量和分子表面静电势，用甲醇分子模仿 SP1 中 S5.42 侧链，用氟代吲哚分子代替 **FW01** 分子头端基团，其他衍生物作类似简化，仅改变取代基，这样既可以模拟配体与受体的结合状态，又可以极大

程度地减少计算量（图 7-26，见文前）。图中红色电子云带负电静电势，蓝色为正电静电势，第一行和第二、三行分别表示五个衍生物形成 $HB_{S5.42-1}$ 及 $HB_{S5.42-5}$ 时表面电子云分布和预测结合能量，其中 **6e** 与受体形成氢键 $HB_{S5.42-5}$ 时存在两种不同的构象态。根据量子计算结果，这三种衍生物与受体形成 $HB_{S5.42-5}$ 的能力增强，理论上将更有利于激动剂与受体的结合。经合成和受体亲和力测试，结果证实这些分子对于 $5\text{-}HT_{1A}R$ 的亲和力强弱顺序为：**6b**＜**FW01**～**6c**＜**6d**＜**6e**。值得一提的是，生物测试结果显示 **6e** 分子的活性 $[K_i=(1.1\pm0.1)\text{nmol/L}]$ 相对于 **FW01** 提升了约 50 倍。

同样，为了探讨 **FW01** 分子尾端在 SP2 采取苯环朝上和苯环朝下两种构象状态及其柔性对激动剂活性的影响，研究者进一步对 **FW01** 的尾端结构进行改造。首先改变环己烷取代基的大小，设计出 **6f**、**6g** 和 **6h** 三个分子。分子对接结果显示，这三种衍生物在与受体结合时仍能产生苯环朝上（phenyl up）和苯环朝下（phenyl down）两种构象，但是计算预测和实验测得三种衍生物的活性均没有明显提高。在环庚烷取代时活性明显降低，表明受体 SP2 位不接受较大的脂肪环。因此，研究者后续又将环己烷替换为较短的脂肪链，设计出 **6j**、**6k**、**6l**、**6m** 和 **6n** 五种衍生物，结构列于表 7-10，衍生物的结合自由能预测结果与 K_i 测定值一致，其中用戊烷替代环己烷基团得到的 **6m** 分子活性得到明显提高 $[K_i=(3.5\pm0.1)\text{nmol/L}]$。

表 7-10 FW01 分子尾端改造衍生物结构、预测结合自由能和实验活性数据

化合物	R^1 中的碳原子数	R^1 基团	苯环朝下/苯环朝上[①]	ΔG_{bind}[②]/(kcal/mol)	K_i/(nmol/L)
6f	5		1.32∶1	−10.33	42±5
6a	6		1.44∶1	−10.83	51±16
6g	7		1.85∶1	−10.55	192±11
6h	7		1∶2.96	−10.25	88±13
6j	0	H	0.24∶1	−9.64	103±3
6k	1	CH_3	0.45∶1	−9.89	51±10
6l	3		0.59∶1	−10.23	41±4
6m	5		1.10∶1	−10.31	3.5±0.1
6n	6		1.00∶1	−10.18	41±5

① 两种氢键比例由对接结果得出。

② 每个自由能值是总体的加权平均。

对 **FW01** 分子尾端进一步改造，在环己烷的对位加上甲氧基得到衍生物 **6i**。实验数据显示，**6i** 分子对于 5-HT$_{1A}$R 的活性 $[K_i=(11.0\pm2)\text{nmol/L}]$ 高于 **FW01**。从结构上来看，**6i** 是外消旋体，包括顺式（**6i-1**）和反式（**6i-2**）两种对映异构体。将两种对映异构体分别与 5-HT$_{1A}$R 进行分子对接，发现 **6i-2** 分子中尾端甲氧基上的氧原子能够与 W7.40 侧链形成新的氢键，理论上其活性应该有所提升。实际实验结果证实了这一推测，**6i-2** 的活性 $[K_i=(1.6\pm1)\text{nmol/L}]$ 相对于 **6i** 有了较大的提升，达到 nmol/L 量级。

以上利用分子头端的翻转现象和分子尾端的柔性特征，对于 **FW01** 分子头端和尾端进行改造，分别得到了三个活性为 nmol/L 级的衍生物 **6m**、**6e** 和 **6i-2**。将这两部分的改造思路结合起来，或许能够得到活性更强的激动剂。于是研究者们又设计合成了衍生物 **6o** 和 **6p**，两个分子分别包含头端最佳成键条件和尾端最适宜的柔性。活性测试结果证实了这种多合一设计思路的可行性，衍生物 **6o** $[K_i=(1.01\pm0.1)\text{nmol/L}]$ 和 **6p** $[K_i=(1.05\pm0.3)$ nmol/L] 的活性较之前的衍生物有了明显提升，并且相对于多巴胺受体和 5-HT$_{2A}$R，这两种衍生物对于 5-HT$_{1A}$R 具有极好的选择性（表 7-11）。

表 7-11　FW01 分子衍生物化学结构和实验活性数据信息

化合物	R^1	R^2	R^3	K_i/(nmol/L)
FW01		F	H	51±16
6c		Cl	H	51±7
6d		CN	H	9.2±1
6e		OH	H	1.1±0.1
6i		F	H	11±2
6i-1	cis	F	H	127±2
6i-2	trans	F	H	1.6±1
6m		F	H	3.5±0.1

化合物	R^1	R^2	R^3	K_i/(nmol/L)
6o		OH	H	1.01 ± 0.1
6p		OH	H	1.05 ± 0.3

总的来说，在5-HT$_{1A}$R新型激动剂的研究发现过程中，研究者们通过动态药效团虚拟筛选和基于分子对接的虚拟筛选手段发现了先导化合物 **FW01**，相对于普通的药效团模型虚拟筛选，该法更多考虑到受体的柔性，能够提高筛选结果的准确性。之后通过分子动力学模拟观察到激动剂 **FW01** 与5-HT$_{1A}$R作用时的头端翻转现象和尾端的柔性特征。研究者利用这些现象和规律对 **FW01** 进行结构优化和改造，通过分子对接模拟化合物与受体的结合构象及通过量子力学预测结合自由能等计算手段确定了化合物优化策略，进行了合理药物设计，最终得到高活性和高选择性的衍生物分子 **6o** 和 **6p**。这是虚拟筛选手段发现先导化合物和基于结构的先导化合物优化在药物设计中的成功运用。

7.3 基于药效团模型的药物设计案例 ▪▪▪

7.3.1 非核苷类 NS5B 小分子抑制剂的研究——基于配体的药效团模型

7.3.1.1 概述

丙型肝炎病毒感染是危害社会和公众健康的重大疾病之一，同时也是慢性肝炎、肝纤维化以及肝细胞癌的主要发病诱因。丙型肝炎常规治疗用药 γ-干扰素存在着耐药及部分患者治疗无效的问题。非结构蛋白5B（nonstructural protein 5B，NS5B）属于丙型肝炎病毒（HCV）所产生的一种病毒蛋白。NS5B在以病毒RNA正义链为模板的丙型肝炎病毒RNA复制过程中发挥了关键性作用，并且催化RNA复制过程中核苷三磷酸聚合反应。NS5B蛋白是抗HCV作用的重要靶点。2013年美国食品药品监督管理局（FDA）许可上市的丙肝治疗里程碑式药物索非布韦（sofosbuvir）属于典型的核苷类NS5B抑制剂，具有治愈率高、不良反应少且治疗期缩短2~4倍的优势。发现非核苷类NS5B小分子抑制剂具有重要意义和价值。在已有已知活性化合物但药物靶点结构尚不明确的情况下，药效团方法是一种行之有效的间接药物设计手段。即便在已经取得了多个NS5B聚合酶的晶体结构，仍然可以使用药效团模型的方法，并且能够与基于靶点结构的直接设计方法建立相互对映关系，从而获得更加令人信服的分子模拟结果。

7.3.1.2 药效团构建、虚拟筛选及生物活性评价的步骤

（1）基于配体药效团的建立与验证 从文献中选取已知具有NS5B抑制活性的二酮酸

（DKA）类化合物及 DKA 类似物 8 个（见图 7-27），并以此作为建立基于配体药效团模型的训练集。通过 MDL-ISIS/Draw 软件绘制化合物的二维结构，并用 SYbYL 6.9 计算机辅助药物设计平台将其转换成三维结构，加上氢原子及 MMFF94 电荷。不调整分子的电荷性，在默认设置环境下通过 Tripos 分子力场进行优化。药效团通过 Discovery Studio 模块上的共同特征药效团生成方法建立。将"构象生成"选项设为"Best"，其他参数设为默认值。在所产生的 10 个可能药效团假设中，选择打分最高的药效团（Hypo1）并通过 GH 打分方法进行验证。选择 40 个文献发表且已知具有活性的 NS5B 抑制剂，以及从 Maybridge 数据库随机选取的 1000 个非活性化合物组成测试集。进行测试集验证时，选择配体药效团映射模块、产生最佳构象及柔性拟合集策略。所选择的假设药效团模型通过测试集法进行评价。

（2）结合基于配体的药效团与基于受体对接的虚拟筛选　根据验证的药效团 Hypo1，按照与测试集相似的设置环境对以带有三维可检索结构的商业天然产物数据库为基础建立的内部数据库（有三维结构）进行筛选。为进一步提高苗头化合物的命中率，先对经虚拟筛选初筛获得的苗头化合物进行对接虚拟验证（采用 GOLD 对接软件）。从 PDB 数据库中提取 NS5B 的晶体结构（PDB 索引号：1C2P），加氢加电荷，将所有水分子和杂原子从蛋白中移除。选择残基 Leu 159（DKA 与 NS5B 结合的关键性氨基酸残基），将其周围 10Å 范围内的氨基酸残基组成结合口袋。对接采用了 Discover Studio 默认设置。每个化合物提取排名前 5 的构象叠合后完成构象簇分析，以确定可能性最高的对接结果，同时比较其结合取向与氢键的结合模式与目前已知 DKA 模型的异同。

（3）优选化合物生物活性的评价　确定与 Hypo1 结合良好并且对接结果可接受的化合物，购买化合物后筛选并发现具有初步抗 HCV 活性的苗头化合物。

7.3.1.3　药效团构建策略及效果分析

为发现新的非核苷类 NS5B 小分子抑制剂，此案例采取了以下研究策略，以已知的 NS5B 抑制剂为基础构建药效团模型，并对化合物库进行虚拟筛选，再通过对接对苗头化合物进行进一步的考察，最终购买优选化合物并完成生物活性的评价工作，如图 7-27 所示。

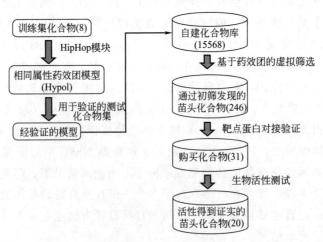

图 7-27　基于配体的药效团模型构建与筛选模型图

选取 8 个文献报道已知 NS5B 抑制剂（图 7-28）作为建立药效团模型的训练集。该训练集化合物的遴选标准如下：①要求有一定的结构多样性；②各系列化合物中活性最高者；

③经检视应该含有相似的药效团结构，确保其与 NS5B 具有相似的结合模式。首先，通过 Discovery Studio 的 HipHop 模块自动产生了 10 个药效团模型，随后选择与所有化合物的构效关系相符合且打分最高的药效团模型 Hypol（图 7-29，见文前）通过构建非训练集的化合物组成测试集完成模型的验证工作。

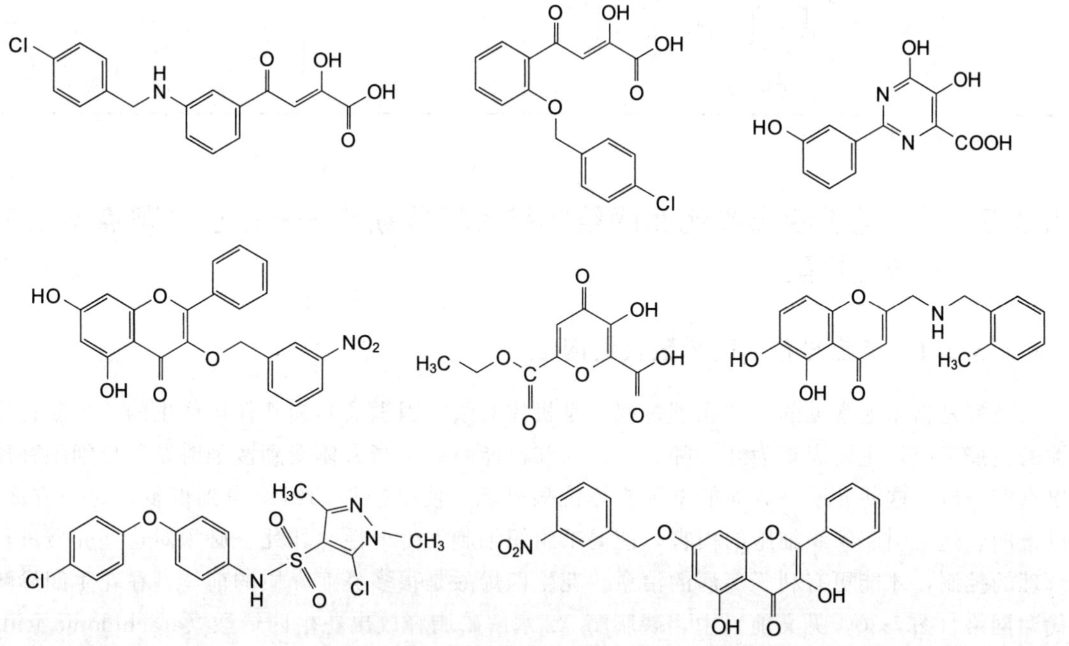

图 7-28 用于建立药效团模型的训练集化合物

通过 40 个另选活性化合物与 1000 个非活性化合物组成测试集对药效团模型进行验证。在药效团模型 Hypol 所筛中的 55 个化合物中，有 38 个化合物为测试集中已知的活性化合物。由此可见，Hypol 的可靠性经测试集法验证，并且适用于进行虚拟筛选。

以 Hypol 药效团模型作为基础，对由 15568 个化合物所组成的内部数据进行了虚拟筛选，共发现了 246 个备选化合物。为了进一步缩小候选化合物的范围，通过 GOLD 软件对接方法将此类化合物进一步对接到 NS5B 蛋白的活性口袋中，根据对接与构象簇分析的结果，最终选择了 31 个化合物，通过 Indofine Chemical Co. Inc.（Hillsborough，NJ）和 Tauto Biotech Ltd 购买，并完成了生物活性测试。最终发现了 20 个活性化合物，其中化合物 21 和 22（表 7-12）在细胞水平上表现出了较好的抗 HCV 感染作用。

表 7-12 筛选苗头化合物的抗 HCV 活性初筛结果

文中化合物编号	化学结构	感染细胞系 $EC_{50}/(\mu mol/L)$[①]	复制细胞系 $EC_{50}/(\mu mol/L)$[①]
21	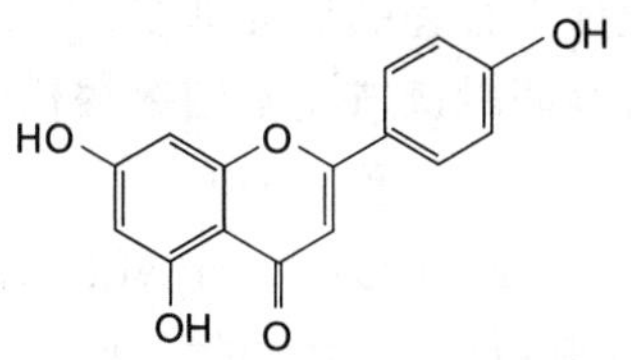	7.9	12.0

文中化合物编号	化学结构	感染细胞系 EC$_{50}$/(μmol/L)^{①}	复制细胞系 EC$_{50}$/(μmol/L)^{①}
22		4.7	6.6

① 以霉酚酸作为阳性对照。

7.3.2 针对花生四烯酸代谢网络的抗炎药物研究——基于多靶点蛋白的药效团模型

7.3.2.1 炎症与花生四烯酸代谢网络

炎症是临床上常见的一种病理过程,是机体对致病因素及其损害作用产生的一种非特异性的免疫反应,主要表现为红、肿、热、痛和机能障碍。当人体受到侵染时,免疫细胞释放出炎症介质。这些介质一方面能增强机体抗病机能,使受损伤的组织得到恢复,另一方面,过量的表达会引起组织细胞的损害,使局部组织细胞发生变性、坏死。必须对这些介质进行合理的控制,才能更有利于疾病的治愈。花生四烯酸是很多炎症介质的前体,在花生四烯酸代谢网络(图7-30,见文前)中,磷脂酶A2水解磷脂释放出花生四烯酸(arachidonic acid,AA)。花生四烯酸通过环氧合酶(cyclooxygenase,COX)途径代谢为前列腺素(prostaglandins,PGs)、血栓素(thromboxane,TXs),经脂氧化酶(lipooxygenase,LO)途径代谢为白三烯(leukotrienes,LTs)。炎症发生时,PGs会导致血管通透性增加,并会导致水肿、痛觉过敏、发热和发炎;LTB4(白三烯B4)具有很强的促炎作用,也可导致血管通透性增加,使血浆渗出,促成水肿;调节PGs和LTB4的生成成为治疗炎症的主要方案。但在调节这两类炎症因子的同时,也要考虑其他炎症因子的平衡,例如,Wang等人报道,当体系中GPI2和TXA2的比例失调时,会导致心血管疾病的发生。非甾体抗炎药同时抑制环氧合酶的两个同工酶(COX-1和COX-2),广泛用于治疗疼痛和发炎,但这类化合物对肠胃和中枢神经系统的影响比较严重。高选择性的环氧合酶-2(COX-2)抑制剂虽然减少了抑制环氧合酶-1(COX-1)带来的胃肠毒性,但同时也引发了意想不到的心血管不良反应,如默克公司的VIOXX(refecoxib)。如何在治愈炎症的同时,防止其他不良反应的发生是个需要解决的问题。

7.3.2.2 花生四烯酸代谢网络的动力学模拟和多靶点组合抑制

为了更深刻地理解花生四烯酸代谢网络并设计出合理的抗炎抑制剂,北京大学来鲁华课题组构建了花生四烯酸代谢网络的计算模型,考察同时调节花生四烯酸代谢网络中哪几个关键的蛋白更有利于炎症的康复,提出了一种多靶点优化干预(MTOI)方法。采用该方法对花生四烯酸代谢网络进行了分析,发现网络中PLA2、COX-2、PGES、5-LOX、LTA4H、COX-1是控制炎症发生的关键的酶,对它们的抑制有利于炎症的治愈,研究建议同时抑制多个靶点更有利于炎症的治愈,并提出了一些组合抑制多个靶点的方案。但如何设计多靶点抑制剂还是一个迫切需要解决的问题。

在花生四烯酸酸代谢网络中（图7-31），磷脂酶A2（phospholipase A2，PLA2）裂解膜上的磷脂释放出花生四烯酸。花生四烯酸是很多炎症介质的前体，抑制PLA2的活性能从源头上抑制花生四烯酸的产生，同时也抑制其他炎症介质的生成。另外，白三烯（5S,12R-dihydroxy-6,14-cis-8,10-transeicosatet-raenoic B4acid，LTB4）是一种让炎症加重的炎症介质，抑制LTB4的生成也是一种潜在的抗

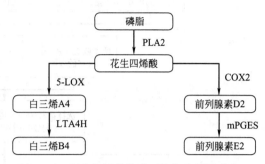

图7-31　花生四烯酸代谢网络靶点简单示意图

炎策略。人类白三烯A4水解酶（the human leukotriene A4 hydrolase，LTA4H-h ）是催化LTA4（5S-trans-5,6-oxido-7,9-trans-11,14-cis-eicosatertraenoic acid，LTA4）水解成LTB4的水解酶。抑制LTA4H-h的活性，从而抑制LTB4的生成也是一个很重要的途径。同时抑制PLA2和LTA4H是多靶点预测方法推荐的能有效治愈炎症的组合方案之一。来鲁华教授课题组构建了花生四烯酸代谢网络的计算模型，并研究了网络的动力学性质。结果显示：网络中的流量平衡对于有效、安全的药物设计是非常重要的，多靶点抑制剂将在更大有效浓度范围内控制炎症，并且稳健性好。因此，采用组合分子对接与公共药效团匹配策略来针对人类分泌型磷脂酶A2（hnps-PLA2）和LTA4H-h设计多靶点抑制剂，得到的化合物期望能呈现整体上的优异效果。

7.3.2.3　多靶点抑制剂设计策略的提出

为了设计出单位分子量结合能效率更高的多靶点抑制剂，融合型小分子是多靶点抑制剂设计的优选方向。在本节中我们介绍一种组合分子对接与公共药效团匹配来发现融合型多靶点抑制剂的方法。传统意义上的药效团主要是指被结合位点识别，并对分子的生物活性有重要作用的分子结构特征，药效团的概念已经广泛地应用于药物化学中。一般情况下，药效团是根据多个对同一蛋白有抑制作用的小分子叠合、分析得到的，依赖于已知的活性化合物，但不依赖于靶蛋白质三维结构。在靶点蛋白三维结构已知的情况下，也可以通过分析化合物结合位点的性质来导出药效团模型。来鲁华课题组开发的Pocket v2程序，可以根据靶点蛋白的三维结构推断出该蛋白的药效团。在此基础上，基于如下假设：如果小分子某一构象与蛋白的药效团匹配，这个小分子就可能会结合在蛋白该位点，那么从蛋白三维结构所得到的药效团模型就可用于筛选该蛋白的抑制剂。由此延伸，如果两个蛋白质的药效团有一部分是公共的，当一个小分子在这两个蛋白中的结合构象都能与公共药效团匹配时，那么这个小分子就有可能同时抑制这两个蛋白的活性，尽管这种可能性相对于单靶点抑制剂要小得多。基于这个想法，提出了一种组合分子对接与公共药效团匹配来发现多靶点抑制剂的策略：即从多个蛋白三维结构所得到的药效团模型中寻找共同的药效团结构，基于该公共药效团进行抑制剂筛选，并对命中物分别与多个目标蛋白进行对接打分评价筛选，可以设计得到针对多个目标蛋白的多靶点抑制剂。

7.3.2.4　多靶点抑制剂设计步骤

多靶点抑制剂具体设计步骤主要包括以下5步，如图7-32所示。

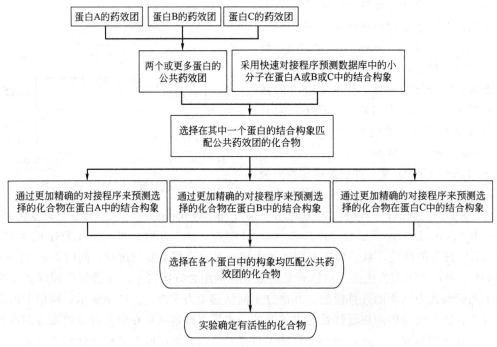

图 7-32　多靶点抑制剂发现流程图

① Pocket v. 2 预测每个靶点蛋白的药效团。

② 如果公共药效团存在，可以通过比较多个蛋白的药效团而获到多个蛋白的公共药效团。

③ 采用快速对接的方法对小分子数据库中的小分子在其中一个蛋白结合口袋的构象进行预测，然后采用来鲁华教授课题组开发的程序 Pscore 挑选出匹配公共药效团的小分子，Pscore 程序是判断小分子的结合构象是否和选定药效团匹配的程序。

④ 采用更精细的对接程序对挑选出的化合物在多个蛋白口袋里的结合构象进行预测，然后采用 Pscore 挑选出匹配公共药效团的化合物。

⑤ 测试挑选出来的化合物对多个蛋白靶点的抑制活性。

研究者运用该方法，对炎症代谢相关网络靶点 LTA4H-h 和 hnps-PLA2 进行多靶点抑制剂设计，详细的计算过程包括如下步骤。

(1) 靶点结构文件的准备　LTA4H-h 和其抑制剂（bestain）的复合物晶体结构（PDB 代码为 1HS6）、人类非胰腺分泌型磷脂酶 A2（hnps-PLA2）和其抑制剂（Indole 8）的复合物晶体结构（PDB 代码为 1DB4）分别作为两个靶点的结构文件。蛋白质结构文件利用 Sybyl 程序来准备，删掉除金属（LTA4H-h 里的锌离子，hnps-PLA2 里的钙离子）以外的杂原子。

(2) 药效团的产生　Pocket v. 2 可以直接根据蛋白-配体的复合物结构得到蛋白质的药效团，不需要人为干预。基于 LTA4H-h 和 hnps-PLA2 与配体的复合物结构，采用 Pocket v. 2 预测了两个蛋白的药效团（图 7-33，见文前）。为区别两个蛋白的药效团，采用实心球来表示 LTA4H-h 的药效团单元，用点球来表示 hnps-PLA2 的药效团单元。对 LTA4H-h 来说，三个疏水药效团单元［图 7-33(a) 中的三个青色球］从狭长、深的 L-型疏水口袋预测出来，残基 Trp 311、Leu 369、The 314、Pro 374、Tyr 267 和 Tyr 378 对疏水贡献大。与金属锌的配位位点形成了第二个药效团单元 [图 7-33(a) 中的黄球]。另一个疏水中心是由残基 Val 292 和 Tyr 383 形成的。最后一个重要的药效团单元是氢键受体中心 [图 7-33(a) 中的红球]，这个氢键药效团单元是由 Arg 563 和 Lys 565 形成的。在 hnpsPLA2 的结合口袋中，残基 Leu 2、Ala 18、Ala 17、Val 30、Phe 5、Phe 98 和 Phe 23 形成了三个疏水中心 [图 7-33(b) 中三个打点的青色球]，与钙离子的配位形成了与金属配位的药效团单元 [图 7-33(b) 中黄色的点球]。另外一个氢键受体中心 [图 7-33(b) 中打点的红球] 是由小分子与残基 Lys 52 的氢键作用而产生的。比较这两套药效团 [图 7-33(a) 和 (b)]，发现两个疏水药效团单元和一个与金属配位的药效团单元是两个蛋白共同的药效团 [图 7-33(c)]。在两个蛋白中的结合构象与公共药效团匹配的化合物有可能同时对这两个蛋白的活性产生抑制。

(3) 数据库中小分子的结合模式预测　为了在 ACD 数据库（MDL Available Chemical Database，release ACD 2002.2）中搜索匹配公共药效团的化合物，首先采用 DOCK 4.0 预测 ACD 中的化合物在 LTA4H-h 中的结合构象。为 ACD 库中的化合物赋予了 Gasteiger-Hückel 电荷，采用 SYBYL 6.91 给 LTA4H-h 加氢并赋予 AMBER 力场。采用 DMS 程序用一个半径为 1.4Å 的探针来产生结合口袋的 connolly 表面。SPHGEN 程序用于产生与蛋白表面匹配的球，在与配体原子相距 6Å 以内的受体的残基用于分子对接。在这一步的计算中，结合能最低的构象为小分子的结合构象。

(4) 化合物过滤　一般情况下，一个小分子同时对两个蛋白都表现出强抑制的可能性很小，因此，将多靶点抑制剂结合力的阈值设立得较低。对接中得分不高的化合物也有可能成为有活性的多靶点抑制剂，考察了得分排在前 150000 名的化合物（整个化合物库的 60%），检查它们的结合构象是否和公共药效团匹配，然后选取了 163 个匹配较好的化合物。匹配公共药效团的化合物将用作下一步的分析。这一步是采用 Pscore 程序进行的，它能检查化合物在结合口袋中的构象是否与指定的药效团匹配。具体的判断依据为：①如果小分子中有三个或三个以上的疏水原子与疏水药效团单元的距离在 3Å 以内，就认为这个小分子和该疏水药效团单元匹配；②如果小分子氢键原子（氢键受体或给体原子）与氢键药效团单元的距离在 2.5Å 内，则认为这个小分子的氢键原子和该氢键药效团单元匹配；③能与金属配位的原子和与金属配位的药效团单元距离小于 2Å 时，就认为该原子和与金属配位的药效团单元匹配。

(5) 小分子与多个蛋白的结合构象预测　为了更精确地研究选出的小分子与靶蛋白的结合情况，研究者采用 Autodock 3.05 对这 163 个化合物与 LTA4H-h 和 hnps-PLA2 两种酶分别进行了分子对接计算。使用以复合物中配体中心为中心的 $60 \times 60 \times 60$ 的网格点来覆盖 LTA4H-h 的活性中心，和 $40 \times 40 \times 40$ 的网格点来覆盖 hnps-PLA2 的活性中心。网格间距定为 0.375Å，采用 AutoGrid 计算了 10 种配体原子类型的网格势能。使用 Lamarckian 遗传算法来进行对接，对每个小分子进行 100 次独立的对接计算，每一次对接最多采用 270000 代或 2500000 次的能量评估，布局大小设为 300，突变速率 0.02 和杂交速率 0.8 用于为下一代产生新的对接构象，每一代最好的个体保留到下一代。在程序为每个小分子产生的 100 个对接构象中，预测的最低结合自由能构象被认为是小分子和蛋白间的结合构象。

(6) 候选化合物的选择　在利用 Autodock 3.05 程序对 163 个化合物与两个蛋白酶进行分子对接计算以后，再应用 Pscore 程序挑选那些可以与公共药效团匹配的化合物。由于药效团只是对于两靶点结合所需的最基本的共同结合特征，其他没有反映在药效团上的原子和原子团也需要考虑。最后选择了9个（表7-13）能从药物公司购买到的化合物用于活性测试。结果显示，9个化合物中有3个化合物呈现出双靶点抑制活性，表明基于公共药效团筛选的策略是卓有成效的。图7.33（a）和图7.33（b）显示了化合物4与LTA4H和hnps-PLA2结合的构象，化合物分子中的苯环和吲哚环分别形成两个疏水中心，羧基形成了金属配位中心（图中的黄球）。

表 7-13　根据虚拟筛选后购买并实测活性的 9 个化合物结构式

化合物编号	化合物结构式	LTA4H-h 活性氨肽酶(IC_{50})/(μmol/L)	LTA4H-h 活性环氧化酶(IC_{50})/(μmol/L)	hnps-PLA2 活性(IC_{50})/(μmol/L)
1				
2				
3				
4		17.3 ± 0.2	231 ± 4	42.1 ± 1.9
5				
6		23.4 ± 2.3	386 ± 5	43.7 ± 1.2
7		12.5 ± 1.3	217 ± 4	52.5 ± 9.0

化合物编号	化合物结构式	LTA4H-h 活性氨肽酶(IC$_{50}$)/(μmol/L)	LTA4H-h 活性环氧化酶(IC$_{50}$)/(μmol/L)	hnps-PLA2 活性(IC$_{50}$)/(μmol/L)
8				
9				

（7）利用公共药效团搜索已知的单功能抑制剂　在公共药效团参照下，三个筛选得到的化合物都能抑制两个酶的活性，这一结果验证了我们的策略和假设：结合构象和多个蛋白公共药效团匹配的化合物能和多个蛋白结合。在这种假设下，一方面，公共药效团可为组合库的设计提供向导，将那些匹配单个药效团的片段进行组合从而构造同时抑制多个蛋白的组合化合物库；另一方面，公共药效团也可用于药效团搜索。我们以公共药效团为基础，对 350 个已经报道的 LTA4H-h 抑制剂进行了搜索，四个化合物 s1～s4（表 7-14）在两个蛋白口袋里的结合构象匹配公共药效团。由于合成上的方便，我们合成了与化合物 s1 类似的化合物 s5（表 7-14）。化合物 s5 显示了很强的抑制 LTA4H 氨肽酶和水解酶的活性 [IC$_{50}$＝（228±14)nmol/L 和（35±2)nmol/L]，同时，化合物 s5 也对 hnps-PLA2 呈现了比较强的抑制 [IC$_{50}$＝（7.3±1.0)μmol/L]。

7.3.2.5　多靶点抑制剂设计结果分析

在本节中，我们展示了一种新颖、方便的策略来筛选多靶点抑制剂，其基本假设为结合构象与多个蛋白的公共药效团匹配的化合物有可能与多个蛋白同时作用。这种策略特别适用于设计能够与多种蛋白质以类似构象结合的多靶点抑制剂（较为刚性的分子），将在多靶点抑制剂的设计中有广泛的用途。该策略有如下重要特点及挑战。

（1）参考公共药效团筛选多靶点抑制剂的优势　应用公共药效团的优势之一在于它可以将数据库中数量众多的化合物降到可以处理的数目。我们可以检查每一个分子与蛋白的结合构象来筛选多靶点抑制剂，但用于虚拟筛选的化合物库中的化合物数量巨大，我们没有办法对所有的化合物都进行检查。一般来讲，只检查排在前面 10％ 的化合物。根据 DOCK 4.0 对 ACD 库中化合物的打分排序，虚拟筛选所得到的三个活性化合物的排名分别是第 5368、42294 和 140243 位，在对 hnps-PLA2 的虚拟筛选中，这三个化合物的排名分别是第 6272、88291、25928 位。如果根据前 10％ 的规则，只有一个化合物能在第一轮筛选中被找到，其他的两个化合物可能就被滤掉了。鉴于多靶点抑制剂的低结合能力，我们需要考虑那些得分不高的化合物，这样就要求检查更多的化合物。在公共药效团的限制下，利用 Pscore，我们检查了 150000 个化合物（相当于数据库的 60％）和公共药效团的匹配程度，将要仔细考察

表 7-14　匹配公共药效团的 4 个 LTA4H-h 抑制剂（化合物 s1～s4）及合成的类似物 s5

化合物编号	化合物结构式	化合物编号	化合物结构式
s1		s4	
s2		s5	
s3			

的化合物数目降到了 163，这样就允许我们能够用更精确的对接程序来检查化合物在两个蛋白中的结合构象。公共药效团的限制使利用分子对接的方法进行多靶点抑制剂发现的策略变得可行。

（2）低结合力并不意味着低效率　由于我们不能期望一个化合物对多个蛋白都有很强的结合能力，实际上目前已知的多靶点抑制剂的结合力大都比较弱，但这并不意味着多靶点抑制剂在体内的效率低。细胞内分子间的大多数连接都是很弱的，多靶点药物对靶点的弱抑制足以调节生物网络的某些功能。相反，弱结合还有很多特别的效果，例如，可以避免药物产生抗性和毒性，也可以稳定"病"细胞。例如，用于治疗阿尔茨海默病的受体拮抗剂 1-氨基-3,5-二甲基-三环 [3.3.13.7] 癸烷（memantine）只能比较弱地抑制多个靶点，与其他强结合的单靶点抑制剂相比，它广泛应用于临床的主要原因是它的不良反应小。与那些强抑制的单靶点抑制剂相比，我们筛选到的三个化合物的活性不高，但作为多靶点药物可能已经可以发挥很好的作用，或许能呈现更好的治疗效果。当然，我们需要进一步的体内试验来考察它们在体内的效果。

（3）多靶点抑制剂的优化　为了达到临床上好的效果，我们需要对多靶点抑制剂进行优化，但多靶点抑制剂的优化是一个具有挑战性的问题。为了呈现好的治疗效果，多靶点抑制剂需要对多个靶点呈现不同程度的抑制，这种抑制差异的要求，一方面取决于整个生物系统的要求，另一方面也取决于靶点在各个组织的分布，以及抑制剂到达作用位点时的浓度。临床上的反馈信息，对指导优化方向具有很重要的意义。在具体对多靶点抑制剂进行优化时，我们可以在公共药效团的指导下，构建匹配公共药效团的组合化学库，然后从中筛选符合要求的多靶点抑制剂。

7.3.2.6 多靶点抑制剂设计总结

目前，如何有效地针对多个靶点设计多靶点抑制剂是亟待解决的难题。为了解决这个问题，在本节案例中，通过组合基于受体的公共药效团和分子对接来发现多靶点抑制剂。该策略首先利用 Pocket v.2 程序预测多个单靶点的药效团，通过比较得到公共药效团，然后应用分子对接程序预测每个小分子在结合口袋里的结合构象，在多个口袋中的结合构象都与公共药效团匹配的化合物有可能就是多靶点抑制剂。通过上述策略筛选到了三个可以同时抑制花生四烯酸代谢网络中 LTA4H-h 和 hnps-PLA2 的抑制剂，并通过实验得到证实。另外，利用公共药效团搜索了已知的 LTA4H-h 的抑制剂，预测了四个化合物可能对 hnps-PLA2 产生抑制，合成了其中一个易于合成的化合物的类似物，该类似物对两个酶呈现了很强的抑制能力。可以利用公共药效团在小分子数据库、已知的单靶点抑制剂中进行药效团搜索以发现多靶点抑制剂，也可以以公共药效团为基础构建组合化学库以筛选、优化多靶点抑制剂。

7.4 基于性质的药物设计案例 ▪▪▪▪

7.4.1 抗疟疾药物代谢稳定性的性质预测

疟疾流行曾较为严重的国家在过去十多年间疟疾的患病率和死亡率都出现了大幅下降。然而，近年来随着各类抗疟药物耐药性的出现，包括对青蒿素（artemisinin，**7**）过氧化物类药物低敏感性的南亚疟原虫的出现，耐药性成为新的威胁。由于目前还没有能够动摇青蒿素类药物在一线治疗中的地位的新的抗疟药物出现，耐药青蒿素病原体的出现和传播将会产生极大的危害。因此，目前正在对多种新的抗疟策略进行研究，本案例考察的对象为耐氯喹（**CQ**，**8**）疟疾的治疗药物研究。

| 7 青蒿素 | 8 CQ | 9 9b |

疟原虫在其生命周期的红内期可进入到宿主红细胞内的消化液泡。血红蛋白在酶解后可释放出毒性的血红素单体，并随即转化成惰性疟色素结晶。一般认为，氯喹通过抑制该生物结晶过程进而导致血红素单体堆积产生抗疟作用。由于该靶点无法突变并且疟原虫出现耐药并不容易，因此这种作用模式具有高效性。目前，氯喹的药效团模型及耐药机制都已经明

确。耐氯喹（CQR）疟原虫在其所寄生的消化液泡中所蓄积的氯喹量比敏感型疟原虫少，这种机制与分布在消化液泡膜上的"氯喹抗药转运蛋白"（pfCRT）对于氯喹的外排作用密不可分，尽管该蛋白的野生型形式对氯喹并没有转运作用。体外试验表明，与氯喹共同竞争突变型 pfCRT 或者阻断 pfCRT 介导转运作用的化合物可在一定程度上逆转疟原虫对于氯喹的敏感性。这种"逆转氯喹耐药性"的现象奠定了氯喹治疗新辅助用药的研制基础。

先导化合物 **9b**（**9**）是氯喹结构的拼合产物，其在作用模式、毒性及初步药代动力学性质方面都取得了较好的结果。大鼠灌胃给药后可在血浆色谱图上观察到至少存在三种代谢产物色谱峰，提示化合物 **9b** 存在明显的首过效应。细胞色素 P450 酶系是负责产生首过效应的代谢酶系，属于亚铁血红素/硫醇盐蛋白的超家族，由 3A4、2C9、2D6 等多种异构酶所组成，参与内源性物质及药物、环境化合物等外源性物质的代谢。为提高先导结构 **9b** 的代谢稳定性并改善用药安全性，在本案例中，首先通过计算机方法对化合物 **9b** 结构中可能被代谢的位点进行考察，根据预测可被代谢部位的情况，再选择相应的细胞色素 P450 异构酶进行分子对接以阐明其分子作用机制，为进一步的优化改造提供指导。

7.4.2 代谢部位的预测步骤

(1) 分子准备 选择 Maestro 9.2（Schrödinger，LLC，New York，NY，2011）辅助设计平台绘制分子的三维结构。分子能量通过 MacroModel 模块的液体模拟全原子（OPLS-AA）力场 2005 优化电荷。溶剂效应通过 Generalized-Born/Surface-Area（GB/SA）模型模拟，非键相互作用不设截断值。在对分子构象进行优化时，采用 Polak-Ribière 共轭梯度方法（PRCG），迭代次数最多不超过 5000 次，梯度汇聚式的阈值水平设为 0.001。

(2) P450 代谢部位预测 该研究报告所有分子的代谢位点按照 Schrödinger 软件包 2011（Schrödinger，LLC，New York，NY，2011）的 P450 代谢位点（P450 SOM）模块进行操作。对于每个分子，通过 P450 SOM 模块计算其内在反应性，并同时对选定的细胞色素异构酶进行诱导契合对接（IFD）。利用 P450 SOM 模块对反应性判断标准进行了参数化，预测广谱 P450 酶对于底物结构中各原子的反应性表现。在 Hammett 和 Taft 方法的基础上通过线性自由能法对原子的反应性进行预测。其中指定原子的反应性为基础反应速率与基于连接性的系列微扰作用的加和结果。在进行诱导契合对接时，对标准实验步骤进行了相应的调整。研究中通过产生多个初始构象的方法增强初期采样，在初始对接阶段获得了更多的构象结合模式。初始对接包括了受体及最柔性残基丙氨酸突变的范德华力评分。在 Prime 结果改进阶段，选择任何配体周围 5Å 范围内的所有残基预测其侧链。随后对配体、侧链及柔性残基骨架进行了优化。将配体重新对接到低能蛋白构象中，截断值设为 167.36kJ/mol。由于所有考虑的结合模式都在反应活性铁离子的作用范围内，因此不设最终评分阶段。选择距离血红素铁原子 5Å 半径截断范围内的所有原子均考虑为潜在的代谢位点。

7.4.3 代谢部位的预测结果及分析

在 Maestro Suite 2011 计算机辅助设计软件平台上选取 P450 代谢部位预测流程图，预测 CYP 3A4、CYP 2C9 及 CYP 2D6 等常见细胞色素异构酶对化合物的代谢作用。在对 CYP 2C9 以及 CYP 2D6 异构酶的代谢作用进行预测时，还与诱导拟合对接（化合物与细胞色素代谢酶催化中心的可接近性）方法相结合，以此作为基于规则的内在反应性判断方法。对于结合位点高度柔性的 CYP 3A4，仅通过内在活性预测易代谢部位（图 7-34，见文前）。

由于 4-氨基喹啉环是化合物抗疟活性的保守结构，因此主要关注二苯甲基及可质子化侧链的情况。二苯甲基上的 CYP 3A4 易代谢位点主要分布在可质子化侧链（A，B）以及侧链的芳环邻位（C）。而 CYP 2C9 及 CYP 2D6 所介导的易代谢部位也主要分布在二苯甲基（A）和吡咯烷上。此外，化合物 **9b** 在另一侧的芳环上还含有另外一个易被代谢位点。根据上述计算机辅助预测结果，在化合物 **9b** 的 B 位引入阻断基团氯原子后获得化合物 **10a**。根据预测结果，化合物 **10a** 上氯原子取代基的引入能够减少 CYP 3A4 介导的代谢作用，并且类似物 **10a** 的代谢稳定性也有所提高。

同时，氯原子取代也可影响化合物 **10a** 异构体的 A 及 B 部位对于 CYP 2C9 结合位点铁中心的可接近性。根据 **9b** 及 **10a** 与 CYP 2C9 的结合模式图（图 7-35，见文前），能够观察到 C 位置上的氯原子如何对 A 部位及 B 部位对于铁中心的可接近性产生影响。

上述分子模拟结果显示，分子结构中的四氢吡咯结构是化合物 **9b** 及 **10a** 被代谢的主要部位。选择用哌嗪替代四氢吡咯结构所获得的类似物化合物 **11b**（图 7-36）有望具有更好的代谢稳定性。化合物 **11b** 的初步药代动力学研究表明，小鼠按 50mg/kg 剂量用药后，吸收入血迅速，2h 后达到血药浓度峰值，清除过程较为缓慢且在给药后 48h 内仍可在体内检测到药物水平。消除半衰期约为 22h。与之相比，化合物 **9b** 的消除半衰期仅为 3h。由此可见，此基于性质的药物设计案例成功地改善了所研究化合物的代谢稳定性。

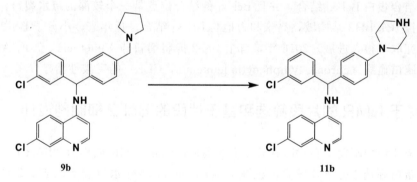

图 7-36　将化合物 **9b** 结构中的易代谢四氢吡咯结构替换成为哌嗪结构后
所获得的化合物 **11b** 能够有效提高化合物的代谢稳定性

7.5　基于片段的药物设计案例 ∎∎∎

7.5.1　抗凋亡蛋白 Bcl-2 抑制剂的发现

凋亡（即程序性细胞死亡）在所有多细胞生物的正常发育、组织重塑、免疫反应和整体维护中起着至关重要的作用。这一过程的失调与许多疾病相关，包括癌症、老年痴呆症和自身免疫性疾病等。B 细胞淋巴瘤（Bcl）蛋白家族包括抗凋亡蛋白（如 Bcl-2、Bcl-x_L 和 Bcl-w）和促凋亡蛋白（如 Bak、Bax 和 Bad），在正常与异常的细胞凋亡过程中发挥关键作用。一般来说，机体通过严格调控促凋亡和抗凋亡蛋白的表达及其组织特异性分布来维持体内稳态。正常情况下，DNA 损伤或缺氧等凋亡刺激会诱导促凋亡蛋白家族的表达和激活，随后诱发异常细胞凋亡。而某些肿瘤通过高表达抗凋亡蛋白 Bcl-2 或 Bcl-x_L 规避细胞凋亡过程。因此，Bcl-2 和 Bcl-x_L 是抗癌药物研发中的重要靶点。抗凋亡蛋白 Bcl-2 和 Bcl-x_L 抑制剂可重建肿瘤细胞的凋亡通路，不仅能单独使用，直接杀死依赖于抗凋亡蛋白存活的癌细胞；还能与其他抗癌药物合用，通过上调促凋亡因子增强化疗药物的敏感性，对抗肿瘤耐药性。

Bcl-2 家族成员都含有 1～4 个 Bcl-2 同源结构域（BH1～BH4），其中 BH3 是与促凋亡功能有关的结构域，BH4 是抗凋亡蛋白特有的结构域。多个 Bcl-2 家族蛋白的三维结构已被测定，Bcl-2 家族蛋白由 8～9 个 α-螺旋组成，以两个疏水性 α-螺旋为中心，外周包绕 6～7 个不同长度的两亲性 α-螺旋。抗凋亡蛋白 Bcl-2 和 Bcl-x_L 表面形成狭长的疏水裂口，与促凋亡蛋白 BH3 结构域的两亲性 α-螺旋结合，阻断促凋亡信号。Bcl-2 和 Bcl-x_L 抑制剂以蛋白-蛋白相互作用为靶点，干扰抗凋亡蛋白与促凋亡蛋白之间的结合。

设计蛋白-蛋白相互作用（protein-protein interaction，PPI）抑制剂的主要难点在于蛋白-蛋白相互作用的接触表面积大，为 $750～1500\text{Å}^2$，且蛋白-蛋白结合位点往往比较平坦，比蛋白-小分子结合位点更趋于表面且无作用特色，低分子量小分子抑制剂难以阻止蛋白-蛋白之间这种实质性高亲和力的相互作用。但抗凋亡蛋白的结合位点有所不同，抗凋亡蛋白 Bcl-x_L 与促凋亡蛋白 Bak 复合物的 NMR 结构（PDB：1BXL）显示，Bak 仅有约 500Å^2 的蛋白表面与其结合蛋白 Bcl-x_L 结合，并且 Bcl-x_L 的结合位点是一个较深的疏水裂口，成药性小分子可以模拟 Bak BH3 结构域，高亲和力地与 Bcl-x_L 结合。近年来，小分子 Bcl-2 和 Bcl-x_L 抑制剂的研究取得很大进展。2016 年，首个 Bcl-2 抑制剂新药 Venetoclax 获 FDA 批准用于慢性淋巴细胞白血病（chronic lymphocytic leukemia，CLL）的突破性治疗。

7.5.2　基于 NMR 的片段筛选和基于片段的 Bcl-2 抑制剂设计

Abbot 全球药物研发中心 Oltersdorf T 等运用高通量 NMR 或称为"SAR by NMR"方法以 Bcl-x_L 蛋白筛选小分子片段库，获得与 Bcl-x_L 的 BH3 疏水口袋不同亚口袋的结合力较好的小分子片段，再用片段连接法策略，将邻近亚口袋的结合片段拼接，设计并平行合成一系列小分子，以期获得高亲和力的小分子 Bcl-x_L 抑制剂，该研发流程见图 7-37。

研究者用 NMR 法筛选了一个平均分子量为 210、由 10000 个小分子组成的片段库，发现 $4'$-氟联苯-4-羧酸（片段 1）与 Bcl-x_L 结合后引起 Gly 94 和 Gly 138（位点 1）的化学位移改变，解离常数 K_d 约为 $300\mu\text{mol/L}$。进一步构效关系研究发现，羧基是活性必需基团，用酚羟基或酯基替换活性下降；联苯的 4 位羧基取代活性最强；氟原子可以用其他疏水基团取代，如甲基、氯原子等。Bcl-x_L-片段 1 复合物的 NMR 结构 [图 7-38(a)] 显示，位点 1 是 Bcl-x_L 活性口袋的中心，片段 1 的羧基与 Bcl-x_L 蛋白残基 Arg 139 形成静电相互作用。Bak BH3 结构域的 Asp 83 正是作用于这一位点。

将 Bcl-x_L-Bak 复合物 [图 7-38(a)] 与 Bcl-x_L-片段 1 复合物对比发现，Bcl-x_L 位点 1 附近还有一个毗邻的结合位点（位点 2），该位点被 Bak BH3 结构域的 Ile 85 占据。为寻找位点 2 的结合片段，第二轮 NMR 筛选时先加入过量（2mmol/L）的片段 1，再筛选一个由 3500 个小分子组成、平均分子量为 125 的片段库。第二轮筛选获得多个活性在 mmol/L 级的萘酚和联苯酚类结构，^{15}N HSQC 谱显示，结合后引起 Gly 196（位点 2）酰胺键的化学位移也发生偏移。位点 1 与位点 2 通过 Phe 97 分隔开来。

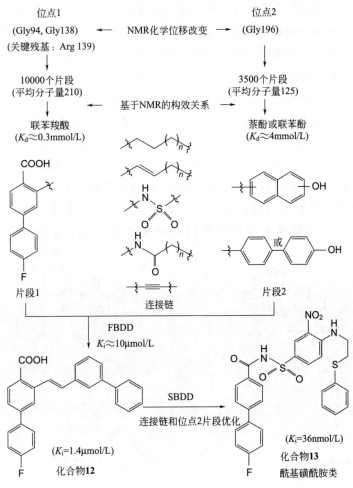

图 7-37　基于片段设计抗凋亡蛋白 Bcl-2 抑制剂

根据 Bcl-x$_L$ 与片段 1 和片段 2 三元复合物的 NMR 结构［图 7-38(a)，见文前］，选择联苯羧酸邻位为连接点，与萘酚或联苯酚以不同连接链（亚烷基、反式亚乙烯基、酰胺基、磺酰胺基、炔基等）拼接，组合合成一系列片段拼接的化合物，经测定所得化合物绝大部分 K_i 大于 10μmol/L。仅反式亚乙烯基拼接联苯的结构（化合物 **12**，图 7-37）抑制活性达到 1.4μmol/L，比 4′-氟联苯-4-羧酸活性提高约 200 倍，但该化合物水溶性差，且拼合后两个片段均未能保持最优的片段结合方式［图 7-38(b)，见文前］。

进一步用酰基磺酰胺作为羧酸的生物电子等排体，并将拼接点移至酰基磺酰胺上，筛选 120 个酰基磺酰胺类结构后，发现硝基苯基是一个具有能量优势的连接链，与 Phe 97 和 Tyr 194 形成疏水堆积作用，这种特殊作用是与 Bak 蛋白结合中不曾出现的。再进一步优化硝基苯上氨基的取代基，获得活性最强的是 S-苯基取代物（化合物 **13**，图 7-37）（K_i＝36nmol/L），复合物结构［图 7-38(c)，见文前］显示 S-苯基翻折致使 Phe 97 的侧链苯基向下扭转并加强与之的结合，这一额外的疏水堆积作用可能是其活性大大提高的原因。

7.5.3 Bcl-2 抑制剂先导化合物优化

先导化合物酰基磺酰胺化合物 **13** 在血清中很快失活，在 1‰ 人血清中与 Bcl-x$_L$ 的亲和力降低 280 倍，其中起干扰作用的是人血清白蛋白（HSA），其第Ⅲ结构域与化合物 **13** 的亲脂性部分紧密结合，导致游离型药物降低。比较 Bcl-x$_L$ 结合位点与 HSA 结合位点的差异发现，Bcl-x$_L$ 上有两个特有的极性口袋，是区分 HSA 活性的潜在优化位点。因此，先导化合物优化的重点是在分子中引入极性取代基，降低与 HSA 结合的同时不影响与 Bcl-x$_L$ 的结合。例如，在苯硫乙氨基 1 位引入二甲氨乙基碱性基团，并在 4-氟苯基占据的位点 1 取代一个哌嗪环；为进一步提高靶蛋白亲和力，哌嗪环末端引入亲脂性基团进入更深的结合口袋。由此获得化合物 ABT-737（图 7-39），对 Bcl-x$_L$、Bcl-2 和 Bcl-w 均具有很高的亲和力（K_i ≤1nmol/L），即使在 10% 人血清中，对 Bcl-x$_L$ 的抑制活性（IC$_{50}$）仍维持在 35nmol/L。ABT-737 口服无效，腹腔注射后药动学性质尚可接受。进一步优化获得临床前候选药物 ABT-263（图 7-39），动物模型中口服生物利用度中等。ABT 系列化合物中 Venetoclax

Acylsulfonamides

ABT-737

ABT-263

Venetoclax (ABT-199)

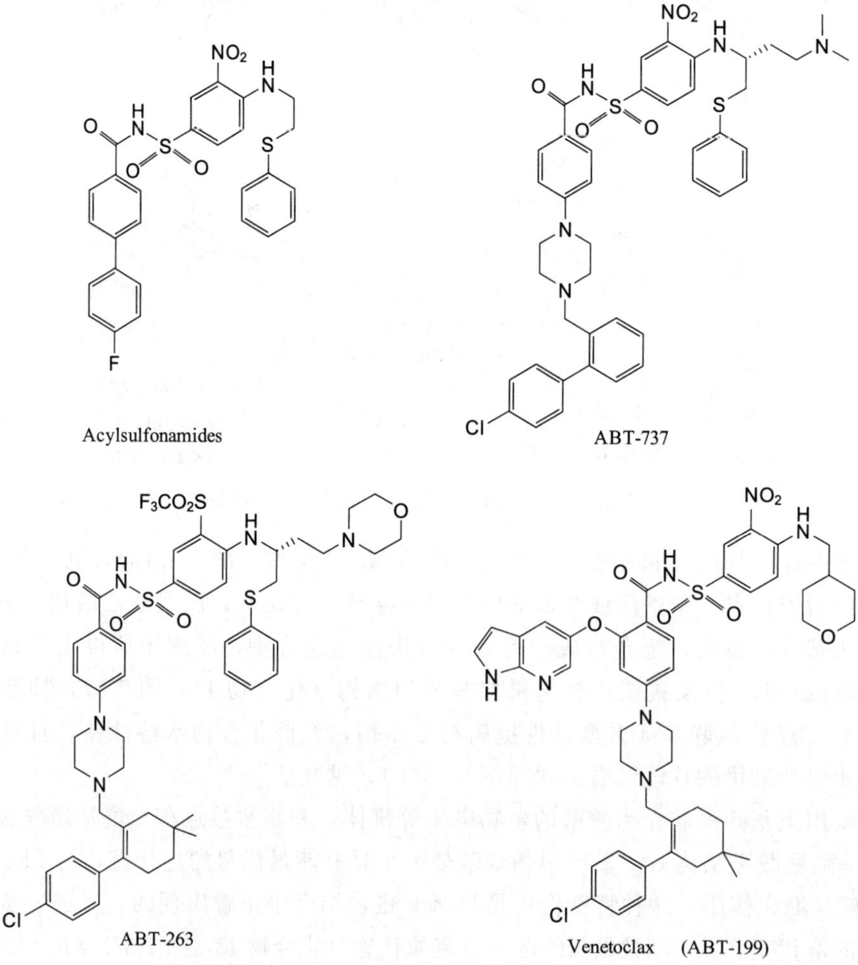

图 7-39 Abbot 研发的 Bcl-2 抑制剂系列化合物

（ABT-199，图 7-39）最终于 2016 年成功上市，成为单药治疗有 17p 缺失基因突变的慢性淋巴细胞白血病的突破性药物，联合利妥昔单抗还可治疗复发性或难治性 CLL。

7.6 基于反向对接的靶点识别案例 ■■■

7.6.1 天然产物咖啡酰酪胺抗幽门螺旋杆菌作用新靶点肽脱甲酰基酶（PDF）的发现——作用靶点预测

幽门螺旋杆菌（*Helicobacter pylori*，*Hp*）感染是胃溃疡等胃肠道疾病和胃癌的主要病因之一，抗幽门螺旋杆菌药物的发现因缺乏成熟的靶点而发展缓慢。寻找和确证新的分子作用靶点对抗幽门螺旋杆菌新药研发有重要意义。反式-*N*-咖啡酰酪胺（化合物 **14**，图 7-40）是从治疗风湿跌打、胃腹疼痛的民间药岷江蓝雪花中分离得到的一种具有抗幽门螺旋杆菌活性（最小抑菌浓度 MIC 180μg/mL）的单体。化合物 **15**（图 7-40）是活性更高的类似物（MIC 100μg/mL）。目前对于这两个活性化合物抗幽门螺旋杆菌作用的靶点尚缺乏认识，针对药物潜在靶蛋白库的反向对接是预测其作用靶点的有效途径之一。

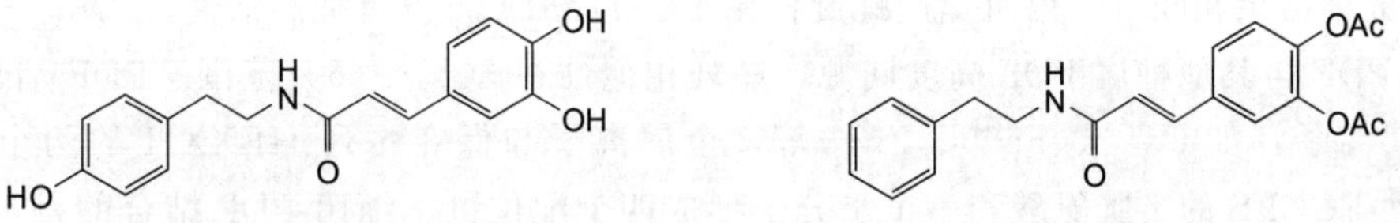

（IC$_{50}$ = 10.8μmol/L） 化合物**14** | （IC$_{50}$ = 1.25μmol/L） 化合物**15**

图 7-40　反式-*N*-咖啡酰酪胺（**14**）及其类似物（**15**）的结构

中国科学院上海药物研究所蒋华良研究小组开发 Web 版靶点垂钓对接软件 TarFisDock（Target Fishing Dock，http：//www.dddc.ac.cn/tarfisdock/）用于活性小分子的结合蛋白搜寻。Cai J 等选择抗幽门螺旋杆菌活性天然产物反式-*N*-咖啡酰酪胺（化合物 **14**）为探针，运用反向对接 TarFisDock 方法搜寻自建的潜在药物靶点数据库（potential drug target database，PDTD）。该数据库中含有 698 个 PDB 蛋白结构，用 Sybyl 6.8（Tripos Associates）的 Biopolymer 模块修复缺失的残基和原子后，给蛋白加上 Kollman 电荷，TarFisDock 基于 DOCK4.0 的 grid 模块建立结合口袋的格点（grid）文件，再用 DOCK4.0 将化合物 **14** 对接到每个蛋白的活性口袋中，计算相互作用能作为评分函数。选出与化合物 **14** 相互作用能<−146.3kJ/mol 的蛋白作进一步分析。

反向对接结果获得 15 个相互作用能小于−146.3kJ/mol 的候选蛋白（表 7-15）。用同源性搜索寻找这些候选靶点的幽门螺旋杆菌同源蛋白，发现只有 2 个蛋白，即二氨基庚酸脱羧酶（diaminopimelate decarboxylase，DC）和肽脱甲酰基酶（peptide deformylase，PDF）在幽门螺旋杆菌的基因组中有同源蛋白。DC 是细菌赖氨酸生物合成的关键酶，人体缺乏赖氨酸合成通路，从食物中摄取赖氨酸。PDF 催化蛋白合成起始阶段肽链延长时 N 端甲酰基的脱除，对细菌生长至关重要，人体中 PDF 也存在，但不影响细胞质内蛋白合成。因此，DC 和 PDF 是抗菌药物的潜在靶点。

表 7-15 反向对接筛选出的可能有相互作用的 15 个候选蛋白

编号	相互作用能 /(kJ/mol)	蛋白名称	PDB 编号	是否有 Hp 同源蛋白
1	−172.35	激素/生长因子受体的激素结合域	1R1K	否
2	−172.05	二氨基庚酸脱羧酶	1HKV	是
3	−165.55	GppNHp 核转运体	1QBK	否
4	−165.09	前磷脂酶	1HN4	否
5	−162.17	凝血因子Ⅸa	1PFX	否
6	−161.75	胆固醇氧化酶	1IJH	否
7	−161.54	基质金属蛋白酶-8 T 催化结构域	1I76	否
8	−160.25	lac 阻遏物二聚体	1EFA	否
9	−158.00	硫胺素焦磷酸激酶	1IG0	否
10	−158.00	乙酰乳酸合酶	1OZF	否
11	−156.96	肽脱甲酰基酶	1BS6	是
12	−155.75	甲基转移酶	1JQE	否
13	−149.62	硝基还原酶	1ICR	否
14	−149.54	环氧合酶-2	1CX2	否
15	−148.70	细胞色素 P450	1BVY	否

以甲酸脱氢酶（FDH）偶联法测定化合物对 DC 和 PDF 的酶抑制活性，发现化合物 **14** 和 **15** 对幽门螺旋杆菌 PDF（HpPDF）有抑制效果，IC_{50} 分别为 $10.8\mu mol/L$ 和 $1.25\mu mol/L$，与 MIC 数据结果相吻合；但对幽门螺旋杆菌 DC（HpDC）没有抑制活性。

HpPDF 与其他种属 PDF 高度同源，序列相似性在 $50\%\sim65\%$ 范围。PDF 活性位点常结合金属离子，如 Co^{2+}、Fe^{2+}、Zn^{2+} 等，金属离子与保守序列 HEXXH 的两个组氨酸、保守序列 EGCLS 的半胱氨酸和一个水分子形成四个配位键。细菌 PDF 结合的是 Fe^{2+}，易被氧化成 Fe^{3+} 而失活，可以用其他金属离子如 Ni^{2+}、Zn^{2+} 或 Co^{2+} 替代，但活性有所差异。不同种属 PDF 结合口袋的形状也具有多样性，说明不同种属 PDF 的底物特异性不同，对抑制剂的选择性也不一样。

分别测定化合物 **14** 和 **15** 与 HpPDF 复合物的 X 射线晶体结构（PDB 编码分别为 2EW6 和 2EW7），结果（图 7-41，见文前）显示 Co^{2+} 结合于酶催化位点，与 His 138、His 142、Cys 96 和一个水分子形成正四面体的配位结构，两个化合物与 HpPDF 的结合方向和结合构象相似，苯乙基均进入 S1′亚口袋，酰胺氧原子与 Ile 45 和 Gly 46 的主链氮上氢原子形成两个氢键，酰胺氮上氢原子与 Gly 95 的羰基氧形成氢键。靠近袋口的尾端与 S3′亚口袋的作用方式有差异，化合物 **14** 以氢键作用为主导，与 Gly 101 直接或通过水桥与 Cys 96 和 Phe 102 形成氢键；化合物 **15** 尾端的 3,4-二乙酰氧苯基为避免立体障碍平面翻转 180°，仅与 Tyr 103 形成一个氢键，反之，疏水相互作用占主导。此外，与化合物 **14** 结合时，受头端酚羟基的排斥作用，HpPDF S1′亚口袋的 Tyr 92 向溶剂区移动；而与化合物 **15** 结合时，Tyr 92 与苯基相互靠近形成更有利的疏水相互作用。

HpPDF 的 CD loop 区与其他种属 PDF 有所不同，C 端螺旋的位置发生偏离，活性口袋也区别于其他 PDF，暗示选择性抑制 HpPDF 是有可能的。化合物 **14** 和 **15** 具有选择性作用的特点，对于大肠杆菌 PDF（EcPDF）无作用，且不同于已知共价结合的不可逆抑制剂，属于非共价结合，结构新颖简单，可作为先导化合物用于进一步改造成为选择性 HpPDF 抑制剂抗幽门螺旋杆菌药物。

上述研究证明，HpPDF 是抗幽门螺旋杆菌药物作用的潜在靶点。

7.6.2 基于结构的系统生物学和反向对接验证吉非替尼的脱靶效应——不良反应预测

吉非替尼（gefitinib，图 7-42）是表皮生长因子受体（epidermal growth factor receptor，EGFR）酪氨酸激酶抑制剂，FDA 批准用于 EGFR 基因突变型局部晚期或转移性非小细胞肺癌（non-small cell lung cancer，NSCLC）的一线治疗。吉非替尼最常见的不良反应有恶心、呕吐、腹泻、皮疹、皮肤干燥，较少见但严重的不良反应包括角膜糜烂、间质性肺病、胰腺炎等。这其中的一些不良反应和并发症的分子机理并不清楚，可能是由于 EGFR 本身抑制产生，也可能是因为脱靶（off-target）效应导致的。因此，分析吉非替尼的脱靶效应有助于全面认识药物的作用与不良反应，预测不良反应，并为以降低不良反应为目的的合理修饰提供依据。

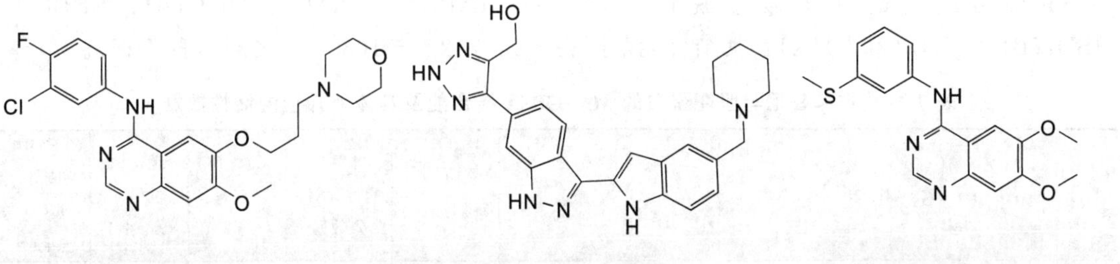

吉非替尼(Gefitinib)　　　　3-(吲哚-2-基)吲唑[3-(Indol-2-yl)indazole]　　　　4-苯氨基喹唑啉(4-anilinoquinazoline)

图 7-42　吉非替尼、取代 3-(吲哚-2-基)吲唑和取代 4-苯氨基喹唑啉的结构式

Verma N 等用基于结构的系统生物学计算机分析技术，寻找可能与吉非替尼不良反应相关的靶点。以 EGFR-吉非替尼复合物（PDB：4WKQ）结合口袋（用 GetCleft 工具截取吉非替尼周围 3Å 的残基为结合口袋）的分子相互作用场（molecular interaction field，MIF）为相似性搜索的提问条件，用 IsoMIF Finder（http：//bcb. med. usherbrooke. ca/isomif）工具搜寻成药性蛋白质组数据库（Sc-PDB）。Sc-PDB 数据库包含 8077 个蛋白结构，每个蛋白结合口袋的 MIF 用六种探针（氢键供体/氢键受体、芳香作用、疏水作用、阳离子/阴离子作用）计算，根据与吉非替尼结合口袋 MIF 的相似性对所有 sc-PDB 蛋白进行评分，128 个 Tanimoto 得分 ≥ 0.35 的命中（hits）蛋白结构被遴选为假想脱靶蛋白，这些结构可归类为 50 种蛋白，其中人源 41 种，大鼠 3 种。绝大多数命中蛋白属于蛋白激酶家族，其余包括肝配蛋白 A2 受体跨膜结构域、EF 手型结构域、软骨低聚基质蛋白、转化生长因子 $\beta1$ GS 区域、MAATS 型转录抑制因子、二氢乳清酸脱氢酶（DHODH）、蛋白激酶 C 末端结构域等等。

MIF 相似性搜索排名最高（MIF-rank 1）的是突变型 EGFR 激酶结构域（G719S/T790M，PDB：3UG2），其他高得分的蛋白，如丝氨酸/苏氨酸蛋白激酶 Chk1（CHEK1，MIF-rank 2），丝裂原活化蛋白激酶 14（MAPK14，MIF-rank 3），显示出很高的结合位点相似性。CHEK1（PDB：2HOG）的配体取代 3-(吲哚-2-基）吲唑和 MAPK14（PDB：1DI9）的配体取代 4-苯氨基喹唑啉的结构式如图 7-42 所示。EGFR 分别与 CHEK1 和 MAPK14 的蛋白及其配体的重叠结构，以及用五种探针（彩色球）展示的活性口袋如图 7-43（见文前）所示。图 7-43 中提问蛋白（EGFR）和脱靶蛋白（CHEK1 或 MAPK14）

的活性口袋探针分别用大球和小球表示以示区别，图中可见活性口袋被疏水探针（宝蓝色球）填充，提问蛋白与脱靶蛋白口袋外围的氢键供体（蓝球）、氢键受体（红球）、阳离子（浅绿色球）和阴离子（洋红色球）均出现在相似的区域，证明 EGFR 与脱靶蛋白的活性位点高度相似，吉非替尼很可能与这些脱靶蛋白有效结合并产生相应功能。

128 个假想脱靶蛋白进一步用反向对接逐一验证，用 Glide 6.9（Schrödinger 10.4，Schrödinger Inc.，USA）软件将吉非替尼对接到各个脱靶蛋白中，吉非替尼在 LigPrep 模块中用 OPLS-2005 力场进行配体准备，受体用 Glide-Receptor Grid 模块对各脱靶蛋白的配体结合区用默认参数进行格点计算，Glide 对接采用高精度（extra precision，XP）设置，对接结果显示吉非替尼的对接得分在 −1.224～−12.025 之间。对接构象进一步精细优化，用 MM-GBSA（Prime，Schrödinger Inc.，USA）默认参数计算结合能。根据 MM-GBSA 结合能对 128 个假想脱靶蛋白重新排序（G-rank），结果发现突变型 EGFR 激酶结构域（G719S/T790M）仍表现出优势的对接得分（−6.818）和结合能（−368.42kJ/mol）。G-rank 排名最高的几个假想脱靶蛋白，如 MAPK10、PIM-1、DHODH、ERBB-4、HSD17B1、CHK2 和 CHK1，其结合能范围在 −94.712～−103.446 之间（表 7-16）。

表 7-16　吉非替尼与脱靶蛋白的 MM-GBSA 结合能及其体外筛选的活性数据

编号	靶点名称	基因名称	MM-GBSA /(kJ/mol)	文献[12] 活性(活性 百分数)/%	文献[13] 活性(K_d) /(nmol/L)	文献[14] 活性(IC_{50}) /(nmol/L)	ChEMBL (文献[15]) (K_i) /(nmol/L)
1	丝裂原活化蛋白激酶 10	MAPK10,JNK3	−432.404	96.64	3200	—	794.3
2	丝氨酸/苏氨酸蛋白激酶 pim-1	PIM1	−428.028	86.45	—	—	1995
3	**二氢乳清酸脱氢酶（线粒体）**	**DHODH**	−420.036	—	—	—	—
4	受体酪氨酸蛋白激酶 erbB-4	ERBB4,HER4	−418.815	24.15	410	—	158.5
5	**雌二醇 17β 脱氢酶 1**	**HSD17B1**	−408.114	—	—	—	—
6	丝氨酸/苏氨酸蛋白激酶 Chk2	CHEK2,CHK2	−396.373	83.95	800	—	631.0
7	丝氨酸/苏氨酸蛋白激酶 Chk1	CHEK1,CHK1	−395.896	95.27	—	—	6310
8	酪氨酸蛋白激酶 Lck	LCK	−390.044	68.44	630	—	398.1
9	肝细胞生长因子受体	MET	−387.315	—	3500	—	—
10	丝裂原活化蛋白激酶 14	MAPK14	−384.364	74.59	ND	—	501.2
11	酪氨酸蛋白激酶 BTK	BTK	−377.416	60.56	—	—	1259
12	酪氨酸蛋白激酶 ABL1	ABL1,JTK7	−375.744	86.35	230	1200	630
13	丝裂原活化蛋白激酶 9	MAP3K9,MLK1	−375.544	109.5	—	—	—
14	激活素受体 1	ACVR1,ALK2	−370.703	105.6	—	—	3981
15	表皮生长因子受体	EGFR,ERBB,HER1	−369.320	2.97	1	—	0.4
16	**高亲和力神经生长因子受体**	**NTRK1**	−366.937	—	—	—	—
17	丝氨酸/苏氨酸蛋白激酶 25	STK25	−362.172	97.38	—	—	—
18	原癌基因酪氨酸蛋白激酶 Src	SRC	−361.7	79	3800	1100	1995
19	细胞周期蛋白依赖性激酶 2	CDK2,CDKN2	−360.763	100.7	—	—	6310
20	丝氨酸/苏氨酸蛋白激酶 17B	STK17B,DRAK2	−355.012	—	3800	—	—
21	蛋白激酶 C(iota)	PRKCI	−354.978	—	—	—	5012
22	肝配蛋白 B4 受体	EPHB4,HTK,MYK1	−350.957	70.89	2500	1000	—
23	酪氨酸蛋白激酶 ITK/TSK	ITK,EMT,LYK	−347.471	99.94	—	—	—
24	肌强直蛋白激酶	DMPK,MDPK	−340.912	90.09	6900	—	—
25	丝氨酸/苏氨酸蛋白激酶 10	STK10,LOK	−335.508	38.59	470	—	—
26	极光激酶	AURKA,STK15,STK6	−333.894	95.27	—	—	3162
27	**骨成型蛋白受体 1B**	**BMPR1B**	−329.739	—	—	—	—
28	丝氨酸/苏氨酸蛋白激酶 R3	ACVRL1,ALK1	−328.289	96.86	—	—	—
29	ALK 酪氨酸激酶受体	ALK	−326.993	98.75	—	—	1259

编号	靶点名称	基因名称	MM-GBSA /(kJ/mol)	文献[12] 活性(活性百分数)/%	文献[13] 活性(K_d) /(nmol/L)	文献[14] 活性(IC_{50}) /(nmol/L)	ChEMBL (文献[15]) (K_i) /(nmol/L)
30	成纤维细胞生长因子受体 2	FGFR2,BEK	-325.944	98.73			
31	丝裂原活化蛋白激酶 8	MAPK8,JNK1	-325.313	93.07			
32	成纤维细胞生长因子受体 1	FGFR1	-318.516	96.4			3981
33	MAP 激酶活化蛋白激酶 2	MAPKAPK2	-317.032	97.5			
34	胰岛素样生长因子 1 受体	IGF1R	-315.72	92.33			1259
35	活化 CDC42 激酶 1	TNK2,ACK1	-312.618	72.8			
36	肥大/干细胞生长因子受体 Kit	KIT,SCFR	-305.153	96.4	1800		
37	STE20 样丝氨酸/苏氨酸蛋白激酶	SLK,STK2	-299.932	83.71	920		398.1
38	cAMP 依赖性蛋白激酶催化 α 亚单位	PRKACA,PKACA	-292.316	—			5012
39	丝裂原活化蛋白激酶 1(大鼠)	MAPK1,ERK2	-289.515	103.1			
40	酪氨酸蛋白激酶 SYK	SYK	-274.969	104.2			1585
41	**双特异性蛋白激酶 TTK**	**TTK**	-270.467				
42	细胞周期蛋白依赖性激酶 6	CDK6,DKN6	-266.45	98.69			—

为比较吉非替尼和复合物原始配体与假想脱靶蛋白的结合能力，在上述反向对接的基础上，将复合物中的原始配体对接到各自蛋白中，计算吉非替尼的结合能（ΔG_{gef}）与原始配体的结合能（ΔG_{lig}）的比值（$\Delta G_{gef}/\Delta G_{lig}$），并以平均结合能为横坐标作图（图 7-44）。$\Delta G_{gef}/\Delta G_{lig} \geqslant 1.5$ 的脱靶蛋白可认为与吉非替尼的结合能力比原始配体更强，在图 7-44 中处于横线之上。研究结果显示，吉非替尼在 15 种人源蛋白和 1 种非人源蛋白中可能比原始配体产生更有效的结合，不过其中一些原始配体报道的体外活性并不高。由于吉非替尼与原始配体的分子量不同，因而该研究并未以配体效率（ligand efficiency，LE）来评价。

用回顾性研究的手段从报道的吉非替尼激酶选择性实验结果和 DSigDB、ChEMBL 数据库中收集吉非替尼的活性数据，并与反向对接的结合能结果作比较（表 7-16），比较结果证实，本研究系统生物学与反向对接预测的吉非替尼脱靶蛋白绝大多数获得实验数据的支持，被确证的脱靶蛋白包括 ERBB4、PIM1、MAPK10、MAPK14、ALK、LCK、BTK、ABL1、SRC、STK10、TNK2、KIT、IGF1R、SLK、CHK2、MET、STK17B、SYK 等；新发现、尚无活性数据报道的脱靶蛋白有 DHOH、HSD17B1、BMPR1B、NTRK1 和 TTK（表 7-16 粗体）；另外，有 22 个先前体外测试验证的脱靶蛋白没有在本研究中被搜索到。

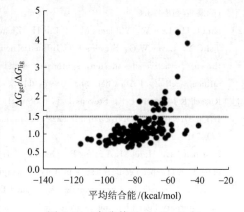

图 7-44　吉非替尼（ΔG_{gef}）与原始配体（ΔG_{lig}）结合能的比较

对验证的人源性脱靶蛋白进一步分析与生物学通路和临床疾病的关联。根据生物信息学基因本体（gene ontology）预测相关的生物学通路，共发现 971 条与脱靶蛋白基因相关的通路，用 Genomatrix 软件计算各通路的 p 值并排序。分析发现前 50 条是与蛋白磷酸化相关的细胞通路。细胞增殖通路如细胞生长和细胞凋亡通路，细胞分化、细胞通信、应激反应、发育和代谢通路等，也与脱靶效应相关联。而与吉非替尼不良反应密切相关的主要通路是 MAPK 级联反应、免疫应答调节信号通路、丝氨酸/苏氨酸激酶通路和神经营养因子 TPK 受体等信号通路。进一步用 Genomatrix 数据库预测吉非替尼脱靶效应可能导致的临床疾病，结果显示 60 种临床疾病可能与吉非替尼脱靶蛋白作用有关，可以归为四个大类：癌症、血液系统疾病、骨病和生殖疾病。其他不属于这四大类的疾病还包括脑垂体、内分泌系统、下丘脑、胃肠道和骨髓等方面的异常。

当然，并非脱靶作用都是不利的，从脱靶蛋白中也可能发现药物的多重药理学（polypharmacology）特性，从而发展新的适应证或新的治疗方案。例如，近期研究发现吉非替尼在肿瘤脑转移和骨转移的骨痛缓解中具有积极的作用，尽管分子机制尚不清楚，却可以从与骨病相关的脱靶蛋白（ACVR1、DHODH、BTK、FGFR1、EGFR、FGFR2 和 CHEK2）中得到解释。

系统生物学计算分析与反向对接相结合的研究方法不仅在临床前和上市药物的不良反应预测方面有良好的应用，在药物设计和新药研发阶段也能发挥重要作用。

参考文献

［1］ von Itzstein M，Wu W Y，Kok G B，Pegg M S，Dyason J C，Jin B，Van Phan T，Smythe M L，White H F，Oliver S W，Colman P M，Varghese J N，Michael Ryan D，Woods J M，Bethell R C，Hotham V J，Cameron J M，Penn C R. Rational design of potent sialidase-based inhibitors of influenza virus replication. Nature，1993，363（6428）：418-423.

［2］ Kim C U，Lew W，Williams M A，Liu H，Zhang L，Swaminathan S，Bischofberger N，Chen M S，Mendel D B，Tai C Y，Laver W G，Stevens R C. Influenza neuraminidase inhibitors possessing a novel hydrophobic interaction in the enzyme active site：design，synthesis，and structural analysis of carbocyclic sialic acid analogues with potent anti-influenza activity. J Am Chem Soc，1997，119（4）：681-890.

［3］ Russell R J，Haire L F，Stevens D J，Collins P J，Lin Y P，Blackburn G M，Hay A J，Gamblin S J，Skehel J J. The structure of H5N1 avian influenza neuraminidase suggests new opportunities for drug design. Nature，2006，443（7107）：45-49.

［4］ Sussman J L，Harel M，Frolow F，Oefner C，Goldman A，Toker L，Silman I. Atomic structure of acetylcholinesterase from Torpedo californica：a prototypic acetylcholine-binding protein. Science，1991，253：872-879.

［5］ Harel M，Schalk I，Ehret-Sabatier L，Bouet F，Goeldner M，Hirth C，Axelsen P H，Silman I，Sussman J L. Quaternary ligand binding to aromatic residues in the active-site gorge of acetylcholinesterase. Proc Natl Acad Sci USA，1993，90：9031-9035.

［6］ Raves M L，Harel M，Pang Y P，Silman I，Kozikowski A P，Sussman J L. 3D structure of acetylcholinesterase complexed with the nootropic alkaloid，（−)-huperzine A. Nat Struct Biol，1997，4：57-63.

［7］ Kryger G，Sliman I，Sussman JL. Structure of acetylcholinesterase complexed with E2020（Aricept®：implications for the design of new anti-Alzheimer drugs. Structure，1999，7：297-307.

［8］ Ennis C，Haroun F，Lattimer N J. Can the effects of meptazinol on the guinea-pig isolated ileum be explained by inhibition of acetylcholinesterase? Pharm Pharmacol，1986，38：24-27.

［9］ 仇缀百，章承继，陈燕，卢美艳，谢琼. 光学纯美普他酚或其盐类及其制备方法和药理活性. CN1850804 B. 2011-02.

［10］ Xie Q，Tang Y，Li W，Wang X，Qiu Z. Investigation of the binding mode of （−)-meptazinol and bis-meptazinol derivatives on acetylcholinesterase using a molecular docking method. J Mol Modeling，2006，12（4）：390-397.

［11］ Kontoyianni M，McClellan L M，Sokol G S. Evaluation of docking performance：Comparative data on docking algorithms. J Med Chem，2004，47：558-565.

[12] Xie Q，Wang H，Xia Z，Lu M，Zhang W，Wang X，Fu W，Tang Y，Sheng W，Li W，Zhou W，Zhu X，Qiu Z，Chen H. Bis-（一）-nor-meptazinols as novel nanomolar cholinesterase inhibitors with high inhibitory potency on Amyloid-β aggregation. J Med Chem，2008，51（7）：2027-2036.

[13] Bourne Y，Radic Z，Sulzenbacher G，Kim E，Taylor P，Marchot P. Substrate and product trafficking through the active center gorge of acetylcholinesterase analyzed by crystallography and equilibrium binding. J Biol Chem，2006，281：29256-29267.

[14] Nicolet Y，Lockridge O，Masson P，Fontecilla-Camps J C，Nachon F. Crystal structure of human butyrylcholinest-erase and of its complexes with substrate and products. J Biol Chem，2003，278：41141-41147.

[15] Wang R，Lu Y，Wang S. Comparative evaluation of 11 scoring functions for molecular docking. J Med Chem，2003，46，2287-2303.

[16] Wallace A C，Laskowski R A，Thornton J M. LIGPLOT：A program to generate schematic diagrams of protein-lig-and interactions. Prot Eng，1995，8：127-134.

[17] Paz A，Xie Q，Greenblatt H M，Fu W，Tang Y，Silman I，Qiu Z，Sussman JL. The crystal structure of a com-plex of acetylcholinesterase with a bis-（一）-nor-meptazinol derivative reveals disruption of the catalytic triad. J Med Chem，2009，52（8）：2543-2549.

[18] Li W，Xu L-L，Xie Q，Chen Y，Lu M-Y，Chao B，Wang X-H，Tang Y，Qiu Z-B，Fu W，Lau C. Theoretical and NMR investigations on the conformations of （一）-meptazinol hydrochloride in solution. Mol Simul，2013，39（13）：1065-1069.

[19] Chen L R，Wang Y C，Lin Y W，Chou S Y，Chen S F，Liu L T，Wu Y T，Kuo C J，Chen T S，Juang S H. Synthesis and evaluation of isatin derivatives as effective SARS coronavirus 3CL protease inhibitors. Bioorg Med Chem Lett，2005，15（12）：3058-3062.

[20] Zhou L，Liu Y，Zhang W，Wei P，Huang C，Pei J，Yuan Y，Lai L. Isatin compounds as noncovalent SARS coro-navirus 3C-like protease inhibitors. J Med Chem，2006，49（12）：3440-3443.

[21] Xu L，Zhou S，et al. Molecular Modeling of the 3D Structure of 5-HT1A R Discovery of Novel 5-HT1AR Agonists via Dynamic Pharmacophore-Based Virtual Screening. Journal of Chemical Information and Modeling，2013，53（12）：3202-3211.

[22] Lian P，Li L，et al. Higher-Affinity Agonists of 5-HT1AR Discovered through Tuning the Binding-Site Flexibil-ity. Journal of Chemical Information and Modeling，2015，55（8）：1616-1627.

[23] Liu M M，Zhou L，He P L，Zhang Y N，Zhou J Y，Shen Q，Chen X W，Zuo J P，Li W，Ye D Y. Discovery of fla-vonoid derivatives as anti-HCV agents via pharmacophore search combining molecular docking strategy. European Journal of Medicinal Chemistry，2012，52：33-43.

[24] Morphy R，Rankovic Z. Designed multiple ligands. An emerging drug discovery paradigm. Journal of Medicinal Chem-istry，2005，48：6523-6543.

[25] Drosten C，et al. Identification of a novel coronavirus in patients with severe acute respiratory syndrome. New England Journal of Medicine，2003，348：1953.

[26] Anand K，Ziebuhr J，Wadhwani P，Mesters J R，Hilgenfeld R. Coronavirus main proteinase（3CLpro）structure：basis for design of anti-SARS drugs. Science，2003，300：1763.

[27] Chou C Y，et al. Quaternary structure of the severe acute respiratory syndrome（SARS）coronavirus main protease. Biochemistry，2004，43：14958.

[28] 位灯国. 虚拟筛选方法研究与多靶点药物设计［D］. 北京：北京大学，2008.

[29] Tamás Korcsmáros，Máté S Szalay，saba BÖde，István A Kovács，Péter Csermely. How to design multi-target drugstarget search options in cellular networks. Expert Opinion on Drug Discovery，2007，2：799-808.

[30] Morphy R，Rankovic Z. Fragments，network biology and designing multiple ligands. Drug Discovery Today，2007，12：156-160.

[31] 郭宗儒. 药物分子设计的策略：双靶标药物设计. 药学学报，2009，44（3）：209-218.

[32] Murugesan N，Tellew J E，Gu Z X，et al. Discovery of Nu-isoxazolyl biphenylsulfonamides as potent dual angioten-sin Ⅱ and endothelin A receptor antagonists. Journal of Medicinal Chemistry，2002，45：3829-3835.

[33] Wang D R, Wang M, Cheng Y, FitzGerald G A. Cardiovascular hazard and non-steroidal anti-inflammatory drugs. Current Opinion in Pharmacology, 2005, 5: 556.

[34] Yang K, Bai H J, Qi O Y, Lai L H, Tang C. Finding multiple target optimal intervention in disease-related molecular network. Molecular Systems Biology, 2008, 4.

[35] Wei D, Jiang X, Zhou L, Chen J, Chen Z, He C, Yang K, Liu Y, Pei J, Lai L. Discovery of multitarget inhibitors by combining molecular docking with common pharmacophore matching. J Med Chem, 2008, 51: 7882-7888.

[36] Zambrowicz B P, Sands A T. Knockouts model the 100 best-selling drugs-Will they model the next 100? Nature Reviews Drug Discovery, 2003, 2: 38-51.

[37] Hopkins A L, Mason J S, Overington J P. Can we rationally design promiscuous drugs? Current Opinion in Structural Biology, 2006, 16: 127-136.

[38] Gemma S, Camodeca C, Coccone S S, Joshi B P, Bernetti M, Moretti V, Brogi S, de Marcos M C B, Savini L, Taramelli D, Basilico N, Parapini S, Rottmann M, Brun R, Lamponi S, Caccia S, Guiso G, Summers R L, Martin R E, Saponara S, Gorelli B, Novellino E, Campiani G, Butini S. Optimization of 4-Aminoquinoline/Clotrimazole-Based Hybrid Antimalarials: Further Structure-Activity Relationships, in Vivo Studies, and Preliminary Toxicity Profiling. Journal of Medicinal Chemistry, 2012, 55: 6948-6967.

[39] Adams J M, Cory S. The Bcl-2 protein family: Arbiters of cell survival. Science, 1998, 281: 1322-1325.

[40] Juin P, Geneste O, Raimbaud E, Hickman J A. Shooting at survivors: Bcl-2 family members as drug targets for cancer. Biochim Biophys Acta, 2004, 1644: 251-260.

[41] Sattler M, Liang H, Nettesheim D, Meadows R P, Harlan J E, Eberstadt M, Yoon HS, Shuker SB, Chang BS, Minn A J, Thompson C B, Fesik S W. Structure of Bcl-x_L-Bak peptide complex: Recognition between regulators of apoptosis. Science, 1997, 275: 983-986.

[42] Aeluri M, Chamakuri S, Dasari B, Guduru S K, Jimmidi R, Jogula S, Arya P. Small molecule modulators of protein-protein interactions: selected case studies. Chem Rev, 2014, 114: 4640-4694.

[43] Petros A M, Dinges J, Augeri D J, Baumeister S A, Betebenner D A, Bures M G, Elmore S W, Hajduk P J, Joseph M K, Landis S K, Nettesheim D G, Rosenberg S H, Shen W, Thomas S, Wang X, Zanze I, Zhang H, Fesik S W. Discovery of a potent inhibitor of the antiapoptotic protein Bcl-xL from NMR and parallel synthesis. J Med Chem, 2006, 49: 656-663.

[44] Oltersdorf T, Elmore S W, Shoemaker A R, Armstrong R C, Augeri D J, Belli B A, Bruncko M, Deckwerth T L, Dinges J, Hajduk P J, Joseph M K, Kitada S, Korsmeyer S J, Kunzer A R, Letai A, Li C, Mitten M J, Nettesheim D G, Ng S, Nimmer P M, O'Connor J M, Oleksijew A, Petros A M, Reed J C, Shen W, Tahir S K, Thompson C B, Tomaselli K J, Wang B, Wendt M D, Zhang H, Fesik S W, Rosenberg S H. An inhibitor of Bcl-2 family proteins induces regression of solid tumours. Nature, 2005, 435 (7042): 677-681.

[45] Tse C, Shoemaker A R, Adickes J, Anderson M G, Chen J, Jin S, Johnson E F, Marsh K C, Mitten M J, Nimmer P, Roberts L, Tahir S K, Xiao Y, Yang X, Zhang H, Fesik S, Rosenberg S H, Elmore S W. ABT-263: a potent and orally bioavailable Bcl-2 family inhibitor. Cancer Res, 2008, 68 (9): 3421-3428.

[46] Del Poeta G, Postorino M, Pupo L, Del Principe M I, Dal Bo M, Bittolo T, Buccisano F, Mariotti B, Iannella E, Maurillo L, Venditti A, Gattei V, de Fabritiis P, Cantonetti M, Amadori S. Venetoclax: Bcl-2 inhibition for the treatment of chronic lymphocytic leukemia. Drugs Today, 2016, 52 (4): 249-260.

[47] Li H, Gao Z, Kang L, Zhang H, Yang K, Yu K, Luo X, Zhu W, Chen K, Shen J, Wang X, Jiang H. TarFisDock: a web server for identifying drug targets with docking approach. Nucleic Acids Res, 2006, 34: W219-W224.

[48] Cai J, Han C, Hu T, Zhang J, Wu D, Wang F, Liu Y, Ding J, Chen K, Yue J, Shen X, Jiang H. Peptide deformylase is a potential target for anti-Helicobacter pylori drugs: reverse docking, enzymatic assay, and X-ray crystallography validation. Protein Sci, 2006, 15 (9): 2071-2081.

[49] Verma N, Rai A K, Kaushik V, Brünnert D, Chahar KR, Pandey J, Goyal P. Identification of gefitinib off-targets using a structure-based systems biology approach; their validation with reverse docking and retrospective data mining. Sci Rep, 2016, 6: 33949.

［50］ Anastassiadis T，Deacon S W，Devarajan K，Ma H，Peterson J R. Comprehensive assay of kinase catalytic activity reveals features of kinase inhibitor selectivity. Nat Biotechnol，2011，29：1039-1045.

［51］ Davis MI，Hunt J P，Herrgard S，Ciceri P，Wodicka L M，Pallares G，Hocker M，Treiber D K，Zarrinkar PP. Comprehensive analysis of kinase inhibitor selectivity. Nat Biotechnol，2011，29：1046-1051.

［52］ Apsel B，Blair J A，Gonzalez B，Nazif T M，Feldman M E，Aizenstein B，Hoffman R，Williams R L，Shokat K M，Knight Z A. Targeted polypharmacology：discovery of dual inhibitors of tyrosine and phosphoinositide kinases. Nat Chem Biol，2008，4：691-699.

［53］ Bento A P，Gaulton A，Hersey A，Bellis L J，Chambers J，Davies M，Krüger F A，Light Y，Mak L，McGlinchey S，Nowotka M，Papadatos G，Santos R，Overington J P. The ChEMBL bioactivity database：an update. Nucleic Acids Res，2014，42：D1083-D1090.

［54］ Zampa G，Moscato M，Brannigan B W，Morabito A，Bell D W，Normanno N. Prolonged control of bone metastases in non-small-cell lung cancer patients treated with gefitinib. Lung Cancer，2008，60：452-454.

（谢琼，周璐，李炜，付伟，叶德泳）

索　引